UDO RENZENBRINK
Ernährung unserer Kinder

SOZIALHYGIENISCHE SCHRIFTENREIHE

7

Herausgegeben vom
Verein für ein erweitertes Heilwesen
Bad Liebenzell

Udo Renzenbrink

# ERNÄHRUNG UNSERER KINDER

Gesundes Wachstum
Konzentration
Soziales Verhalten
Willensbildung

VERLAG FREIES GEISTESLEBEN

CIP - Kurztitelaufnahme der Deutschen Bibliothek
Renzenbrink, Udo:
Ernährung unserer Kinder: gesundes Wachstum,
Konzentration, soziales Verhalten, Willens-
bildung / Udo Renzenbrink. – 6. Aufl. –
Stuttgart: Verlag Freies Geistesleben, 1984.
*(Sozialhygienische Schriftenreihe; 7)*
ISBN 3-7725-0167-2
NE: GT

Entstanden aus der Tätigkeit des Arbeitskreises für Ernährungsforschung e. V.
7263 Bad Liebenzell-Unterlengenhardt, Zwerweg 19

6. durchgesehene Auflage 1984

© 1977 Verlag Freies Geistesleben GmbH, Stuttgart

Satz und Druck: Druckhaus Waiblingen

# Inhalt

Geleitwort von Prof. Dr. med. Dr. phil. Erwin Gaubatz 9
Einleitung: Die Problematik der heutigen Kinderernährung 11

I. Die körperliche Entwicklung des Kindes als Grundlage für die freie Entfaltung des Geistig-Seelischen 16
   Das Wesen des Menschen 16
   Drei Phasen der Entwicklung 18
   Die Zeit von der Geburt bis zum Zahnwechsel 18
   Die Entwicklung vom 7.–14. Lebensjahr 20
   Von der Pubertät bis zur Mündigkeit 20
   Ernährung als Grundlage der Entwicklung 20

II. Einige Grundzüge der anthroposophisch orientierten Ernährungskunde 22
   Die Wissenschaft vom Leben 22
   Ernährungsprozesse im Menschen 24
   Abbau und Neuaufbau der Nahrung 26
   Hauptbestandteile der Ernährung 27
      *Eiweiß* 28
      *Fett* 29
      *Kohlenhydrate* 30
      *Mineralien* 32
   Die dreigliedrige Pflanze und der dreigegliederte Mensch 32

III. Vorgeburtliche Fragen 37
   Neue grundlegende genetische Erkenntnisse 37
   Zwei unterschiedliche Nahrungsmittel 40
   Über Eiweiß, Fett und Kohlenhydrate in der Ernährung während der Erwartungszeit 41
   Die Bedeutung der Mineralstoffe 42
   Getreide 43
   Gewürze 44
   Besondere Gelüste 44
   Zusammenfassung 44

IV. Der Säugling 46
   1. Die Ernährung mit Muttermilch 46
   *Soll die Mutter ihr Kind noch stillen?* 46
   *Was kann die Mutter zur Anregung der Milchbildung tun?* 47
   *Zur Qualität der Muttermilch* 48
   *Wie wird das Kind gestillt?* 50
   *Das Abstillen* 53
   *Das Verhältnis von Mutter und Kind während der Stillzeit* 53

2. Die künstliche Ernährung 54
*Die Milcharten bestimmen das Wachsen und Reifen des Jungwesens* 54
*Ernährung mit frischer Kuhmilch* 56
*Der Zucker* 58
*Ernährungsplan* 59
*Anreicherung der verdünnten Kuhmilch
mit Mandelmus und Milchzucker* 62
*Die Trockenmilchpräparate* 63
*Die Zwiemilchernährung* 64
3. Die Beikost für den Säugling 64
*Gehören zur Beikost des Säuglings Fleisch und Eier?* 66
4. Der zappelige, nervöse Typ und der verträumte Spätentwickler 67
5. Vorbeugung und Ernährungsbehandlung der Rachitis 68

## V. Das Kleinkind 71

Drei Stufen der Entwicklung 71
Der tägliche Kostplan des kleinen Kindes 74
Das Frühstück 74
Zwischenmahlzeiten 75
Das Mittagessen 76
Das Abendbrot 77
Braucht das Kleinkind Fleisch und Eier? 77
Mein Kind hat keinen Appetit 79
Mein Kind ist leicht ermüdbar 81
Wird mein Kind auch nicht zu dick? 82
Was schmeckt dem Kind? 82

## VI. Das Schulkind 83

Ernährung und rhythmische Funktionsordnungen 83
Die gesunde Entwicklung von Herz und Lungen als Ernährungsproblem 86
Konzentrationsfähigkeit und Gedankenbildung im Zusammenhang
  mit Ernährungsfragen 88

## VII. Die Pubertät 95

Ernährung und Entfaltung des Willens 95
Der Aufbau der Stoffwechselorgane 97
Straffung und Beweglichkeit des Organismus – Der Kieselprozeß 98
Wachsen unsere Kinder zu schnell? – Zum Problem der Akzeleration 99
Das Eisen in der Ernährung des Jugendlichen 102

## VIII. Ernährung und Temperamente 104

Die Ernährung des Melancholikers 107
Die Ernährung des Phlegmatikers 109
Die Ernährung des Sanguinikers 110
Die Ernährung des Cholerikers 112
Die vier Temperamente zusammen 113

IX. Diät an kranken Tagen  114
   Diät bei akuten fieberhaften Krankheiten  114
   Leberdiät  116
   Diät bei Magen-Darm-Störungen  119
   *Stuhlverstopfung  119*
   Wie wirke ich durch Diät auf die Haut?  120
   Diät für die Nieren  123
   *Zur Aufgabe der Nieren  123
   Was müssen wir zur Schonung der Nieren vermeiden?  123
   Welche Nahrungsmittel sind heilsam für die Nieren?  124*
   Allergie  125
   *Allergie gegen chemische Substanzen in der Nahrung  125
   Allergie durch Kuhmilch  126
   Allergie gegen Getreideeiweiß  128
   Allergie gegen andere Nahrungsmittel  128
   Zur Besserung der Reaktionslage durch Diät  128*

X. Ernährung und Zahngesundheit  130
   Der Mineralgehalt der Nahrung  131
   Kräftiges Kauen und gesunder Speichelfluß  131
   Die gefährliche Säuerung  132
   Zucker und Zahnkaries  132

XI. Kleine Nahrungsmittelkunde  134
   1. Das Getreide  134
      *Gerste  137
      Hafer  138
      Roggen  139
      Weizen  140
      Hirse  140
      Reis  141
      Mais  141
      Getreideerzeugnisse in Demeter-Qualität  142*
   2. Die Milch  143
      *Die Bildung der Milch – Milch und Blut  143
      Die Bestandteile der Milch  144
      Erzeugnisse aus Milch  146*
   3. Das Gemüse  147
      *Die Möhre  150
      Gemüse in Demeter-Qualität  152*
   4. Die Früchte  152
      *Die große Obstfamilie der Rosenblütler  152
      Steinobst – Kernobst – Beerenobst  154
      Vom Gerbstoffprozeß  155
      Der Wert der Früchte für die menschliche Ernährung  156
      Betrachtung einzelner Früchte  158*

*Apfel 158*
*Aprikose 159*
*Walderdbeere 160*
*Fruchtsäfte, Konservierung 161*
*Die Bedeutung des Anbaus 161*
*Fruchtsäfte in Demeter-Qualität 162*
5. Die Gewürze 163
6. Die Fette 170
7. Der Zucker 172
   Schlüsselfunktion im Stoffwechsel 172
   Der Blutzucker 173
   Zucker und Ich-Wesen 173
   Zucker in der Nahrung 174
   Zucker im natürlichen Verbund oder isoliert? 175
   Zucker und Zahnverfall 177
   Was ist zu tun? 177

XII. Ratschläge zur Küchenpraxis 179
   1. Die einzelnen Lebensmittel 179
   Das Getreide 179
     *Vorquellen – Kochen – Nachquellen 181*
     *Weiterverarbeitung des Getreides 182*
   Das Gemüse 182
     *Herrichten – Putzen 182*
     *Gemüsearten 184*
     *Kohlgewächse 188*
     *Die Wurzelgemüse 194*
     *Die Frischkost 200*
   Obst 203
   Milch und Milchprodukte 206
   Das Fett in der Küchenpraxis 207
   Das Würzen 209
   Salzen 209
   Süßen ohne Industriezucker 209
   2. Gerichte für die Altersstufen – Rezepte 210
   Die Säuglingszeit 210
   Das Kleinkind 214
   Das Schulkind 217
   Der Jugendliche 227

   Verzeichnis der Tabellen 232

   Anmerkungen und Literatur 233

   Weitere Literatur 235

# Geleitwort

Es ist das nicht zu überschätzende Verdienst von Dr. Udo Renzenbrink, durch seine Bücher und praktische Betätigung in jahrelanger Forschungsarbeit in Dornach und Unterlengenhardt die gesunde Ernährung mit der Getreidekost für alle Altersstufen des Menschen erarbeitet zu haben. Die Ergebnisse seiner Arbeit, der die Menschenkunde Rudolf Steiners zugrunde liegt, werden durch ihn und seine Mitarbeiter in Kursen des von ihm begründeten „Arbeitskreises für Ernährungsforschung", Bad Liebenzell-Unterlengenhardt, weitergegeben.

Die Bedeutung einer gesunden Ernährung des Menschen hat die nur naturwissenschaftlich orientierte Medizin in den letzten Jahren immer mehr erkannt; sie orientiert sich aber noch an den quantitativen, analytischen Daten der Ernährungsphysiologie. Als Hochschullehrer und Leiter einer großen Spezialklinik konnte ich mehr als vierzig Jahre hindurch die schulmedizinische Ernährungslehre in der Praxis beobachten. Sie wird in den Kliniken und Krankenhäusern meist den schulmedizinisch ausgebildeten Diätassistentinnen überlassen. Dies gilt aber genauso für Schul- und Betriebsküchen. Was diese in der Regel anbieten, wird den Bedürfnissen des Menschen nicht gerecht. Ja, man steuert immer mehr, der Kosmonautenernährung folgend, einer völlig toten chemischen Ernährung zu, ohne ihre Spätfolgen zu berücksichtigen. Der Mensch wird von der Ernährungsphysiologie nur noch als Maschine betrachtet; die Ernährung ist dann nur noch Ersatz der verbrauchten Brennstoffe. Diese Ernährungswissenschaft ist das Endprodukt der völlig materialistisch gewordenen Medizin.

Es ist eigenartig in der Geschichte der Medizin, daß es immer über hundert Jahre dauert, bis die Medizin zur ärztlichen Kunst und zu ihrer Aufgabe zurückfindet. Mit dem Einbruch der Naturwissenschaften und besonders der Chemie – deren Errungenschaften voll und ganz anerkannt werden, wenn sie auf ihrem Gebiet, der physikalischen Stoffverarbeitung, bleibt und nicht auch das Lebendige beherrschen will – ging der Mensch als seelisch-geistiges Wesen verloren.

Im lebendigen Organismus haben die Gesetze der Physik und der Chemie einschließlich der Biochemie keine Berechtigung – hier gelten die Gesetze einer Antichemie und Antiphysik. Leben ist nicht Chemie

(Walter Heitler)! Es stellt sich heute für die Ernährungswissenschaft die ernste Frage: Wie können wir verhindern, daß die äußere Wissenschaft, die wir ja auch so dringend brauchen, gleichzeitig unser Leben vernichtet (Heitler, Portmann u. a.)?

Es gelang Udo Renzenbrink, in seinen Büchern „Zeitgemäße Getreide-Ernährung" und dem hier vorliegenden „Ernährung unserer Kinder" in allgemein verständlicher Weise die oben von Heitler gestellte Frage für das Ernährungsgebiet zu beantworten. Er beschreibt neben der Beantwortung grundsätzlicher Fragen die praktische Handhabung einer modernen Ernährung in den ersten beiden Jahrsiebten des Kindes und wendet sich damit in erster Linie an die das Essen zubereitende Hausfrau und an den Koch. Aber auch der Lehrer, die Diätassistentin, der Arzt, die sich um die Ernährungsweise der ihnen anvertrauten Kinder kümmern müssen, können daraus die wichtigsten Anregungen erhalten.

Auf die Bedeutung der verschiedenen Nahrungsstoffe ist Renzenbrink ausführlich eingegangen, wobei die durchaus nicht sekundäre Art der Verarbeitung in der Küche sein besonderes Anliegen ist. Eine kleine Nahrungsmittelkunde bezieht als Grundbestandteile die verschiedenen Getreidearten, Früchte, Gemüse und Milch in diese Betrachtungen ein. „Ratschläge zur Küchenpraxis" und „Vorschläge zu Gerichten für die verschiedenen Altersstufen" machen seine Ausführungen für die Praxis wichtig.

Möge dieses Buch zu einer Gesundung der zivilisationsgeschädigten Menschen beitragen und insbesondere die heranwachsende Jugend auf ihre Zukunftsaufgaben vorbereiten helfen.

*Prof. Dr. med. Dr. phil. nat. Erwin Gaubatz*
*Em. Hochschullehrer der Medizin. Fakultät Heidelberg*

# Einleitung
# Die Problematik der heutigen Kinderernährung

Was kann ich tun, um mein Kind vollwertig zu ernähren?
Diese Frage stellt sich wohl jede Mutter, die weiß, wie sehr die Gesundheit ihres Kindes von der Ernährungsweise abhängt. Dabei wird sie sich bewußt sein: Eine gesunde Entwicklung des Leibes bildet die Grundlage für die freie Entfaltung des Geistig-Seelischen. Ernährung ist mit beteiligt, Erdentüchtigkeit in umfassendem Sinne zu begründen.

Was jedoch seit Jahrtausenden als reine Gabe aus den Händen der Natur entgegengenommen wurde, ist heute Gegenstand allgemeiner Beunruhigung geworden: Raubbau an der lebendigen Erde mit massivem Einsatz chemischer Düngungsmittel hat die Nahrung weitgehend in ihrer Qualität gemindert. Es liegt nahe, die erscheckende Zunahme degenerativer Erkrankungen bei Kindern in Zusammenhang damit zu sehen. Immer weniger Kinder haben z. B. eine wohlgebildete Wirbelsäule oder ein einwandfreies Gebiß. Das ist vorwiegend eine Folge der devitalisierten Narung mit mangelhaftem Mineralgehalt.

Aber nicht nur die Qualität der Lebensmittel ist zu beachten, sondern auch die Zusammenstellung und Zubereitung der Speisen. Wenn wir das heute Übliche mitmachen, laufen wir Gefahr, unsere Kinder unzureichend zu ernähren. Das kann an drei Beispielen deutlich werden:

Nach dem Ernährungsbericht der deutschen Bundesregierung von 1974 *leiden 70% aller Schulkinder an einem Mangel an Vitamin $B_1$.* Der Mensch braucht diese Lebens-Substanz, um in Gehirn, Nerven und Muskulatur den Zuckerstoffwechsel bis zum Ende führen zu können. Ihr Fehlen bedeutet: Gehirn und Nerven werden nicht richtig ernährt. Die Folgen sind mangelhafte Konzentrationsfähigkeit, Nervosität und Willensschwäche.

Wie konnte es zu diesem Mangel kommen? Die Antwort ist klar und unbestreitbar: Durch Rückgang des Getreideverzehrs und Entfernung der Randschichten des Korns. Denn in den Randschichten findet sich das Vitamin $B_1$. Und unter den Grundnahrungsmitteln ist das Getreide der einzige verläßliche Lieferant dieser Substanz.

Ein Weiteres: Fast die Hälfte der Kinder hat *zu wenig Eisen* im Blut, was Antriebsarmut und Lethargie bewirkt. Auch hier spielt die Ernährung eine wesentliche Rolle, insbesondere wiederum die Denaturierung des Getreides. Das wurde im unfreiwilligen Großversuch demonstriert, als während des Krieges die Schweiz, von aller Zufuhr abgeschnitten und auf Selbsthilfe angewiesen, in einer Notverordnung bestimmte, daß man die Randschichten des Getreides für die menschliche Ernährung verwenden mußte – statt des weißen Brotes gab es nur Graubrot. Untersuchungen der Eidgenössischen Ernährungskommission ermittelten bereits nach kurzer Zeit an 700 Testpersonen eine Erhöhung des eisenhaltigen Blutfarbstoffes um 19,3%, bei Kindern sogar um 27,3%.

Ein drittes Alarmzeichen: Bei Jugendlichen nimmt die *Arteriosklerose* gravierend zu. Die Entstehungsmomente lassen sich bis in die Kindheit zurückverfolgen. Unter den Ursachen spielt neben der intellektuellen Überforderung und Reizüberflutung die Ernährung eine wesentliche Rolle. Dafür spricht die Vermehrung von Fett-Eiweißwerten (Lipoproteinen) im Blut bei Sklerose und ihren Vorstadien. Es kommt – bei konstitueller Veranlagung – zu dieser Erscheinung immer dann, wenn zu viel Eiweiß und Fett gegessen wird. Auch der Genuß von raffiniertem Zucker begünstigt nach dem Urteil mancher Forscher wie Bruker und Yudkin die Entstehung einer Sklerose.

Und was sind die Folgen? Der Mensch verliert die schöpferisch geistige Potenz, die Tiefe seines Gemütslebens, er denkt in festgefahrenen Bahnen, ihn läßt das Künstlerische kalt, er kann sich nicht mehr erwärmen für alles Gute und Schöne in der Welt.

In alten Zeiten waren die Menschen durch Pest, Cholera und Typhus bedroht, heute werden sie durch Zeitkrankheiten wie die Sklerose in Fesseln geschlagen.

Wir bleiben indessen bei der Feststellung dieser krisenhaften Erscheinungen nicht stehen, sondern wollen uns umschauen, ob wir Möglichkeiten finden, ihnen zu entgehen. Da taucht häufig der Begriff „biologische" Anbauweise auf. Er ist zu wenig bestimmt und besagt lediglich, daß mineralischer Dünger, Herbizide und Insektizide nicht verwendet werden. Aber auch organische Düngemittel wie Schlachthofabfälle und schlecht aufbereiteter Mist können die Verschiebung des natürlichen Gleichgewichtes und damit eine Qualitätsminderung der Produkte bewirken.

Es gibt jedoch die „biologisch-dynamische" Wirtschaftsweise, die unter Ausschaltung von chemischen Mitteln durch besondere Methoden der

Kompostierung und Fruchtfolge das natürliche Gleichgewicht im Boden erhält und je nach Bodenart, Lage, Witterung usw. spezielle pflegende Substanzen natürlicher Herkunft verwendet unter Einbeziehung kosmischer Rhythmen. Sie erzielt auf diese Weise qualitativ hochwertige Produkte, die unter dem Warenzeichen „Demeter" im Handel sind[1].

Mit Hilfe der biologisch-dynamischen Bewirtschaftung können also die Unzulänglichkeiten der heute üblichen Bodenbearbeitung überwunden werden. Diese seit über vier Jahrzehnten bewährte Methode ging hervor aus der Anthroposophie Rudolf Steiners, deren Erkenntnisse dieser Schrift zugrunde liegen. Sie kann uns auch neue Wege im Bereich der Ernährung aufzeigen.

Was ist Anthroposophie? – Versuchen wir, eine kurz gefaßte Antwort zu geben: Anthroposophie gründet sich auf die Erfahrung, daß es außer der sinnlich wahrnehmbaren Welt ein Reich des Übersinnlichen gibt. Zur Erforschung dieses Reiches hat Rudolf Steiner (1861–1925) eine exakte wissenschaftliche Methode der Bewußtseinserweiterung entwickelt. Dieser anthroposophische Schulungsweg besteht in einer Intensivierung des nicht an stoffliche Vorstellungen gebundenen Denkens und in Meditationsübungen. Er setzt das Bemühen um eine Läuterung des Seelenlebens voraus[2].

Die Anwendung der geisteswissenschaftlichen Forschungsergebnisse ist auf vielen Gebieten des praktischen Lebens fruchtbar geworden; es sind entstanden: die Waldorfpädagogik, die anthroposophische Medizin, Pharmazie und Heilpädagogik, Landwirtschaft und Soziologie; eine neue Kunstform wurde in der Eurythmie geschaffen, und auch andere Gebiete der Kunst verdanken der Geisteswissenschaft wertvolle Anregungen.

Die Ernährungskunde erhält durch die Anthroposophie neue Grundlagen. Wir sehen in der Ernährung einen Vorgang, an dem der ganze Mensch in seinem Zusammenhang von Geist, Seele und Leib beteiligt ist. Die Nahrung ist nicht nur in chemisch definierbaren Substanzen zu begreifen; jedes Nahrungsmittel hat innere Kräfte und entfaltet eine eigene Regsamkeit, einen spezifischen Rhythmus. Dieser stimmt nicht mit dem des menschlichen Organismus zusammen. Daher ist die Nahrung in ihrer Eigenart nicht einfach vom Menschen zu übernehmen; sie muß durch einen Zustand völliger Indifferenz, ja Vernichtung gehen, um dann wiederum der menschlichen individuellen Eigenregsamkeit gemäß eine Neubildung und Belebung zu erfahren. Der Sinn der Ernährung liegt darin, Aktivitäten im Organismus wachzurufen, die den ganzen Menschen betreffen. Diese Dynamik wird entscheidend bestimmt von der Qualität des Lebendigen im Nahrungsmittel.

Bei der Ernährung des Kindes fragen wir uns: Zu welchen Kräften der Überwindung ist der zarte Organismus fähig? Oder anders gesagt: Welche speziellen Regsamkeiten bedürfen auf den jeweiligen Lebensstufen einer besonderen Anregung durch die Nahrung?

Um darauf antworten zu können, müssen wir Einsichten gewinnen in die Gesetze kindlichen Wachsens und Werdens, wie sie die Anthroposophie möglich macht.

In den beiden ersten Kapiteln werden daher die aufeinanderfolgenden Lebensstufen des Kindes sowie einige Grundzüge der anthroposophisch orientierten Ernährungskunde dargestellt.

Aber alle Schilderungen sollen in die Anwendung einmünden; Nahrung muß ja zubereitet werden. Die letzten Kapitel über Warenkunde und Küchenpraxis sind sehr ausführlich gehalten. Praktische Anleitungen allein reichen ja für den modernen Menschen nicht aus; ihm widerstrebt es, etwas zu tun ohne zu wissen, warum er es tut.

Die einzelnen Kapitel wurden so geschrieben, daß sie in sich verständlich sind. Dabei ließen sich bisweilen Wiederholungen nicht vermeiden.

Die Anregung zu diesem Buch entstand in zahlreichen Kursen unseres Arbeitskreises für Ernährungsforschung. Ich sehe vor mir die Mütter, Väter und Erzieher, die voller Fragen sind nach einer vollwertigen und zeitgemäßen Ernährung. Ich sehe aber auch vor mir ihre Kinder, die in ein Leben hineinwachsen, das viel von ihnen fordern wird. Um dem entsprechen zu können, werden sie eine gesunde physische Grundlage brauchen.

Jede Arbeit entsteht in einem Klima mitmenschlicher Beziehungen. So bleibt mir noch die Aufgabe, Freunden, Mitarbeitern und Kollegen zu danken, die durch ihre Anteilnahme, Zustimmung und Kritik zum Werden dieses Buches beitrugen. Besonders sei derer gedacht, die sich der Mühe unterzogen, das Manuskript durchzusehen und klärende Hilfen zu geben. Auch Herrn Siegfried Traub fühle ich mich zu Dank verpflichtet. Er hat sich mit großem persönlichen Verständnis und innerer Anteilnahme der Drucklegung des Buches gewidmet.

Die ausführlichen Anleitungen für die Küchenpraxis wurden von Frau Barbara Hübner ausgearbeitet, die Rezepte für den Säugling von Frau Josefine Theuer.

*Unterlengenhardt im Januar 1977*     *Dr. med. Udo Renzenbrink*

Ein Wort zur 6. Auflage

Für die vorliegende Neuauflage habe ich den Text eingehend überarbeitet und ergänzt. Dabei bin ich gerne auf Fragen aus dem Leserkreis eingegangen und habe manche wertvolle Anregung aufzugreifen versucht. Grundsätzlich wurde jedoch nichts verändert.

Ich bin dankbar für das Interesse, das dem Buch entgegengebracht wurde und hoffe, daß es weiterhin Verbreitung finden wird. Die Ernährungsfragen werden in unserer Zeit immer stärker beachtet. Man erfährt, daß durch eine dem Menschen gemäße Ernährung der Boden geschaffen wird für eine gesunde Entwicklung des ganzen Menschen im Zusammenhang von Leib, Seele und Geist. Das gilt besonders für unsere Kinder.

*Unterlengenhardt, Ostern 1984*                    *U. Renzenbrink*

# I Die körperliche Entwicklung des Kindes als Grundlage für die freie Entfaltung des Geistig-Seelischen

Wer das Geheimnis des kindlichen Wachsens und Werdens begreifen will, muß eine Antwort suchen auf die Frage, die am Anfang aller menschlichen Selbstbesinnung steht: Was ist der Mensch? Woher kommt er? Wohin geht er? Welchen Sinn hat seine irdische Existenz?

## Das Wesen des Menschen

Wir erleben uns als Individualität, als ein Ich-Wesen geistigen Ursprungs. Mit Hilfe unseres Leibes als eines Instrumentes für Seele und Geist verwirklichen wir uns im irdischen Dasein.

Um das Leben als selbständige Persönlichkeit gestalten zu können, ist eine lange Zeit des Heranwachsens nötig. Im Gegensatz zum Tier, das rasch ausgewachsen und auf bestimmte Fertigkeiten spezialisiert ist, muß sich der Mensch auf verschiedenen Stufen von Kindheit und Jugend seine Lebenstüchtigkeit mühsam erwerben. Welch eine ungeheure Anstrengung beim Üben von Aufrichten, Gehen, Sprechen und Denken! Was muß der Mensch alles erlernen im Kleinkindalter, in der Schul- und Lehrzeit, damit er später als ein schöpferisches Glied der menschlichen Gemeinschaft wirken kann.

Die menschliche Entwicklung ist nicht zu verstehen allein aus dem Wachstum des Leibes mit der Ausbildung seiner Funktionen und der dadurch bedingten Möglichkeit, auch geistig-seelisch zu reifen. Wir müssen vielmehr vier Glieder der menschlichen Wesenheit unterscheiden, die sich nach bestimmten Gesetzen entfalten. Welches sind diese Glieder?

Durch Sinnesbeobachtung ist uns nur das erste Glied der Menschennatur zugänglich: der physische Leib. Er ist aus denselben Stoffen und Kräften zusammengesetzt wie die übrige sogenannte leblose Welt.

Über den physischen Leib hinaus erkennt die Geisteswissenschaft eine zweite Wesenheit im Menschen: den „Lebensleib" – oder mit einem anderen Ausdruck – den „Ätherleib". Dieses Wesensglied hat der Mensch mit den Pflanzen und Tieren gemein, es begabt ihn mit Leben. Der Äther- oder Lebensleib faßt die Stoffe und Kräfte des physischen Leibes zusammen und bewirkt Wachstum, Fortpflanzung, Ernährung und rhythmische Bewegung der Säfte. Er ist der Erbauer und Bildner des physischen Leibes, gleichsam dessen Architekt, oder auch sein Bewohner. Der Ätherleib webt zwischen Geist und Stoff, zwischen allem, was im Raume existiert und was aus anderen, geistigen Dimensionen das materielle Sein gestaltet. Die Bildekräfte, die in ihm schaffen, strömen aus dem kosmischen Umkreis, aus den Sphären der Sonne, des Mondes und der Sterne in die Erdenwelt. Sie entfalten sich in der lebendigen Hülle der Erde, in Wind und Wetter, in Licht und Wärme, in Quellen und Wasserläufen, in allem sprießenden, sprossenden Leben. Die ätherische Welt verwirklicht sich in ständiger Bewegung, in ewiger Verwandlung. Zieht sie sich aus den lebenden Wesen zurück, welkt und vergeht die sichtbare Form.

Im Menschen drückt sich der Ätherleib im rhythmischen Strömen des „Flüssigkeitsmenschen" aus. Hier werden physikalisch-chemische Prozesse in lebendige verwandelt, hier wird die Schwere der Erdengesetzlichkeit überwunden.

Das dritte Glied der menschlichen Wesenheit ist der sogenannte Empfindungs- oder Astralleib, der Träger von Schmerz und Lust, von Trieben und Emotionen. Ihn besitzt die Pflanze nicht; sie besteht nur aus physischem Leib und Ätherleib. Den Empfindungsleib hat der Mensch mit der Tierwelt gemeinsam. Wie sich der Ätherleib durch die rhythmisch bewegte Flüssigkeit im Menschen verwirklicht, so verbindet sich der Astralleib mit dem Organismus durch das Element der Luft, durch den Atemstrom. Diese Erkenntnis lebte schon im Griechen. Die Atemluft, das Pneuma, war für ihn Träger der Seele. Auch hier eine rhythmische Ordnung. Wenn sich ein höheres Prinzip mit Irdischem vereinen will, muß dies in Rhythmen geschehen.

Nun hat der Mensch noch ein viertes Glied seiner Wesenheit, das er nicht mit anderen Erdwesen teilt. Dieses ist das menschliche Ich. Ein Wesen, das zu sich Ich sagen kann, trägt eine eigene geistige Welt in sich. Ein Göttliches beginnt in ihm zu sprechen, dem gegenüber es sich verpflichtet und verantwortlich fühlt. Die Stimme eines Gewissens regt sich. Das Ich schafft sich im Leibe eine „Ich-Organisation", mit deren Hilfe es Struktur und Funktionsordnungen menschengemäß und individuell gestaltet. Kein menschlicher Organismus ist dem anderen gleich. Es gibt zum Beispiel so viel verschiedene Eiweißbildungen wie es Menschen auf der Erde gibt. Das Element, das dem Ich den Zugang zur Stoffeswelt eröffnet, ist die Wärme, der organische Träger das Blut. Nicht umsonst verlangte Mephisto von Faust die Unterschrift mit Blut. Es ist Ausdruck des menschlichen Ich-Wesens.

## Drei Phasen der Entwicklung

Die vier Wesensglieder des Menschen entwickeln sich während der einzelnen Lebensalter in verschiedener Art. Rudolf Steiner beschreibt bestimmte Gesetze der Entwicklung, deren Kenntnis für die Erziehung, aber auch für die Ernährung des Kindes von Bedeutung sind[3]. Er prägt den Begriff von den Hüllen der Wesensglieder, aus denen sich das heranwachsende Kind im Sieben-Jahres-Rhythmus befreit. Vor der Geburt ist der werdende Mensch von einer physischen Mutterhülle umschlossen, aus der er durch die Geburt entlassen wird. Bis zu seinem siebenten Lebensjahr, der Zeit des Zahnwechsels, ist sein Ätherleib noch nicht frei, sondern von einer Ätherhülle umgeben. Dann erst erfolgt die „Geburt" des Ätherleibes. Die Astralhülle bleibt noch bis zur Geschlechtsreife. Zu diesem Zeitpunkt wird der Astralleib selbständig. Das Ich schließlich ist nach weiteren sieben Jahren mündig geworden.

Wir können also folgende Stufen der Entwicklung des Kindes unterscheiden, wobei der Phasenwechsel gegenüber den idealen Rhythmen heute oft verfrüht ist (s. S. 99, Akzeleration):
Von der Geburt bis zum Zahnwechsel (1.–7. Jahr)
Vom Zahnwechsel bis zur Pubertät (7.–14. Jahr)
Von der Pubertät bis zur Volljährigkeit (14.–21. Jahr).

## Die Zeit von der Geburt bis zum Zahnwechsel

In der ersten Epoche sind die ätherischen Bildekräfte des Kindes ganz dem Aufbau der Organe gewidmet. Sie treten noch nicht in selbständige Verbindung mit der Außenwelt, insbesondere sind sie noch nicht frei für Lernfähigkeit und intellektuelle Betätigung.

Erst mit dem Zahnwechsel gewinnt die Intelligenz Abstand vom physischen Leib. Wird vorzeitig mit Rechnen, Schreiben und Lesen begonnen, können Deformitäten der Organe entstehen, da diesen ätherische Kräfte entzogen werden.

Der Ätherleib des Kindes arbeitet mit eigenen Kräften zunächst noch nach dem Modell der Vererbungskräfte, die aber stufenweise überwunden werden müssen. Vorwiegend wird das Gehirn und Nervensystem entwickelt, deren Gestaltung im ersten Jahrsiebt einen gewissen Abschluß erreicht. Da der Ätherleib des Kindes im ersten Lebensabschnitt noch nicht von einem eigenständigen Ich gehalten wird, wirken alle Umwelteinflüsse tief in die innere Organisation hinein, ohne daß ihnen Eigenes entgegentritt. Das Kind erlebt die Außenwelt durch seine Sinne stark mit. Das kleine Kind ist vorwiegend ein Sinneswesen.

Der Erwachsene hat seine Sinneseindrücke unter stärkerer Kontrolle, während das kleine Kind ihnen hilflos ausgeliefert ist. Alles, was es wahrnimmt, beeinflußt unbewußt die Zirkulation seines Blutes, den Atemprozeß, die Organbildung. „Der Leib des Kindes wird durch die Vermittlung des Nerven-Sinnessystems ein Abdruck von der Umgebung, insbesondere von der moralischen Umgebung"[4].

So ist das kleine Kind ganz an die Umwelt hingegeben: es lebt aus einem tief gegründeten Vertrauen in die Güte der Welt und trachtet daher ständig, seine Umgebung nachzuahmen. Welch eine ungeheure Verantwortung für die Menschen, denen sich das Kind anvertraut hat! Neben dem Leben in den Sinnen ist das Kind stark der Bewegung in den Gliedern hingegeben. Große Anstrengung bedeuten das Aufrichten, Krabbeln, Gleichgewichtsuchen und schließlich der aufrechte Gang.

In allem drückt sich die Individualität des Kindes aus. Noch kann sich das Ich nicht frei bewußt im Leibe betätigen. Aber es arbeitet sich in den ersten Lebensjahren mehr und mehr in die Leibesorganisation hinein. Wir sehen, wie allmählich seine Eigenart in Erscheinung tritt und mehr und mehr Gewalt über den Organismus bekommt. Im Aufrichten, im Gehen, im Sprechen drückt sich das Ich aus. Die Entwicklung des Kindes zeigt die „Einverleibung des Ich". Die Gestalt wird zum Abbild der Individualität.

Nun besteht eine ungeheure Gefahr, die in unserer Zeit immer deutlicher zu bemerken ist: Die zu rasche Entwicklung der Physis mit zu früher Verfestigung des Organismus. Dieser verliert seine Bildsamkeit und kann nicht mehr voll vom Ich durchprägt werden. Damit wird in der späteren Reifezeit die freie Entfaltung der Persönlichkeit eingeschränkt und eine eigenständige, schöpferische Tätigkeit erschwert. Der Mensch sinkt herab zum Mitglied einer nivellierten, genormten Massengesellschaft. Es wird in späteren Abschnitten zu zeigen sein, wie die Ernährung in der frühen Lebenszeit eine große Bedeutung in dieser Hinsicht gewinnt.

## Die Entwicklung vom 7. bis 14. Lebensjahr

Nachdem in der ersten Lebensepoche die Ausgestaltung des Zentralnervensystems zu einem gewissen Abschluß gebracht wurde, und die dazu benötigten Bildekräfte frei geworden sind, können die intellektuellen Fähigkeiten des Kindes beansprucht werden. Die Zeit der Schulreife ist da.

Das Schwergewicht der organischen Bildsamkeit liegt während des zweiten Jahrsiebents im Herz-Lungen-Bereich, dem rhythmischen System. Hier sind nunmehr die Bildekräfte konzentriert, es wird die Grundlage für das menschliche Fühlen gelegt. Gehirn und Nervensystem sind nur für Sinneswahrnehmung und Denken zuständig; Fühlen und Wollen sind in anderen Organbereichen verankert. Das hat Rudolf Steiner schon 1917 in seinem Buch „Von Seelenrätseln" (GA 21) beschrieben. Der bekannte Chirurg Prof. Bier wies nach, daß das Fühlen direkt an den Blutkreislauf gebunden ist, ohne Vermittlung durch die Nerven. „Blutgefühl" nannte er es. Nach dem siebenten Lebensjahr wird zunächst die Gefühlswelt gegründet in der Entwicklung der Neigungen, der Temperamente, des Charakters und moralischer Kräfte. Der Erzieher wirkt durch Vorbild und Autorität. Er versucht, das Kind zu künstlerischem Tun anzuregen.

In der schulischen Entwicklung muß die Ausbildung von Intellekt, Fühlen und Wollen gleichmäßig gefördert werden. Wird der Intellekt einseitig vorangetrieben, sind Störungen im Lebensgefüge die Folge. Dann macht die Schule die Kinder krank.

## Von der Pubertät bis zur Mündigkeit

Zu Beginn der Geschlechtsreife hat sich der Astralleib aus seiner Hülle gelöst. Nun ist nur das Ich noch nicht frei. Erst am Ende des dritten Jahrsiebts erwacht der Jugendliche zu eigenverantwortlichem Tun und kann seinen Willen frei bestimmen. Dies ist ein kontinuierlich wachsender Prozeß mit vielen Übergängen. Die Umwelt erfährt es – manchmal schmerzlich – wie die Pferde oft durchbrennen, und der Wagenlenker, das eigene Ich des Kindes, noch nicht die Gewalt über sie hat. Der junge Mensch handelt in dieser Zeit meist weniger aus Einsicht als aus dem Impuls, selbständig, ganz aus eigener Kraft, zu wirken. Widerstände sind da gerade recht.

Welches Organsystem steht nun im Vordergrund? Wie ist das Wollen im Organismus gegründet? In der ersten Epoche war es das Nerven-Sinnessystem, das dem Denken dient; dann entfaltete sich das rhythmische System mit Herz und Lungen als Basis für das Fühlen. Nun müssen wir einen weiteren Teil des dreigegliederten Organismus unterscheiden, in dem das Ich die Grundlage für seine Willensentfaltung findet. Es ist das Stoffwechsel-Gliedmaßensystem. Die Geschlechtsreife ist meist damit verbunden, daß die Glieder ihr größtes Wachstum erreichen. Entsprechend lebt der Jugendliche gerne in der Bewegung. Dabei schießt er meist über das Ziel hinaus, denn ihm fehlt noch die Besonnenheit des Mündigseins.


## Ernährung als Grundlage der Entwicklung

Die Bedeutung der Ernährung für die Entwicklung des Kindes ist nur zu ermessen, wenn wir die Ausbildung des physischen Organismus als die Grundlage ansehen, auf der sich das Geistig-Seelische des Menschen verwirklicht.

Der Erdenleib muß durch rechte Ernährung bildsam und wandelbar bleiben, denn nur mit ihm und durch ihn macht der Mensch seine Erdenerfahrungen. Der Leib darf den Menschen nicht zu stark an die Erde binden und ihn seinem geistigen Ursprung entfremden. Die Nahrung ist nicht nur ein Erdenstoff, sondern aus dem Zusammenklang von kosmischen und irdischen Kräften gewoben. Nur wenn beide Kräfte in ihr harmonisch aufeinander gestimmt sind, gibt sie dem Menschen die Anregung, daß sich das Geistige mit seinem Organismus recht verbindet.

Freilich, Reifung und Läuterung der menschlichen Persönlichkeit im Laufe des Lebens sind geistige Vorgänge, die geistig-seelische Aktivitäten fordern. Doch die Ernährung bereitet den Boden, auf dem sich das Geistige fruchtbar entwickeln kann.

# II Einige Grundzüge einer geisteswissenschaftlichen Ernährungskunde

Es ist nicht möglich, die Ernährungshinweise Rudolf Steiners hier vollständig darzustellen. Es würde den gegebenen Rahmen sprengen, auch nur eine gedrängte Überschau zu geben. Daher wollen wir einige Grundzüge aufzeigen, die zum Verständnis der weiteren Ausführungen notwendig sind (s. „Weitere Literatur", Rudolf-Steiner-Thementaschenbücher).

## Die Wissenschaft vom Leben

Wir ernähren uns von Lebensmitteln. Schon dieser Name deutet darauf hin: nicht Stoffe nähren uns, vielmehr das Leben, welches die Stoffe vermittelt. – Was aber ist Leben? Woher kommt es, wohin schwindet es?

Zur Erkenntnis seines Wesens verhilft nicht die Methodik, die so nützlich erscheint beim Studium der Welt des Anorganischen. Der Mensch gewann auf diesem Wege die Technik, verlor aber die Wissenschaft vom Leben. Es wurde eine Denkungsart zur alleinigen Gewohnheit, die ihren Ansatz am Stoffe nahm und das Leben nur als eine Funktion der Materie begriff. – Ist es nicht gerade umgekehrt? Wird nicht in der Pflanze der Stoff vom Leben erfaßt und in einen lebendigen Bauplan gefügt?

Albert Schweitzer prägte das Wort von der Ehrfurcht vor dem Leben. Er deutete damit auf einen höheren Ursprung der Kräfte des Lebendigen. Denn Ehrfurcht haben wir zunächst vor dem, was über uns ist. Vielleicht dürfen wir darum auf die eingangs gestellte Frage so antworten: Das Leben ist nicht von dieser Welt, es strömt uns aus dem Kosmos zu, aus Himmelssphären.

Leben ist eine Umkreiskraft. Die irdischen Kräfte sind auf einen Mittelpunkt bezogen; sie folgen der Schwerkraft. Leben dagegen ist Leichte, wirkt aus der Peripherie. Darum braucht es das Gehaltensein im

Erdenraum. Es tritt in ein Wechselwirken mit der Erdenschwere und der Substanzwelt.

Leben ist tausendfach differenziert. Wir sehen seine unzähligen Bildungen als Folge des Zusammenklangs von Kosmos und Erde. Alle Gestalten und Formen werden bestimmt vom Kräftewirken der Erde und des kosmischen Umkreises, von der Vielfalt der Sternenwirkungen, von Sonne und Mond.

Rudolf Steiner sprach von den „ätherischen Bildekräften" des kosmischen Umkreises, die überall belebend und formend in das Erdensein eingreifen und sich mit den Elementen: Erde, Wasser, Luft und Feuer verbinden. Er unterschied dementsprechend vier Ätherarten: Lebensäther, chemischer Äther, Lichtäther und Wärmeäther.

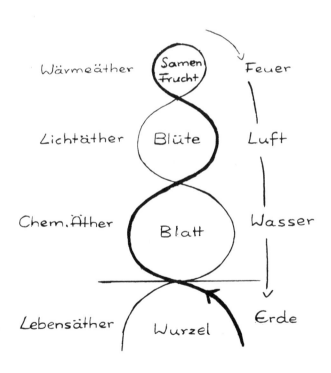

Der *Lebensäther* bewirkt die Entfaltung des Lebens im mineralischen Erdreich; er ist allem Wurzelwachstum verwandt. In der Wurzel konzentriert sich das Leben am stärksten, wie bei den ausdauernden Pflanzen, deren Wurzeln noch im nächsten Jahr neue Triebe hervorbringen.

Im Pflanzensaft, im Wachsen und Sprossen von Blatt und Stengel wirkt ein wässriges Element. Im Wasser lösen sich die dem Leben dienenden Substanzen; hier waltet ein Chemismus, der *chemische Äther*.

Die Assimilation der Stärke im grünen Blatt mit der Verdichtung des Kohlenstoffs aus der Luft ist eine Wirkung des *Lichtäthers*. Die Blätter werden von Licht und Luft umspielt. An ihrer Oberfläche begegnen sich die Elemente des Wassers, des Lichtes und der Luft. Die Blüte ist ganz dem Sonnenlicht hingegeben.

Die Früchte und Samen reifen im Feuerelement des *Wärmeäthers*.

Die vier Arten sind nicht getrennt voneinander; sie reichen sich gegenseitig die goldenen Eimer, wie Goethe im Faust von den Himmelskräften sagt. Auch sind in den einzelnen Teilen der Pflanze alle vier Elemente verwoben, wenn auch jeweils eines stärker hervortritt. Der Same fällt nieder zur Erde. In ihm wirkt bereits stark das irdische, mineralische Element; es schließt sich ein Kreislauf.

Im Werden und Wachsen der Pflanze tritt die Bildekraft nicht in gleichmäßigem Strom in Erscheinung. Es gibt Zeiten der Entwicklung, da konzentriert und sammelt sie sich, und dann löst sie sich wieder vom Stoff oder verschwendet sich in vielerlei Formen. So wird in den Blättern des Kohls eine lebensstrotzende Fülle gestaut. Wenn aber die Pflanze sich ins Blühen hinein verströmt, ist die Nährkraft der Blätter dahin. Ähnliches gilt für den Blattsalat oder für die Aromabildung vieler Gewürzkräuter.

Diese spezifische Dynamik ist ein rhythmischer Vorgang, wie alles Leben sich in Rhythmen bewegt.


## Ernährungsprozesse im Menschen

Der menschliche Organismus ist nur zu begreifen in seinem Zusammenhang von Leib, Seele und Geist. Es gelingt zwar zu einem Teil, die Stoffwechselvorgänge chemisch zu definieren. Die Verwandlung der Substanzen im Inneren des Menschen, ihre Auflösung und Neubildung wird jedoch geleitet von einem höheren Prinzip, von Geist und Seele des

Menschen. Diese leben nicht gesondert vom Leibe; sie durchdringen jeden physischen Ablauf und gestalten ihn gemäß ihrer individuellen, ichhaften Natur. Nur so kann der Leib Instrument und Träger des Menschengeistes sein.

Das Muster einer Verbrennungsmaschine, der man mit der Nahrung Kalorien und die notwendigen „Wirkstoffe" zuführt, ist ein materialistisches Gedankenprodukt einer geistlosen Naturwissenschaft. Ebenso läßt die naive Vorstellung von Verschleiß und Aufbau, von Verbrauch und Nachschub unbefriedigt, wenn man nicht die Eigentätigkeit des Ich-Wesens und die Neuschöpfung individueller menschlicher Substanz berücksichtigt. Die Naturprozesse dürfen im Menschen nicht zu einem Ende geführt werden. Das individuelle, menschliche Sein entfaltet sich im Widerstand gegen die Natur. Rudolf Steiner sieht einen wesentlichen Sinn der Ernährung darin, „Eigenaktivitäten wachzurufen". Er spricht von einer „Überwindungsorganisation", die beschäftigt werden muß.

Wir können sagen:

1. Der Sinn der Ernährung ist Anregung von Tätigkeiten in der Überwindung des Fremden und Umbildung zu menschengemäßer, individueller Form.
2. Nicht die Stoffe allein sind für die Nährkraft entscheidend, sondern der Gehalt an Bildekräften, welche die Substanzen beleben und in den Bauplan des Lebendigen einfügen.
3. Das Dasein des Menschen im Leibe ist eng mit den Ernährungsvorgängen verknüpft. Leib, Seele und Geist werden durch sie zusammengehalten.

Betrachten wir nun den Verdauungsprozeß im menschlichen Organismus näher. Er beginnt mit dem *Schmecken*.

Durch den Sinnesvorgang des Schmeckens ist der Mensch beim Beginn des Verdauungsvorgangs bewußt engagiert. Auch durch das Kauen ist er in seinem Ich zur Aktivität aufgerufen. Der Geschmackssinn ist heute durch die Intellektualisierung und allgemeine Reizüberflutung oftmals vergröbert und hat die Verbindung mit gesunden Instinkten verloren.

Das Aroma einer Nahrungspflanze ist Ausdruck ihrer lebendigen Ganzheit. Erdensubstanzen werden von kosmischen Kräften gestaltet und durchlichtet. Farbiges Erblühen, Verströmen in Duft und Aroma sind Folge eines kosmischen Hereinwirkens ins Erdenreich. Es ist bezeichnend, daß Produkte, die einseitig auf üppige Substanzbildung mit Hilfe chemischer Düngung gezogen werden, eines vollen Aromas entbehren.

# Abbau und Neuaufbau der Nahrung

Durch das Geschmackserlebenis im Munde werden die Verdauungsprozesse eingeleitet und verschiedene Organfunktionen aktiviert. Der erste Akt dient dem Abbau, der stufenweise im Magen und Dünndarm erfolgt. Die Abbauvorgänge im Magen-Darmkanal sind mit physisch-chemischen Mitteln zu begreifen; sie lassen sich im Reagenzglas reproduzieren. Das gilt nicht für den weiteren Stoffwechsel. Schon bei der Passage durch die Darmwand werden die bekannten physikalisch-chemischen Gesetze aufgehoben. Wir kommen hier mit Erklärungen wie „osmotischer Druckabfall" etc. nicht aus, sondern werden auf die Aktivität eines übergeordneten, ganzheitlich orientierten Kräftewirkens gewiesen.

Nach der Passage durch die Darmwand werden die Nahrungsstoffe, die im Dünndarm völlig mineralisiert worden sind, neu belebt und in den Lebensleib des Organismus aufgenommen. Die Belebung kommt einer Neuschöpfung gleich; denn jede Substanz muß im menschlichen Organismus erst durch den Zustand eines Chaos gehen, muß einen Punkt völliger Indifferenz (Gleichförmigkeit) erreichen und ihren eigenen Formcharakter ablegen. Erst danach kann die Bildung menschlicher Substanz aus den Ursprungskräften der Schöpfung heraus, gleichsam „ab ovo", „originär", beginnen. Es darf nichts von der Außenwelt diese Schwelle überschreiten und eine fremde Wirksamkeit im menschlichen Organismus entfalten.

Die Belebung der Substanz geschieht in der rhythmischen Strömung des Blut- und Säftekreislaufs. Wie Th. Schwenk in seinem Buch „Das sensible Chaos"[5] dargestellt hat, nimmt rhythmisch bewegtes Wasser Kräfte des Lebendigen auf. Im Stoffwechselbereich, in der Lymphe, strömt die Nährflüssigkeit bald schneller, bald langsamer, der Nahrungsaufnahme entsprechend. Nachdem sie sich ins Blut ergossen hat, wird sie aufgenommen in das rhythmische Kreisen. Es wellt zum Herzen hin, vom Herzen fort, eine in sich zurücklaufende Bewegung, die alle Tore für das Hereinströmen der ätherischen Umkreiskräfte öffnet.

Dieser Kreislauf führt in der Lunge zur Begegnung mit dem Luftelement der Atmung. Wir atmen den Sauerstoff ein, damit er das Blut, das seine Lebensfülle im Strömen durch die Organe verschwendet, neu erfrischt.

Läßt sich nun jeder Nahrungsstoff verlebendigen und in den menschlichen Organismus einfügen? – Nein, Substanzen, die dem Leben fremd sind, wie chemische Schädlingsbekämpfungsmittel, Insektizide und bestimmte Konservierungsstoffe können nicht dem Leben dienen. Hierzu gehören auch die sogenannten „naturidentischen" Stoffe, wie z. B. das chemisch hergestellte Karotin. Sie sind synthetisch aus Abkömmlingen des Erdöls gewonnen und zeigen die gleiche chemische Formel wie das Naturprodukt. Daher die Bezeichnung „naturidentisch". Aber sind sie darum dem natürlichen Stoff gleichzusetzen? Ist das Karotin aus der Möhre dasselbe wie das aus dem Erdöl? Die Fremstoffe werden günstigenfalls ausgeschieden, sonst finden wir sie in irgendeinem Depot, meist in der Leber abgelagert. Von hier aus können sie als Störherd wirken.

Bisher haben wir die Verwendung der Substanzen beim Verdauungsprozeß betrachtet. Es wirken darüber hinaus die *Bildekräfte der Nahrung direkt auf den menschlichen Ätherleib.* Dieser empfängt nun, was im Sprießen, Wachsen, Blühen und Reifen als Kräfte des Lichtes und der Wärme, als Strahlung kosmischer Sphären, aus den Elementen des Wassers und dem Salz der Erde in die Pflanze eingezogen ist. Der ätherische Leib des Menschen kann aber die Bildekräfte der Außenwelt unverwandelt so wenig aufnehmen, wie der physische Leib die Nahrungsstoffe. Auch sie müssen „verdaut" werden und haben die Bedeutung, Eigentätigkeit anzuregen.

Neben diesem aus der irdischen Nahrung hervorgegangenen Strom beschreibt Rudolf Steiner eine andere, verborgene Anreicherung von Leibessubstanz: Durch Sinne, Atmung und Haut werden aus dem kosmischen Umkreis Substanzen in höchster Potenzierung aufgenommen und verdichtet. Dabei wirken auch Geist und Seele des Menschen mit, freilich tief unter der Schwelle des Bewußtseins. Wir ahnen, daß durch eine besondere geistige Intensität, wie bei Nikolaus von der Flüe, eine Substanzbildung aus dem Umkreis ermöglicht wird, unabhängig von irdischer Nahrung. Nach gesicherter historischer Überlieferung lebte Nikolaus von der Flüe 10 Jahre in seiner Einsiedelei, ohne irgendwelche Speisen zu sich zu nehmen.

## Hauptbestandteile der Nahrung

Wir wenden uns zunächst einzelnen Hauptbestandteilen der Nahrung zu und versuchen, ihre Bedeutung für die menschliche Ernährung zu skizzieren.

*Das Eiweiß*

Die Substanz, durch die sich das Leben verkörpert, die am Anfang aller Lebensbildung steht, ist das Eiweiß. Es trägt mit Recht den Namen „Protein", das bedeutet „das Erste". Justus Liebig nannte es mit einem treffenden Ausdruck den „Plastizierstoff" des Lebendigen, denn es ist fein verteilt in allen lebenden Strukturen und sensibel für die plastizierenden Formbildekräfte des kosmischen Umkreises. Für den bedeutenden Chemiker Justus Liebig, der ja für die Landwirtschaft die chemische Düngung einführte, aber sehr behutsam dabei vorging, war im Gegensatz zu den heutigen Naturwissenschaftlern das Leben eine erfahrbare Wirklichkeit. Er nannte es in seinen „chemischen Briefen" ein „formbildendes Prinzip, eine herrschende Idee".

Das Eiweiß findet sich auch am Anfang eines jeden Menschenlebens; denn die weibliche Eizelle ist ein Eiweißklümpchen. Im weiteren Verlauf des Lebens bildet das Eiweiß gewissermaßen den Muttergrund, die Matrix, auf der sich alle Organe des menschlichen Organismus entwickeln. Und da in der Kindheit der Leib in seiner Grundgestalt aufgebaut wird, ist gerade in dieser Zeit ein gesunder Eiweißstoffwechsel von großer Bedeutung.

Über die Höhe des Eiweißbedarfs, insbesondere des Kindes, ist man sich in wissenschaftlichen Kreisen wenig einig. „Wohl keine Zahl in der Ernährungsphysiologie ist so unsicher und findet so extreme Verfechter wie die des Bedarfs des menschlichen Organismus an Eiweiß" (A. Fleisch)[6]. Meist setzte man den Eiweißbedarf zu hoch an und forderte mindestens 1 g Eiweiß pro kg Körpergewicht. Diese Forderung ist stark überhöht. Nach Versuchen am Max-Planck-Institut in Dortmund liegt der minimale Bedarf zwischen 0,4 und 0,6 g Protein pro kg Körpergewicht[7]. Ralph Bircher berichtet von Völkern, die nur mit 15–20 g volle Gesundheit und einen prächtigen Muskelbau entwickeln[8]. Es wird meist nur von einem Minimum gesprochen und das Optimum nicht beachtet, das heißt die Menge, die der Organismus verwerten kann, ohne daß belastende Reste im Stoffwechsel bleiben. Das Überschreiten des Optimums ist eine der Hauptursachen für die Sklerose (s. S. 12).

Viel wichtiger als die Frage der Menge des Eiweißbedarfs ist aber die der Qualität. Hier geistert immer noch der Irrtum durch die Literatur, pflanzliches Eiweiß sei minderwertiger als das tierische. Und man meint damit Fleisch, ohne an Milch und Milchprodukte zu denken.

Die Qualitätsfrage ist vor allem eine Frage des Anbaus. Damit sich eine so lebendige Substanz wie das Eiweiß in der Pflanze bilden kann, muß die Humusschicht des Bodens lebendig sein. Der chemische Dünger belebt aber den Boden nicht, sondern wirkt wie eine Nährsalzlösung treibend auf die Pflanzen. Auf diese Weise wird die Eiweißqualität in unseren Feldfrüchten minderwertig. Rudolf Steiner sagt dazu 1924 in einem Vortrag[10]: „Die Pflanzen, unsere Feldfrüchte leiden seit einiger Zeit an einem Eiweißmangel. Und der wird immer größer und größer werden, wenn die Leute nicht wiederum zu ordentlichem Düngen kommen". Das wird sich als Folge für die menschliche Gesundheit besonders in der 3. Generation auswirken. Rudolf Steiner formuliert dies vor seinen Zuhörern, den Arbeitern am Goetheanumbau so: „Ja, meine Herren, als Folge des minderwertigen Eiweißverzehrs werden Ihre Kinder und mehr noch Ihre Kindeskinder ganz bleiche Gesichter haben ... Daß der Mensch eine lebhafte Farbe haben kann, hängt eben davon ab, daß die Äcker ordentlich gedüngt werden."

Auch im Hinblick auf die Quantität ist zu bedenken, daß man von biologisch-dynamisch gezogenen Produkten nur eine geringe Menge braucht, um den Eiweißbedarf zu decken. Ferner ist die Kombination verschiedener Eiweißträger entscheidend für den Bedarf. So wertet sich Getreideeiweiß mit Gemüseeiweiß oder Milcheiweiß gegenseitig auf. Es ist also falsch, eine abstrakte Eiweißzahl als Bedarf anzusetzen. In den Hungergebieten kam man oft deshalb zu falschen Schlüssen des Eiweißbedarfs, weil das Eiweiß in der Nahrung bei dem Mangel an Kalorien als „Brennstoff" verwendet wurde und nicht zum Aufbau des Körpereiweißes. Als Folge trat ein Eiweißmangel auf. Gibt man diesen unterernährten Menschen genügend Kalorien und die gleiche Eiweißmenge wie früher, so verschwinden die Eiweißmangelerscheinungen.

*Das Fett*

Das Fett dient dazu, im Organismus Wärme zu entwickeln. Alle Vorgänge im Menschen entfalten sich vorzüglich in der Wärme und zehren die im Körper vorhandenen Fettvorräte in der Wärmebildung auf. Wird zuviel Fett zugeführt, bilden sich im Organismus „parasitäre" Wärmeherde, die, beirrend für die anderen Lebensvorgänge, zu Entzündlichkeiten führen. Fehlt jedoch Fett, entzieht der Organismus die ihm notwendige Wärme den Organen selbst, wodurch diese in sich brüchig und sklerotisch werden.

Die Fette haben ferner die Aufgabe, die Struktur der Nerven zu erhalten gegenüber den Abbauprozessen bei der Bewußtseinsentfaltung. Diese geht mit einem Zerfall von Nerveneiweiß einher, der mit Hilfe der Fette ausgeglichen wird.[9].

Schließlich werden die Fette als eine Art Polster unter der Haut im Bindegewebe und um die Organe herum abgelagert. Hierbei spielt neben einem mechanischen Schutz wiederum die Wärmeregulation eine Rolle.

Die Menschen essen heute meist zu viel Fett. Die Folge ist eine weit verbreitete Fettleibigkeit. Daran ist auch eine erhöhte Kohlenhydratzufuhr schuld in Form von weißen Nudeln, anderen raffinierten Getreideprodukten und Süßigkeiten, die im Körper zu Fett umgesetzt werden. Durch zu hohen Fettverzehr, besonders in Form von stoffwechselinaktiven Fetten, wird ferner einer Sklerose der Weg bereitet. Wie beim Eiweiß ist also ein Zuwenig und Zuviel verhängnisvoll (s. Kapitel XI unter „Fett").


*Die Kohlenhydrate*

Die Kohlenhydrate haben eine vielfältige Aufgabe im menschlichen Organismus. Durch sie gewinnt der Mensch Kraft zur inneren und äußeren Bewegung. Der Naturwissenschaftler drückt das in seiner Weise aus: Die Kohlenhydrate sind Energielieferanten. Ferner kann sich durch den Zucker, den sich der Organismus aus der Stärke bildet, die Geist-Seele, das Ich des Menschen, im Leibe verankern, denn der Geist braucht den Stoff, um im Organismus wirken zu können. Rudolf Steiner teilt uns dieses als geisteswissenschaftliches Forschungsergebnis mit: „Wo Zucker ist, da ist Ich-Organisation. Wo Zucker entsteht, da tritt die Ich-Organisation auf, um die untermenschliche (vegetative, animalische) Körperlichkeit zum Menschlichen hin zu orientieren"[9].

Wir sehen daraus: Stoffwechselprozesse sind nicht allein physikalischchemisch erklärbar, sie werden menschengemäß bestimmt und geleitet. Nur so kann der Leib Instrument der Seele sein.

Der Zuckerspiegel wird im Blut auf konstanter Höhe gehalten. Schon bei verhältnismäßig geringen Erniedrigungen, wie sie durch Überdosierung von Insulin bei Diabetes auftreten können, fällt der Kranke in einen lebensbedrohlichen Zustand mit tiefer Bewußtlosigkeit.

In der Pflanze haben die Kohlenhydrate, zu Zellulose verdichtet, eine Stützfunktion und geben der Pflanze die Gestalt. Im menschlichen Organismus darf sich der pflanzliche Kohlenstoff nicht zur festen Gestalt formieren, sondern wird als Kohlensäure ausgeatmet.

Die Kohlenhydrate erfahren im Darm einen völligen Abbau. Dabei werden durch Wirksamkeiten im Ätherischen bestimmte Zentren im Mittel- und Hinterhirn impulsiert. Rudolf Steiner beschreibt in einem Vortrag vor Arbeitern am Goetheanum[11], wie von diesen Zentren durch den Kohlenhydrateffekt Formbildungskräfte ausgehen: „Wenn wir keine Kohlenhydrate essen würden, so würden wir alle möglichen Verzerrungen der menschlichen Gestalt haben. Wenn der Mensch so organisiert ist, daß er die Kohlenhydrate nicht mehr ins Gehirn hineinbringt, dann verfällt der Mensch. Dann sieht man, wie er schwach wird, wie er gewissermaßen seine Gestalt nicht mehr aufrecht erhalten kann."

Darüber hinaus haben wir auch eine Wirkung auf Atmung und Sprache. Es ist von großem Interesse zu erfahren, welch enge Beziehung zwischen dem Kohlenhydratstoffwechsel und diesen Funktionen besteht: „Wenn jemand plötzlich eine heisere Sprache kriegt, oder die Atmung nicht mehr in Ordnung ist, so kann das daran liegen, daß in der Verdauung der Kohlenhydrate etwas nicht stimmt."

Nun hebt Rudolf Steiner die gute Wirksamkeit des Getreidekohlenhydrats im Gegensatz zu dem der Kartoffel hervor. Durch die Kartoffelnahrung wird das menschliche Mittelhirn belastet. Die Gestaltungskräfte werden lahmgelegt. Das führt zu einer Schwächung im Brustbereich. Herz und Lunge werden anfällig gegen Krankheiten. „Die Lungentuberkulose kam überhaupt erst, als die Kartoffelnahrung eingeführt wurde"[10].

Noch ein Weiteres: Der Mensch denkt mit dem Mittelhirn in geistigen Zusammenhängen, mit dem Vorderhirn in verstandesmäßiger, gegenständlicher Logik. Durch Kartoffelgenuß wird das Mittelhirn belastet, das Vorderhirn angeregt. Das hatte seine Bedeutung, als der Mensch mit Beginn der Neuzeit lernen mußte, sich in die irdischen Zusammenhänge hineinzufinden. Heutzutage muß wieder der Zusammenhang mit dem Geist gefunden werden, und die Kartoffel sollte darum zugunsten des Getreides zurücktreten.

*Die Mineralien*

Alle Lebewesen gliedern sich, um Halt und Form zu gewinnen, Mineralien in ihre Struktur ein. Auch der Mensch hat einen „Mineralleib", einen „Erdenleib". Aber dadurch, daß er im Gegensatz zu Pflanze und Tier mit seinem Ich ganz darinnen wohnt, gewinnt er auch ein grundsätzlich anderes Verhältnis zu seinem Leib. Um sich mit seinem Ich voll verkörpern zu können und trotzdem nicht der Schwere der mineralischen Erde zu verfallen, muß sich das Ich mit dem Mineral auseinandersetzen und dieses zur stofflichen Auflösung bringen. Daran entzündet sich sein Inkarnationswille.

Dadurch, daß die Pflanze das Mineral in ihre Bildekräftestruktur hineinnimmt und es hiermit auf die Stufe des Lebendigen hebt, ist dem Menschen bereits ein Stück Arbeit auf dem Wege zur Transsubstantiation (Verwandlung = Vergeistigung der Substanz) abgenommen. Wenn er die Mineralien direkt aus der anorganischen Welt aufnehmen müßte, wäre die Kraft seines Ichs bald erschöpft.

Der Mensch benötigt also zur Anregung seiner Ich-Tätigkeit im Leibe die Nahrungspflanzen mit einem breiten Mineralspektrum. Das liefert die heute übliche Nahrung nicht. Diese hat ein Defizit an vielen Mineralien, wie zum Beispiel Eisen, Kiesel und Magnesium. Als Folge davon kann die individuelle leibliche Organisation nicht genügend stabilisiert werden, was sich in Blässe, Haltungsschäden oder Nervosität der Kinder zeigt.

## Die dreigliedrige Pflanze und der dreigegliederte Mensch

Nach der Darstellung einzelner Elemente der Nahrung und ihrer Wirksamkeit im Menschen wollen wir uns wieder einer ganzheitlichen Betrachtung zuwenden, um die Beziehungen der Nahrungspflanzen zum Menschen immer besser begreifen zu können. Dabei können wir, einer Anregung Rudolf Steiners folgend, die Pflanze, die sich in Wurzel, Blatt und Blüte mit Frucht gliedert, zum menschlichen Organismus in Beziehung bringen. Denn auch dieser zeigt eine deutliche Dreigliederung in ein Kopf-, Brust- und Stoffwechsel-Gliedmaßen-System. Betrachten wir zunächst als ein typisches Organ des Pflanzenreiches das *Blatt*. Mit ihm atmet die Pflanze den Kohlenstoff der Luft ein und gibt den Sauerstoff ab.

Dieser Vorgang dient unter der Wirkung des Lichtes dem stofflichen Aufbau der Stärke. Durch das Blatt reguliert die Pflanze auch ihren Flüssigkeitshaushalt. Am Tage wird das Wasser an die Umwelt abgegeben, in der Nacht strömt es der Wurzel zu.

Auch der Mensch atmet. Aber er nimmt mit seiner Lunge den Sauerstoff der Luft auf und gibt dafür den Kohlenstoff ab; er macht es also gerade umgekehrt wie die Pflanze. So führt seine Atmung auch nicht zum Substanzaufbau. Vielmehr führt die Aufnahme des Sauerstoffs zur „Verbrennung", zum Abbau der „Kohlenstoffbildung". Mit Hilfe der Atmung kämpft der Mensch an gegen die Verdichtung der Leiblichkeit, die ihm durch den Kohlenstoff der Nahrung droht und leitet die entstehende Kohlensäure nach außen.

Die Entsprechungen zum Luftbereich finden wir auch im Flüssigen. Der Farbstoff des Blattes, das Chlorophyll, ist dem Blutfarbstoff außerordentlich ähnlich. Vier gleiche chemische Verbindungen („Pyrrollkerne") gruppieren sich in gleicher Weise um zwei „Atmungsmetalle". Bei der Pflanze ist dieser Kern das Magnesium, beim Menschen das Eisen. Bei der Pflanze leuchtet der Farbstoff grün, beim Menschen jedoch rot.

Rhythmisch verlaufen beim Menschen Atmung und Herzschlag; rhythmisch atmet auch die Pflanze, im Wechsel von Tag und Nacht. Rhythmus erleben wir ebenso beim Anschauen der pflanzlichen Blattordnung wie der Gliederung des menschlichen Brustkorbs, die sich anatomisch auf die wiederum rhythmisch gegliederte Wirbelsäule stützt.

Diese Erkenntnis der Entsprechungen kann unsere Nahrungswahl für das Kind leiten: mit Gemüse und Salat aus Stengel und Blatt regen wir die Bildekräfte in Herz und Lungen an.

Eine ähnliche Beziehung wie zwischen Blatt und rhythmischem System des Menschen ist zwischen *Pflanzenwurzel* und menschlichem *Nerven-Sinnesbereich* gegeben.

Durch die Wurzel ist die Pflanze mit der Erde und ihren Kräften verbunden und setzt sich mit der unbelebten, mineralischen Welt auseinander. Dabei ist die Wurzel sowohl für die Schwerekräfte als auch den Mineral- und Wassergehalt der Erde empfindlich. Sie tastet sich gleichsam mit feinen Sinnesorganen vor und nimmt in Wasser gelöste Salze und Mineralien auf. Diese durchdringen die ganze Pflanze und machen sie zum Erdengeschöpf.

Die Wurzelprozesse sind also durch das Salzartige bestimmt, oder, wie der Alchimist im Mittelalter sagte, durch den Salzprozeß.

Die Vorgänge im menschlichen Nerven-Sinnessystem haben eine verwandte physiologische Grundlage. Auch sie gehen mit Salzprozessen einher. Unser Denken beruht auf feinsten Mineralisierungen im Gehirn; dabei zerfällt Eiweißsubstanz in ihre toten Bausteine. Das gleiche gilt für die Sinnesprozesse.

Noch eine weitere Analogie ist zu beachten. Wir deuteten bereits darauf hin, daß die Pflanze durch die von der Wurzel ausgehende Mineralisierung irdische Festigkeit erlangt. Beim Menschen werden die Mineralstoffe zwar nicht durch die Hauptesorganisation eingeschleust, von dieser geht jedoch eine starke Formkraft aus, die nicht nur die äußeren menschlichen Gestaltbildungen impulsiert, sondern auch die vegetativen Prozesse durchdringt und menschengemäß strukturiert. Sind die vom Haupte ausgehenden Formkräfte zu schwach, beginnen bestimmte vegetative Elemente zu wuchern. So kommt es im Darm zu Entartungen der Darmflora oder auch zu Milieuveränderungen, welche die Ansiedlung von Eingeweidewürmern möglich machen.

Wie im Blattbereich ist auch hier eine entsprechende Polarität verborgen: in der Pflanzenwurzel wird Totes ins Lebendige gehoben – im menschlichen Gehirn und Nervensystem wird das Umgekehrte bewirkt: Organische Substanz zerfällt in ihre stofflichen Bestandteile. Dort wird das Mineral in den Lebenszusammenhang der Pflanze hinein gelöst – hier verläßt das Mineralische die lebendige Struktur. In beiden Fällen können wir von Salzprozessen sprechen, die nur in entgegengesetzter Richtung verlaufen.

Eine weitere Polarität ist darin gegeben, daß die Wurzel das vitalste Organ der Pflanze ist, während die Nerven wenig regenerationsfähig und lebenskräftig sind.

Welche Nahrungsbeziehungen ergeben sich aus alledem? – Rudolf Steiner weist darauf hin, daß eine Diät mit Wurzeln, insbesondere Möhren, das Denken erleichtert: der Salzprozeß regt die entsprechende Tätigkeit im Gehirn an. Und bei Eingeweidewürmern kann eine Kur mit Möhren durch Anregung der Salzprozesse im Haupt heilsam wirken.

Nun bleibt uns noch als die dritte Beziehung, die sich zwischen der dreigliedrigen Pflanze und dem dreigliedrigen Menschen urbildhaft ausspricht, das Verhältnis von *Blüte* und *Frucht* zum menschlichen Stoffwechselsystem. Da fällt es nicht schwer, eine Entsprechung von der Funktion her zu finden. Umwandlungen von Stoffen, wie der Stärke zu

Zucker, Absonderungsprozesse und Fortpflanzung sind diesen beiden Bereichen der Pflanze und des Menschen eigen.

Doch wiederum Polaritäten: Die Pflanze versucht zwar, Hohlräume in Blütenkelchen, Glocken oder Schalen zu bilden und darin auch Fruchtknoten und Staubgefäße anzuordnen, doch ist es ihr versagt, wie der Mensch eine Organwelt zu verinnerlichen, die erst ein eigenes seelisches Leben ermöglicht. Die Frucht erscheint wie ein Organ für sich, das durch Sonnenwärme und andere Kräfte des kosmischen Umkreises reift und von aromatischen Kräften durchdrungen wird.

Als Nahrung wirken die Früchte auf den Stoffwechselbereich. Wir regen mit ihnen den Aufbau der Leber an; Blütenhaftes stimuliert die Nierentätigkeit und fördert auch die Schweißbildungen der Haut. Die Aromabildung in den Gewürzkräutern bringt die Tätigkeit aller Stoffwechselorgane in Gang.

Nun liegt der Einwand nahe: „Von den Gewürzkräutern gebrauchen wir doch meist das Blatt; warum die Wirkung im Stoffwechselbereich?" Freilich, aber das aromatische Element im Blatt ist so etwas wie ein Blühen. – Damit sind wir auf ein wesentliches Geheimnis gewiesen: Die einzelnen Funktionssysteme der Pflanze sind nicht voneinander getrennt; sie durchdringen sich in vielfältiger Weise. Ähnlich ist es beim Menschen: Atmung und Kreislauftätigkeit sind nicht nur auf den Brustbereich beschränkt, sondern in jeder Zelle zu finden, wie auch Nerven-Sinnes- und Stoffwechseltätigkeit in allen Organgebieten wirken. Und doch ist damit das Gesetz von der Dreigliederung des pflanzlichen und menschlichen Organismus nicht etwa aufgehoben, vielmehr bis in die feinsten Verästelungen hinein zu beobachten.

Die Zuordnungen sollen in einem Schema zusammengefaßt werden. In dieses schließen wir noch den seelischen Bereich des Menschen ein, indem wir unterscheiden: Das Denken bedient sich des im Kopf zentrierten Nerven-Sinnessystems, das Wollen stützt sich auf die Kräfte des Stoffwechsel-Gliedmaßenbereiches, und das Fühlen entfaltet sich in der Herzmitte.

| *Nahrungspflanze* | *Mensch* | |
|---|---|---|
| Wurzel | Nerven – Sinne | Denken |
| Blatt | Herz – Lungen | Fühlen |
| Blüte – Frucht | Stoffwechsel – Gliedmaßen | Wollen |

Wir werden also alle Organbereiche des Kindes vollwertig ernähren, wenn in seiner Kost alle Teile der Pflanze enthalten sind. Dabei müssen wir gemäß der Entwicklungsstufe und der Eigenart der Kinder gewisse Akzente setzen. (Näheres darüber in den späteren Kapiteln.)

# III Vorgeburtliche Fragen

Die Mutter, welche ein Kind erwartet, wird Sorge tragen, daß es gesund in ihrem Leibe heranwächst. Das hängt wesentlich davon ab, wie sie sich während der Schwangerschaft ernährt. Doch wir dürfen noch einen Schritt weitergehen und sagen: Die erste Bildung des Embryos wird mitbestimmt durch die Ernährungsweise von Vater und Mutter. Sowohl die weibliche Eizelle als auch der männliche Same sind offen für die Kräfte der Nahrung.

Wir werden diese Zusammenhänge niemals begreifen können, wenn wir mit unserem Denken im stofflichen Bereich verhaftet bleiben. Träger der Vererbung ist ein dynamisches Formprinzip, welches als das eigentlich bestimmende Element die Materie prägt. Da sich Ernährung nicht nur an die Substanz, sondern auch an das Leben mit seinen Bildekräften wendet, müssen wir uns immer wieder bemühen, die Grenze des Stofflichen, also des Sichtbaren, Wägbaren und Meßbaren zu überschreiten.

## Neue grundlegende genetische Erkenntnisse

Die moderne Genetik (Vererbungslehre) ist bereits an dieser Grenze angelangt und wird auf den jenseitigen Bereich gewiesen. Unvoreingenommene Wissenschaftler stellen fest, daß die Übertragung von Eigenschaften der Eltern auf das Kind wohl an einen materiellen Träger gebunden ist, daß jedoch das Eigentliche, welches die Übertragung bewirkt, ein überstoffliches Formprinzip ist. Der Direktor des Instituts für Fundamentalgenetik der Universität Paris, Prof. Dr. med. Jérôme Lejeune formuliert diese Tatsache mit folgenden Worten: „Wir wissen mit Sicherheit, daß kein Molekül, nicht ein einziges Atom, das sich in der befruchteten Eizelle findet, eine noch so geringe Chance hat, auf die Folgegeneration übertragen zu werden. Das ist die Sache einer einfachen arithmetischen Beweisführung. Es ist ganz offensichtlich, daß das, was übertragen wird, eine ‚Form', ein ‚Akzidenz' der Materie ist, jedenfalls nicht die Materie als solche". (Deutsches Ärzteblatt, 24. Jan. 1974). Lejeune macht dann die Art dieses Vorgangs deutlich, indem er an die Reproduktion eines „Bildwerkes" erinnert: „Eine Statue kann nicht aus dem Nichts geschaffen werden, sondern es bedarf eines materiellen Substrates: Marmor, Stein oder Ton. Betrachten wir eine Abgußreproduktion, so ist der Zusammenhang zwischen Original und Wiedergabe eindeutig die materielle Deckungsgleichheit. Und dennoch ist es weder der Marmor, noch der Ton, was hier wiedergegeben wurde: vielmehr ist es die Form, oder genauer: die Information, die der Genius des Bildhauers der Materie aufgeprägt hat."

Hier macht ein Wissenschaftler Ernst mit dem heute in der Genetik so gängigen Begriff der Information der Zellen und fragt: Wer ist es, der informiert? Und wir erstaunen noch mehr, wenn wir den Satz lesen: „... hier legt der Materialist eine Theorie der Information vor, die einem physischen Abbild der ‚Fleischwerdung des Wortes' recht nahe rückt".

Die Zelle ist demnach Träger und Instrument für ein übergeordnetes formbildendes Prinzip. Der Stoff ist nicht das eigentlich Wirksame. Trotzdem versucht der Naturwissenschaftler, das Geheimnis der Menschwerdung dadurch zu enträtseln, daß er mit Hilfe des Elektronen-Mikroskops, höchster Helligkeit und der photographischen Platte in kleinste Bereiche vordringt. Ihm bleibt dabei nur ein Nebelschatten. Strukturierende Gebilde, die Hinweise auf spätere Erscheinungen gestatten, sind nicht zu entdecken.

Rudolf Steiner weist darauf hin, daß die Strukturierung nicht in der Zelle urständet. Vielmehr muß die Eizelle durch ein Stadium der „Chaotisierung" gehen, damit in dem Chaos das neue Gebilde seine Gestalt verwirklichen kann. Diese ergibt sich nicht aus dem Stoff, sondern aus der Eigenart der geistigen Kräfte aus dem kosmischen Umkreis, zu denen die Eizelle durch ihre Wesensart eine Verwandtschaft hat und für die sie dadurch offen ist.

Das Zellwachstum mit der Ausbildung der menschlichen Form geht, nur von der stofflichen Seite gesehen expansiv, d.h. sich im Raum ausdehnend, vor sich; geistig gesehen verdichtet und konkretisiert sich der Mensch aus höheren Dimensionen in den Raum hinein. Immer steht am Anfang aller Schöpfung ein geistiges Prinzip, das die Materie „austrägt" und gestaltet.

Dieses Bild des sich in die Materie einarbeitenden Formprinzips wird uns im Hinblick auf die Entwicklung des Kindes noch mehrfach zu beschäftigen haben.

In dem erwähnten Aufsatz sucht Lejeune nach Antworten auf die Frage: Wann ist das Wesen, das sich aus einem Eiweißschatten zu einem Zellverband, einem Fleischklümpchen entwickelt, das schließlich mit 21 Tagen ein Herz ausprägt und über dessen sich zart abzeichnenden Gesichtszügen nach drei Monaten ein erstes Lächeln huscht, wann ist dieses Gebilde als Mensch zu bezeichnen? Wann wird es für würdig befunden, den Schutz der Gesellschaft zu genießen und nicht, wenn es unerwünscht ist, wie ein lästiges Gewächs entfernt zu werden? Diese Frage ist, aus naturwissenschaftlicher Sicht so gestellt, gar nicht zu beantworten. Daher die unbefriedigende Festlegung des Termins der „Fristenlösung" in einem früheren Gesetzesvorschlag betreffend § 218 in der BRD. Warum das Dilemma? Weil der Mensch von der stofflichen Seite allein niemals zu begreifen ist. Geist und Seele des Menschen werden ja nicht, wie heute meist angenommen, von einem Zellhaufen hervorgebracht, nachdem die Differenzierung in bestimmte Organe erfolgt ist; sie sind nicht dann erst existent. Es wäre eine grob-materialistische Anschauung, im Geistigen ein Produkt der Materie zu sehen. Nein, die Individualität des Menschen, seine geistige Persönlichkeit urständet in einer geistigen Welt, in jenem Bereich, aus dem die erwähnten Informationen der Materie stammen.

Die modernen Genetiker neigen dazu, den Termin für den Beginn menschlichen Lebens im Mutterleib sehr früh anzusetzen. Diese Auffassung haben sich auch die Richter, die in Karlsruhe über den erwähnten Gesetzesvorschlag zu entscheiden hatten, zueigen gemacht. Rudolf Steiner hat aus seiner geisteswissenschaftlichen Schau angegeben, daß sich die individuelle Geistesseele des Menschen etwa 17 Tage nach der Befruchtung mit dem Keim verbindet. Dieser wird von ihm auch als menschlicher Geistkeim bezeichnet, der mit der Individualität zusammenhängt, die zur Verkörperung schreitet. Die Individualseele arbeitet sich gewissermaßen in die von den Vererbungskräften bestimmte leibliche Stofflichkeit ein.

Ob dieses ein tauglicher Träger ist, in dem sie sich, ihrer Eigenart entsprechend, verleiblichen kann, hängt nach den Angaben Rudolf Steiners wesentlich von der Ernährung der Mutter während der Schwangerschaft ab.

## Zwei unterschiedliche Nahrungsmittel

Wir können nun, indem wir Angaben Rudolf Steiners in einem Vortrag vom 22. Sept. 1923[11] folgen, zwei Nahrungsmittel in ihrer polaren Wirksamkeit unterscheiden: das Getreide und die Kartoffel. Der Unterschied dieser beiden Nahrungspflanzen ist nicht aus ihrer stofflichen Zusammensetzung zu erfassen. Wir müssen vielmehr erkennen, wie sich die beiden Gewächse ganz verschieden in die Zusammenhänge des Lebendigen einfügen und dadurch ihre Eigenart erhalten. Das Getreide reift im Licht und in der Wärme der Sonne. Es öffnet sich in besonderer Weise für die kosmischen Kräfte des Umkreises (s. S. 134). Daher kann Rudolf Steiner in dem Vortrag sagen: „Beim Roggen und Weizen... da geht das Geistige schon bei der Pflanze heran. Da ist das Geistige verwandt. Daher, wenn das Geistig-Seelische im Mutterleibe auf dasjenige auftrifft, was von Getreide-Früchten kommt, so kann es leicht arbeiten."[11]

Die Getreide-Nahrung bewirkt also die Bildung einer plastizierbaren Eiweißsubstanz beim Kinde.

Anders die Kartoffel. Sie bildet sich in der Finsternis und schirmt sich zudem als Nachtschattengewächs in ihren Stoffwechselprozessen von der Lichtwirksamkeit ab. Wenn nun eine Mutter während der Schwangerschaft viel Kartoffel-Nahrung zu sich nimmt, wird der Keim wenig durchlässig für das Geistige. „Dann wird der Mensch so geboren, daß sein Geistig-Seelisches gar nicht richtig im physischen Leib drinnen ist". Das hat seine Folge für das ganze Menschenleben; denn immerfort ereignet sich ja Inkarnation (Vereinigung des Geistig-Seelischen mit dem Leibe). Darum unterstreicht Rudolf Steiner die Bedeutung dieser Ernährungsentwicklung mit den Worten: „Das sind ungeheuer wichtige Dinge!" Und er fordert eine Aufklärung über die Ernährung des Menschen auf breitester Basis. Wissenschaftliche und soziale Erklärungen, ja auch religiöse Verkündigungen hätten wenig Zweck, wenn durch eine falsche Ernährung die Menschen in ihrer Physis so dicht werden, daß sie Geistiges nicht ergreifen können.

Die Kartoffel dürfen wir in diesem Zusammenhang stellvertretend ansehen für alle Nahrungspflanzen, die wenig offen für das Licht sind. Daran krankt heute die allgemeine Marktware. Durch den massiven Einsatz von treibendem Dünger werden die Pflanzen so kompakt, daß sie nicht mehr in der Lage sind, die Kräfte des kosmischen Umkreises in sich aufzunehmen. Sie werden arm an Licht. Anders die biologisch-dynamisch gezogenen Produkte. Durch Humuspflege und den Einsatz besonderer Präparate wächst die Sensibilität gegenüber dem Licht. Ein Getreide von Demeter-Qualität hat einen besonders hohen Gehalt an Kiesel, den wir als „Pforte" für das Licht bezeichnen.

Auch Wurzeln, wie Möhren, können reich an Lichtkräften sein, obwohl sie im Dunkel wachsen. Darauf deutet schon die leuchtend rote Farbe der Karotte. Bircher-Benner hat besonders die Früchte als kondensiertes Sonnenlicht bezeichnet. Das gleiche gilt für das grüne Blatt.

## Über Eiweiß, Fett und Kohlenhydrate in der Ernährung während der Erwartungszeit

Die werdende Mutter wird durch eine Kost mit Körnerfrüchten, Obst, Gemüse und Früchten ihren Eiweißbedarf leicht decken können. Wenn sie dann noch Milchprodukte hinzunimmt, ist jeder Sicherheitsfaktor berücksichtigt, besonders wenn die Lebensmittel aus biologisch-dynamischem Anbau stammen.

Im Hinblick auf die Entwicklung des Kindes werden wir, was die Ernährung mit Eiweiß anbelangt, vor eine Alternative gestellt, die uns auch in den späteren Lebensabschnitten immer wieder entgegentreten wird: Viel Eiweiß mit Fleischzufuhr bewirken Robustheit, frühe Wachheit und rasches Wachstum. Hochwertiges pflanzliches Eiweiß, besonders auf Getreidebasis, macht das Kind durchlässig für Geistiges und schafft die Grundlage für die freie Entfaltung der Individualität.

Das Fett dient dem Organismus, Wärme zu entwickeln. Die Wärme aber ist das Tor, durch welches das Geistig-Seelische in das Organische eintritt. Da sich in der Schwangerschaft das Geistige in das Stoffliche hineinarbeiten muß, ist Wärmebildung durch Ernährung zu aktivieren. Hier gilt es, wie beim Eiweiß, das rechte Maß zu finden und Qualität anzustreben. Denn auf die Fettmenge kommt es weniger an; das dynamische Prinzip der Fettprozesse ist oft dort wirksam, wo sich Fett als Substanz gar nicht in großer Menge findet, wie in Salat, Spinat, Kohl oder Brunnenkresse. Auch hochwertige Öle (Sonnenblumen- oder Leinöl) bzw. Butter guter Qualität werden wir als Fett wählen, aber die Menge nicht zu hoch bemessen. Es sollte nicht zu einer Fettleibigkeit während der Schwangerschaft kommen, die oft nur mühsam zum Schwinden gebracht werden kann. Eine Gewichtszunahme von 10–14 kg ist allerdings während der Erwartungszeit normal. Sie ist vor allem durch Flüssigkeit bedingt.

Für den Stoffwechsel der Kohlenhydrate ist es von großer Bedeutung, daß nicht ein isolierter Zucker gegessen wird, sondern der natürliche Zusammenhang mit allen Begleitstoffen gewahrt bleibt (s. S. 172). Nur dann können die Kohlenhydrate ihre vielfältige Aufgabe im menschlichen Organismus erfüllen und starke Schwankungen des Blutzuckerspiegels vermieden werden.

## Die Bedeutung der Mineralstoffe

Es ist nicht ein Mineral oder Spurenelement für sich zu betrachten; maßgeblich für die Wirksamkeit im Menschen ist die Komposition der Einzelstoffe. Sie findet sich besonders glücklich im Getreide. Nur Calcium ist im Korn unzureichend vertreten, kann aber leicht ergänzt werden durch Kohl, Chicoree, Bohnen, Spinat, Kresse, Meerrettich, Früchte, Orangen, Mandeln, Nüsse und besonders durch Milchprodukte. Der Bedarf an Phosphor, Magnesium und Fluor kann durch das Getreide allein gedeckt werden.

Die werdende Mutter leidet oft an Kalkmangel, der vielfach zu Zahnschäden führt. Dieser Mangel ist weniger dadurch begründet, daß zu wenig Kalk in der Nahrung ist, als an dem Unvermögen des Organismus, den Kalk aufzunehmen. Da nützen also gewöhnliche Kalktabletten gar nicht. Der „Weleda-Aufbaukalk" ist nicht als Ersatz zu verstehen, sondern er regt durch seine besondere Verarbeitung (Potenzierung) die darniederliegende Fähigkeit der Kalkaufnahme wieder an. Auch Abkochungen von Wurzelgemüse impulsieren den Mineralhaushalt. Durch die Mineralstoffe werden die erforderlichen Härtungsvorgänge im kindlichen Organismus gestützt.

Eine hervorragende Rolle bei der Skelettbildung des Kindes spielt das Magnesium. Auch für die Zahnbildung ist es neben dem Fluor von Bedeutung. Störungen im Magnesiumhaushalt der Mutter sind gar nicht so selten. Sie werden auch dann beobachtet, wenn Mißbildungen am Skelett des Kindes auftreten, wie sie bei der Contergankatastrophe so viel Entsetzen hervorgerufen haben. Mißbildungen sind aber nicht nur dem

Contergan anzulasten. Sie nehmen auch nach Verbot dieser Art von Medikamenten weiterhin zu. Vielfältig verborgen sind die Ursachen. Eines tritt jedoch bei den Mißbildungen häufig auf: ein erniedrigter Magnesiumspiegel im Blut als Folge eines Defizits an Magnesium in der Nahrung. Woher dieser Mangel? Eine Antwort ist für jeden Einsichtigen leicht zu finden: Durch die Raffinierungsprozesse wird das Getreide seiner wertvollen Randschichten beraubt, in denen Magnesium angereichert ist. Mit anderen Nahrungsmitteln können wir den fehlenden Magnesiumgehalt nicht vollwertig und verläßlich ersetzen, denn das Getreide gehört zum Grundstock unserer täglichen Nahrung.

Unsere Aufmerksamkeit müssen wir auch der Kochsalzzufuhr schenken. Im Verlaufe einer normalen Schwangerschaft kommt es zu einer erheblichen Wasseranreicherung bis zu 3–4 Litern im Gewebe. Die Neigung zu vermehrter Flüssigkeitsverhaltung kann durch den Kochsalzgehalt der Nahrung begünstigt werden. Es ist daher sinnvoll, die Kochsalzzufuhr einzuschränken. In der Regel genügt eine Reduktion auf ca. 6 g täglich (eingerechnet das „verborgene" Kochsalz in den Nahrungsmitteln). Anstelle von Kochsalz können die Speisen mit Gewürzen schmackhaft und bekömmlich zubereitet werden.

## Getreide

Wir geben stets das volle Korn. Das heißt nicht: das Korn unverarbeitet. Vielmehr wird die schwangere Frau das fein geschrotete Getreide vorziehen. Gut aufgequollen, gewürzt und ausreichend gekaut ruft es keine Beschwerden hervor. Eine Frau, welche im Umgang mit dem Getreide geübt ist, verträgt auch das ganze, durch den Kochprozeß gut aufgeschlossene Korn. Früh als Müsli, Brei oder Vollkornbrot, abends als leichte Schrotsuppe oder wiederum als Brot, mittags zu Früchten oder Gemüse – so läßt sich das Getreide als Grundnahrungsmittel über den Tag verteilen. Eine große Hilfe bedeutet: Die Darmperistaltik wird durch das Getreide angeregt, die Rohfaser sorgt für normales Darmmilieu, saugt Gifte auf – der gefürchteten Stuhlverstopfung während der Schwangerschaft beugt man auf diese Weise vor.

Im Vollgetreide ist der Keimling enthalten, das eigentliche Fortpflanzungsorgan. Er ist Träger eines besonderen Lebensstoffes, des Vitamin E. Dieses muß in der Nahrung sein, damit sich die menschlichen Fortpflanzungsorgane gesund entwickeln können. Es hat in der Schwangerschaft seine Bedeutung für die Anlage der Geschlechtsorgane beim Embryo. Dabei wird die Wirksamkeit der Ernährung über zwei Generationen hin deutlich.

## Gewürze

Das Würzen ist eine Kunst. Sie will von der werdenden Mutter geübt sein, denn ihr gelüstet es oft nach verschiedenen pikanten Dingen. Und ein Weiteres noch: Die Gewürzkräuter reichern Licht und Wärme an. Mit ihnen kann man darum die Nahrung aufwerten.

## Besondere Gelüste

Die verschiedenen Gelüste, die oftmals während der Erwartungszeit auftreten, sei es auf süß, sauer, salzig oder bitter, sind Ausdruck der Umstellung des Stoffwechsels und dürfen gerne befriedigt werden. Das Salz allerdings empfehlen wir, wie schon erwähnt, zurückhaltend zu gebrauchen und sich mit Gewürzkräutern zu helfen. Und „süß" heißt nicht etwa „Industriezucker". An seiner Stelle bietet sich manch Vortreffliches an: Malzextrakt, Rübensirup, Trockenfrüchte, Dicksäfte aus den verschiedensten Früchten, Sucanat und nicht zuletzt der Honig. Von diesem ist eine kleine Menge, 1–2 Teelöffel am Tag, zu empfehlen. Und wie bei allen Konzentraten, die mehr als 20 % Zucker enthalten, ist die Gefahr für die Zähne zu bedenken. Daher nach Verzehr die Zähne putzen! Das Verlangen nach Fleisch, welches oft in der Schwangerschaft auftritt, beruht meist nur auf einer Lust auf Pikantes. Ein kräftig gewürzter Roggenschrot, in der Pfanne gebraten, kann dem Bedürfnis entgegenkommen.

## Zusammenfassend dürfen wir sagen:

Die Kost während der Erwartungszeit weicht kaum von einer allgemein gesunden Kost ab. Es sind nur bestimmte Dinge zu berücksichtigen, deren Nichtbefolgen sich ungünstig auf Mutter und Kind auswirken kann.

1. Wenig Kartoffeln, dafür als Grundlage der Ernährung die volle Körnerfrucht.
2. Viel Gemüse, Salat, Früchte. Möglichst biologisch-dynamischer Anbau. Dieses ist auch darum dringend zu empfehlen, weil später in der Stillperiode Fremdstoffe wie Insektizide aus dem Organismus der Mutter in der Muttermilch ausgeschieden werden; eine ernste, viel diskutierte Gefahr für das Kind. Darüber mehr im nächsten Kapitel.
3. Die Eiweißqualität sorgsam bedenken; nicht zuviel Eiweiß. Fleisch nur, wenn man unbedingt meint, es müsse sein; zurückhaltend mit Eiern. Regelmäßiger Genuß von Milchprodukten, auch in Form von Sauermilch.
4. Nicht zuviel Fett. Hochwertiges Öl, Butter guter Qualität. Zur Anregung des Fettstoffwechsels: Blattsalat, Spinat, Kohl oder Brunnenkresse.
5. Reichlich Früchte, auch in Form von eingeweichtem Dörrobst, regelmäßig Honig, aber sparsam. Süßen nicht mit Zucker, sondern mit Rübensirup, Malzextrakt, Fruchtdicksäften.
6. Zur Förderung des Mineralhaushaltes Abkochungen von Wurzeln. Vollgetreide in verschiedenster Form der Zubereitung.
7. Sorgfältige Verwendung von Gewürzkräutern.
8. Verzicht auf Tee und Kaffee – Alkohol und Nikotin absolut meiden!
9. Nicht zuviel auf einmal essen. Lieber häufiger kleine Mengen, aber regelmäßig.
10. In Ruhe essen, gut kauen und die Speisen richtig „erschmecken".

# IV Der Säugling

## 1. Die Ernährung mit Muttermilch

*Soll die Mutter ihr Kind noch stillen?*

Niemand zweifelt wohl ernsthaft daran, daß die Muttermilch für den Säugling die ideale Nahrung ist. Und trotzdem stillt nur noch jede zehnte Mutter ihr Kind durch das entscheidende erste Lebensvierteljahr hindurch. Und 75% aller Neugeborenen werden schon bei der Entlassung aus den Entbindungsanstalten nicht mehr mit Muttermilch ernährt. Zwar treten verständige und verantwortungsbewußte Ärzte und Hebammen energisch für das Stillen ein, doch wird an vielen Kliniken zu rasch nachgegeben, wenn die Milchmenge nicht ganz auszureichen scheint. Nur wenige Mütter (ca. 3%) sind wirklich stillunfähig. Den Willen zur Brusternährung sollten die Frauen schon in der Schwangerschaft gründen; dann gelingt es ihnen auch, sich entgegen aller Bequemlichkeit in der Klinik durchzusetzen. Zugegeben: Es gibt Fälle, wo der Born trotz besten Willens vorzeitig versiegt, aber oft fehlt es an gutem Willen und Einsicht. Die Mütter fragen sich: Lohnt der Aufwand und die Einengung des Lebensstils überhaupt? Ist nicht die berufliche Tätigkeit wichtiger? Und tut es nicht ein modernes, mit geschickter Werbung angebotenes Fertigpräparat, das ganz nach dem Muster der Muttermilch zusammengesetzt ist, schließlich ebensogut? Kurzum: Ist das Stillen noch zeitgemäß?

Die tägliche Praxis scheint dem so Fragenden in seinem Zweifel an der Notwendigkeit des Stillgeschäftes recht zu geben. Denn obgleich der gestillte Säugling eine rosigere und geschmeidigere Haut besitzt, besser gegen Darminfekte und andere Infektionen geschützt ist, einen normaleren Stuhl hat und bei ihm kaum eine Gefahr der Überfütterung besteht, so wird schließlich auch das Flaschenkind groß – ja, meist sogar rascher und pausbäckiger. Wozu also das Stillen, wenn es ohnehin so mühsam ist?

Wir müssen weiter vorausschauen. Es geht ja nicht nur um die augenblickliche Gesundheit des Säuglings – durch die Ernährung wird in der ersten Lebenszeit die Basis für das ganze Leben gelegt. Und mehr noch: Im innigen Kontakt mit der Mutter gewinnt das Kind eine Sicherheit des Geborgenseins, die für seine spätere Entwicklung entscheidend sein kann. In dem zu frühen „Aufsichselbstgestelltsein", der zunehmenden Kontaktarmut, muß eine der Ursachen für spätere Verhaltensstörungen gesucht werden.

*Was kann die Mutter zur Anregung der Milchbildung tun?*

Der stärkste Reiz zur Milchbildung ist das *Saugen des Kindes*. Daher legen wir das Kind schon bald nach der Geburt an, und zwar bei jeder Mahlzeit, ungeachtet der Tatsache, daß noch keine Milch vorhanden ist. Die Saugbewegung des kleinen hungrigen Mündchens bringt zu dieser Zeit den Milchfluß am besten in Gang.

Die Nahrung der Mutter soll immer *warm* sein. Brustentzündungen können durch Genuß von Eis, aber auch durch äußeren Luftzug oder Greifen in kaltes Wasser hervorgerufen werden. Nicht nur die Brust ist kälteüberempfindlich, auch die ganzen Arme. Daher empfehlen wir, selbst im Sommer eine leichte Bluse oder einen Leinenkittel mit langen Ärmeln zu tragen. Die Mutter hat wie das Kind das Bedürfnis nach Umhüllung.

Wenn wir auch nicht gänzlich auf Frischkost, insbesondere die rohe Möhre, verzichten, so nehmen wir doch mehr gekochte *Gemüse*, schon wegen der Blähungen des Kindes. Als milchfördernd haben sich alle Wurzelgemüsesorten bewährt, auch die Petersilienwurzel, Rote Bete und Schwarzwurzeln sowie Blumenkohl mit Senfkörnern und Kümmel gekocht. Sonst sind wir bei Kohl vorsichtig wegen der Blähungen; aber wenn die Produkte aus biologisch-dynamischem Anbau stammen und richtig gewürzt sind, ist man überrascht, wie gut sie vertragen werden. Spinat ist wegen seines Oxalsäuregehaltes besser durch Mangold zu ersetzen.

Das Getreide ist durch Quellen gut aufzuschließen und sorgsam zu kochen. Reis, Hafer und Hirse scheinen den günstigsten Einfluß auf die Milchbildung zu haben. Unter den Gewürzen sind Blattgewürze wie Thymian, Basilikum, Majoran, Kerbel zu nennen, als Samen die Doldenblütler Kümmel, Anis, Fenchel. Über das fertige Gericht streuen wir gerne frische, gehackte Brennessel. Aber keine Petersilie nehmen, sie vertreibt, nach praktischer Erfahrung, die Milch!

Fördernd auf die Milchbildung wirkt alles *Süße*. Das heißt aber nicht, daß wir nun zum weißen Zucker greifen, obwohl dieser für die Milchbildung einen ähnlichen Effekt hätte. Wir bevorzugen vielmehr süßes Obst und Trockenfrüchte, doch müssen wir das Kind beobachten, ob es nicht wund wird. Auch kann sich eine Erdbeerallergie übertragen. Vorsicht ist bei Steinobst geboten, weil der Säugling leicht Blähungen bekommt. Die Mutter lernt das Kind durch sorgsame Beobachtung kennen und weiß dann, ob sie einige Pflaumen in das Müsli schneiden kann oder nicht. Mit Aprikosen (auch in Elixierform) sind wir weniger zurückhaltend. Rote Johannisbeeren dagegen sind zu sauer und daher zu meiden. Das Saure zieht zusammen und vertreibt die Milch. Es werden selbst nach dem roten Malventee Milchrückgänge verzeichnet.

Oberstes Gebot für die Anregung der Milchbildung ist: reichliche Flüssigkeitszufuhr. Vor und nach jeder Mahlzeit des Kindes gibt es einen Becher Milch, im Wasserbad angewärmt. Hineingerührt werden ein Teelöffel Honig und ein Teelöffel Mandelmus. Für manche Mütter ist die Milch leichter bekömmlich mit Malzkaffee oder als Sauermilch (Dickmilch, Bioghurt, Schwedenmilch). Ein altbekanntes Mittel – unseren Großmüttern noch bekannt – ist eine Abkochung von Gerste. Ein Liter, am Morgen gekocht (s. Rezept), wird auf den Tag verteilt getrunken. Schließlich ist noch auf den Milchbildungstee der Weleda hinzuweisen; man trinkt ihn dreimal am Tag je eine Tasse warm in kleinen Schlucken. Trinkt die Mutter mehr, so kann sie diarrhöische Stühle bekommen. Gleichzeitig aber auch das Kind. Das Weleda Milchbildungsöl kann auch einen gleichmäßigen Fluß der Milch verursachen und dadurch vor Milchstauungen schützen.

Müssen wir es im Rahmen dieses Buches noch erwähnen, daß die Mutter während des Stillens Genußmittel meiden muß? Warum ist es manchen Müttern nicht möglich, während der Schwangerschaft und Stillperiode das Rauchen zu lassen, wo doch die dadurch bedingten Schäden für das Kind bekannt sind? Eine Mutter sollte sich stets vor Augen halten, daß die Milch eine sensible Nahrung ist, geprägt durch alles, was aufgenommen wird.

*Zur Qualität der Muttermilch*

Die Eigenart der Milch ist für das Kind von besonderer Bedeutung, da das Kind in der Stillzeit ganz den Gestaltungs- und Aufbaukräften dieses einzigartigen Nahrungsquells hingegeben ist. Es setzt der Nahrung noch nichts Eigenes entgegen, sondern läßt die plastischen Kräfte der Milch in sich einströmen. Bei der Resorption beladen sich die weißen Blutkörperchen in den Darmwänden mit den aufgespaltenen Bestandteilen der Muttermilch und gehen ohne irgendwelche chemische Umwandlung direkt in das kindliche Blut hinein. Mit zunehmender Reife des Kindes wird die Durchlässigkeit der Darmwand immer stärker eingeschränkt, die Nahrung aufgelöst, ihrer Eigenregsamkeit völlig entkleidet und individuelle menschliche Substanz in einem Akt der Neuschöpfung gebildet. Hand in Hand damit wacht das Kind für die Erdenwelt auf. Dieser stufenweisen Entwicklung muß die Ernährungsweise des Kindes Rechnung tragen. Die Gefahr ist heute groß, die Seele des Kindes zu früh in der Sinneswelt zu erwecken.

Die Muttermilch ist tags immer anders zusammengesetzt als in der Nacht, nicht nur in Abhängigkeit von der Ernährungsweise der Mutter, sondern auch kosmischen Rhythmen entsprechend. Dagegen ist jede andere Milch, die wir dem Kind geben, immer gleichartig. So regt die Muttermilch in dem Organismus des Säuglings ein Wachstum nach kosmischen Ordnungen an.

Die Muttermilch hat einen Geschmack, den der Erwachsene kaum definieren kann und dem er wenig Reiz abgewinnt. Der Säugling indessen ist gerade auf diesen Geschmack, den keine künstliche Nährmischung reproduzieren kann, eingestellt und gibt sich ihm in Wonne hin. Dabei bilden sich seine Geschmacksknospen auf der Mundschleimhaut viel intensiver aus als bei einer Flaschennahrung, wie durch vergleichende Untersuchungen festgestellt wurde.

Eine ernste Sorge bereitet oft der hohe Gehalt der Muttermilch an Pestiziden. Unter diesem Namen sind die sogenannten Pflanzenschutz- und Schädlingsbekämpfungsmittel, wie sie als Insektizide und Lagerschutzmittel Verwendung finden, zusammengefaßt. Ihre giftigen Wirkungen im Menschen sind noch viel zu wenig erforscht. Das gilt insbesondere für die gefährlichen „polychlorierten Kohlenwasserstoffe (DDT etc.), die nicht im Organismus abgebaut werden und chronische Vergiftungserscheinungen hervorrufen können. Es wird in der Fachpresse diskutiert, ob Säuglinge durch Pestizide Schäden des zentralen oder peripheren Nervensystems und möglicherweise sogar Mißbildungen davontragen können (H. J. Holtmeier im Deutschen Ärzteblatt 30. Jan. 1975). Ein gestillter Säugling kann bei der gegenwärtigen Lage bereits bis zu dem Doppelten der von der Weltgesundheitsorganisation für Dauerernährung angegebenen Höchstmenge zu sich nehmen. Ja, es wurden in Muttermilch bis zur 30fachen Menge der für Kuhmilch tolerierten Höchstmenge nachgewiesen. Die Situation wird als alarmierend bezeichnet. Indessen kann sich die von der Landesgesundheitsbehörde Baden-Württemberg eingesetzte Sachverständigenkommission noch nicht dazu entschließen, vom Stillen abzuraten. Es heißt in dem Bericht: „Die Abwägung aller Gesichtspunkte führte zu dem Ergebnis, daß bei der derzeitigen Situation der anerkannte Wert des Stillens weiter seine Gültigkeit behält."

Was ist zu tun? – Die Antwort ist nicht schwer: Beschränkung auf Produkte vom Demeterhof; denn in den biologisch-dynamisch arbeitenden Betrieben werden keine Pestizide angewandt. Bei Müttern, die ihre Ernährung auf derartige Erzeugnisse umstellten, ging der Gehalt an giftigen Rückständen in der Muttermilch bis unter 80 % der bei Kuhmilch zugelassenen Toleranz zurück (Zeitschrift „Lebendige Erde" Nr. 2/1975).

Da die Pestizide im Fettgewebe des Menschen abgelagert werden und dort jahrelang gespeichert bleiben, muß die stillende Mutter bemüht sein, daß es nicht zu Einschmelzungen ihres Fettgewebes und damit zum Freiwerden von Pestiziden kommt. Die Gefahr ist umso größer, wenn in der Schwangerschaft das Gewicht angestiegen ist, und nun nach der Entbindung der begreifliche Wunsch nach schlanker Linie besteht. Aber man warte, bis das Stillgeschäft geleistet ist und hüte bis dahin sorgsam sein Fettpölsterchen.

*Wie wird das Kind gestillt?*

Für den Säugling beginnt das Erdenleben mit einer harten Arbeit, denn der Saugakt ist nicht einfach und viel schwerer als das Trinken aus der Flasche. Mit seinen kleinen Lippen muß sich das Kind am Warzenhof festsaugen und durch kauende und saugende Bewegungen mit Ober- und Unterkiefer, Zunge und Gaumen den Quell zum Fließen bringen.

Das Kind wird gleich nach Geburt am ersten Tag 2 mal angelegt. In dieser Zeit wird die sogenannte *Vormilch* gebildet, eine zähe dickere Flüssigkeit, die besonders eiweißreich ist und für den Lebensanfang des Kindes hohe Bedeutung hat.

Im Laufe der nächsten Tage verwandelt sich diese Vormilch in die eigentliche Muttermilch. Dabei geht der Eiweißgehalt zurück, und der Gehalt an Milchzucker steigt.

Nun wird das Kind in der Regel sechsmal in 24 Stunden angelegt, d.h. im Abstand von ca. 4 Stunden, auch wenn die Milchmenge anfangs verschwindend gering ist. Nur sehr ruhige, große Kinder sind mit fünfmaligem Anlegen zufrieden. Manche Mütter haben gute Erfahrungen damit, daß sie in den ersten Wochen keinen Zeitplan einhalten, sondern dem Kind die Brust reichen, wenn es danach verlangt. Das wird individuell zu handhaben sein. Meist ergibt sich dann später eine rhythmische Ordnung. Die *Trinkmenge* steigert sich langsam. Am 2. Tag beträgt sie bei sechs Mahlzeiten etwa 10 bis 20 Gramm, bei fünfmaligem Stillen bis zu 30. Gramm.

Am dritten Tag trinkt der Säugling sechsmal 26 Gramm bzw. bei fünf Mahlzeiten je 30 Gramm. Wenn am Anfang noch nicht genug Milch vorhanden ist, können wir mit dem Löffel etwas Tee nachfüttern.

Die Trinkmenge erhöht sich in der ersten Woche um 5–10 g pro Mahlzeit. Am 7. Tag ist sie etwa 6 × 50 g oder 5 × 60 g. Dann steigert sich die Zahl täglich um etwa 10 g.

Die Zunahme der Nahrungsmenge für den Säugling ist von der 3. bis 4. Lebenswoche an relativ konstant. Wir können sie nach einer einfachen Faustregel berechnen: Bis zur sechsten Woche soll die Tages-Trinkmenge des Kindes ein Sechstel des Körpergewichts in Gramm betragen. Wiegt zum Beispiel ein Säugling im Alter von 3 Wochen 3 600 Gramm, so müßte er täglich 600 g Milch erhalten. Teilt man die Tagestrinkmenge durch die Zahl der Mahlzeiten, erhält man die einzelne Trinkmenge. Das wären in unserem Beispiel bei fünfmaligem Anlegen 120 Gramm.

Von der siebenten Woche an rechnen wir etwas anders. Da wird das Körpergewicht durch sieben geteilt, wenn man die Tagestrinkmenge berechnen will. Wiegt das Kind also 4 900 Gramm, beträgt die Trinkmenge pro Tag 700 g, das sind bei 5 Mahlzeiten 140 Gramm.

Diese Zahlen sollen der allgemeinen Orientierung dienen. Ein Säugling trinkt nicht immer das gleiche Quantum. Oft nimmt er mit der Frühmahlzeit die größte Menge zu sich und geht dabei über sein „Soll" hinaus, um sich dann später mit einer kleineren Menge zu begnügen. Die Überprüfung der Trinkmenge mit der Waage ist daher nicht zu empfehlen, sie bringt die Mutter nur in Unruhe. Ein gesundes Kind trinkt die Menge, die es benötigt. Entscheidend ist immer das Gedeihen des Kindes.

Einen Anhalt für die Frage, ob die Milchmenge ausreicht, gibt uns die

*Gewichtskurve.* Aber auch hier sind erhebliche individuelle Schwankungen möglich. Manche Kinder nehmen im ersten Lebenshalbjahr 250 bis 300 Gramm in der Woche zu; andere weisen nur 150 bis 200 Gramm auf. Wir brauchen uns aber nicht zu sorgen, wenn sich das Gewicht unserer Kinder anfangs nur um 50 bis 100 Gramm in der Woche steigert. Wenn allerdings die Gewichtszunahme unter 50 Gramm zurückbleibt oder ganz stagniert, sollte ein Arzt um Rat gefragt werden.

Unregelmäßigkeiten der Stuhlentleerung sind für den mit Muttermilch ernährten Säugling meist belanglos. Auch sind Brustkinder gegen Infektionen besser als Flaschenkinder geschützt.

Die *Stillzeiten* werden nach alter Gewohnheit auf 6, 10, 14, 18 und 22 Uhr festgelegt. Es ist aber auch, wie oben erwähnt, eine feinere Handhabung möglich. Eine nächtliche Mahlzeit legen wir aber nur in den ersten Wochen ein, wenn das Kind danach verlangt. Man sollte es nicht längere Zeit schreien lassen, sondern ihm ohne Bedenken eine Nahrung anbieten. Das wird meist um 2 Uhr nachts sein. Die meisten Säuglinge brauchen mehrere Wochen, um zu lernen, daß die Nacht eine lange Pause ist, in der kein Hungergefühl auftritt. Man fürchte nicht, daß sich das Kind an die nächtliche Mahlzeit gewöhnt, und man nun immer dabei bleiben muß. Die Erfahrung lehrt, daß die Kinder nach einigen Wochen ohne weiteres durchschlafen.

*Wie lange wird das Kind angelegt?* Nach etwa drei Minuten hat das Kind den größten Teil der Milch bereits getrunken. Nun wird es abgenommen zum „Bäuerle machen". Dann darf das Kind bis zur Sättigung trinken. Die Brustmahlzeit soll allerdings nicht länger als 20 Minuten dauern. Sonst kommt es zu schlechten Trinksitten beim Kinde, und die zarte Haut der Brustwarze wird geschädigt, so daß die gefürchteten Rhagaden entstehen.

Während einer Mahlzeit soll zunächst eine Brust gegeben werden, die möglichst geleert werden muß. Bei unzureichender Ergiebigkeit mag auch die zweite gereicht werden, die dann beim nächsten Stillakt unbedingt als erste an die Reihe kommt; denn bei voller Entleerung setzt am besten der Reiz zur Milchbildung ein.

Man wird aber niemals ein Kind veranlassen, mehr zu trinken als seinem Appetit entspricht. Ein Kind sollte überhaupt mit der kleinsten Nahrungsmenge auskommen, bei der es gut gedeiht. Das gilt als Maxime für das ganze Leben.

Wenn das Kind zu wenig Nahrung erhält, geben wir nicht gleich die

Flasche mit Kuhmilch, sondern versuchen zunächst einmal, es mit Tee zufrieden zu stellen. Das Kind wird dann stärker saugen und so eine Steigerung der Trinkmenge anregen.

*Die Pflege der Brüste* ist von großer Bedeutung, um eine Brustentzündung zu verhüten. Neben peinlicher Sauberkeit (Hände waschen, Brustwarzen mit abgekochtem Wasser und Sterilmull vor jeder Mahlzeit reinigen) ist darauf zu achten, daß die Brust restlos leer getrunken wird. Nach der Mahlzeit wird die Brustwarze mit einigen Tropfen Zitronensaft betupft. Bei beginnenden Entzündungen des Brustgewebes ist die Brust hochzubinden. Es haben sich in solchen Fällen wiederholt gewechselte Quarkauflagen bewährt.

*Das Abstillen*

Es ist erstrebenswert, 4–5 Monate hindurch voll zu stillen und dann allmählich die Brustmahlzeiten durch Beikost zu ersetzen (s. Kapitel IV,3 „Beikost"). Über die Zeit von 9 Monaten hinaus Muttermilch zu geben, ist in der Regel nicht zu empfehlen, denn es hemmt die nach und nach eintretende Selbständigkeit und fesselt das Kind zu stark an die Mutter. Während der Abstillperiode soll die Mutter weniger Flüssigkeit zu sich nehmen und die Brüste hochbinden. Die dann einsetzende Zahnung ist als biologischer Hinweis zu werten, die Ernährungsweise des Kindes zu verändern.

*Das Verhältnis von Mutter und Kind während der Stillzeit*

Der Gleichklang zwischen Mutter und Kind während der Stillzeit läßt sich heute auch auf physiologischem Felde demonstrieren. Es treten im Schlaf des Menschen in rhythmischen Abständen schnelle Augenbewegungen auf, die „rapid eye-movement" (REM) genannt werden. Diese Bewegungen können elektrographisch registriert werden und entsprechen dem Bewußtseinszustand des Träumens. Schwangere Frauen zeigen verlängerte REM-Phasen. Das werdende Kind gleicht sich dieser Frequenz an. Dabei verlaufen die Rhythmen bei der Mutter und dem Kind völlig synchron. Diese Gemeinsamkeit setzt sich nach der Geburt fort, wenn das Kind gestillt wird. Bei künstlicher Ernährung entfällt sie. Auch das

Schlafen im gemeinsamen Raum spielt hinein: Die REM-Phasen treten im Schlaf von Mutter und Kind zwar zunächst noch völlig gleichzeitig auf, auch wenn nach der Geburt Mutter und Kind in getrennten Räumen schlafen; dann nimmt die Gleichzeitigkeit jedoch rasch ab. Sie bleibt, wenn die Mutter das Kind des Nachts bei sich behält. In manchen Kliniken zieht man heute die Folgerung daraus und trennt Mutter und Kind nicht. Das geschilderte Symptom ist ein physiologischer Ausdruck einer tiefen psychologischen Verbindung[12].

Beim Stillen wird zwischen Mutter und Kind ein Kontakt besonderer Art gepflegt. Dabei geschieht viel für beide, was kaum in Worte zu fassen ist: eine Erhöhung des Mutterseins, weit über das körperliche Geschehen hinausgehend, und ein tiefes Erleben für das Kind, das bis in alle Fasern seines Körpers den Lebensstrom der Mutter fühlt.

Damit kann im Kinde der Grund gelegt werden für ein Daseinsgefühl, das für das ganze Leben tragend zu werden vermag: das Vertrauen in die Güte der Welt.

## 2. Die künstliche Ernährung (s. XII,2)

*Die Milcharten bestimmen das Wachsen und Reifen des Jungwesens*

Wenn es der Mutter trotz besten Willens und Beachtung aller erwähnten Hilfsmittel nicht möglich ist, ihr Kind zu stillen, muß eine Ernährung mit Kuhmilch durchgeführt werden. Wir müssen uns dabei bewußt sein, daß es sich um eine artfremde Milch handelt, die im Organismus des Kindes auch anders verdaut wird. Das zeigt die schematische Aufstellung (Tab. I).

Wie unterscheidet sich nun die Kuhmilch von der menschlichen Milch in ihrer Zusammensetzung? Sie enthält mehr Eiweiß und Mineralien, aber weniger Zucker und Fett und dadurch weniger Kalorien (Tab. II).

Wenn wir andere Tierarten zum Vergleich heranziehen, stellen wir fest, daß die Milch eines jeden Mutterwesens der Gattung gemäß zusammengesetzt ist und dabei eine bestimmte Ordnung waltet. Je rascher nämlich das Jungwesen heranwächst, desto höher ist der Gehalt der Milch an Eiweiß und Mineralien. Auf diese Zusammenhänge hat bereits der Basler Physiologe Bunge zu Anfang dieses Jahrhunderts hingewiesen (Tab. III).

Unterschiede im Ernährungsvorgang: (Tabelle I)[13]

|  | Frauenmilch: | Kuhmilch: |
|---|---|---|
| Verweildauer im Magen | 1½–2 Stunden | 3–4 Stunden |
| Säurebindungsvermögen | 1 Stunde | 6 Stunden |
| Gerinnung | feinflockig | großflockig |
| Lipase, Immunstoffe und Vitamin C | vorhanden | unwirksam oder durch Kochen zerstört |
| Disposition zur Eisenmangelanämie | gering | groß |
| Fermentative Prozesse im Dickdarm | Gärung (oxydativ) | Fäulnis (reduktiv) |
| Stühle | gelbgrün (oxydiertes Bilirubin), 3- bis 6mal täglich, sauer, salbenartig bis zerhackt | lehmfarbig (Stercobilin), alkalisch, geformt, 1- bis 2mal täglich |

Milchzusammensetzung: (Tabelle II)

|  | Eiweiß % | Milchzucker % | Fett % | Asche % | Kalorien pro 100 ccm |
|---|---|---|---|---|---|
| Mensch | 1,1[14] | 7,3 | 3,8 | 0,2 | 67,8 |
| Kuh | 3,5 | 4,8 | 3,5 | 0,7 | 64,7 |

Aufbaustoffe in der Milch und Wachstumsgeschwindigkeit: (Tabelle III)

|  | Verdoppelung des Geburtsgewichts in Tagen | Eiweiß % | Asche % | Kalk % | Phosphorsäure % |
|---|---|---|---|---|---|
| Mensch | 180 | 1,1 | 0,2 | 0,0328 | 0,0473 |
| Pferd | 60 | 2,0 | 0,4 | 0,124 | 0,131 |
| Kuh | 47 | 3,5 | 0,7 | 0,160 | 0,197 |
| Ziege | 22 | 3,67 | 0,77 | 0,1974 | 0,284 |
| Schaf | 15 | 4,88 | 0,84 | 0,2453 | 0,2928 |
| Schwein | 14 | 5,21 | 0,81 | 0,2489 | 0,3078 |
| Katze | 9 | 7,00 | 1,02 | – | – |
| Hund | 9 | 7,44 | 1,33 | 0,4545 | 0,5078 |
| Kaninchen | 6 | 10,38 | 2,50 | 0,8914 | 0,9967 |

Das Menschenkind hält sich im Wachsen und Reifen in der ersten Lebenszeit zurück. Die Perioden bis zum Zahnwechsel, der Schulreife, Pubertät und schließlich bis zum Erwachsen-Sein beanspruchen eine weite Strecke des gesamten Lebenslaufes[15]. Im Gegensatz zum Tier, das rasch in eine bestimmte Fertigkeit hineindrängt, aber auch damit in seiner Art festgelegt ist, läßt sich der Mensch viel Zeit, um frei und offen zu bleiben für die Ausprägung seiner individuellen Persönlichkeit. Schon im Sich-Aufrichten, Gehenlernen, Sprechen und Denken drückt sich das menschliche Ich aus. Der Erzieher ist dabei aufgerufen, darüber zu wachen, daß eine Entwicklung eingehalten wird, die dem Gesetz des menschlichen Wesens entspricht. Die Gefahr ist heute groß, daß das Kind zu rasch herangebildet wird und zu früh gewisse Fertigkeit erlangt. Das ist mit dem höchsten Preis zu bezahlen, den der Mensch zu vergeben hat: der Einbuße an freier Schöpferkraft.

Nun mag vielleicht einer kommen und fragen: Was hat das alles mit der künstlichen Ernährung des Säuglings zu tun? Wir meinen: sehr viel! Denn mit der ersten Erdennahrung wird bereits die Entwicklung in bestimmte Bahnen gelenkt und möglicherweise ein zu frühes Festwerden veranlagt.

Die Zahlen der Tabelle III sprechen eine deutliche Sprache: Viel Eiweiß bedeutet rasches Wachstum und frühe Ausprägung des Organismus. Die Folge für den Menschen ist der Verlust der labilen Plastizität der Organe als Grundlage freier schöpferischer Entfaltung – mit anderen Worten: Sklerotisierung. Wir verstehen Rudolf Steiner gut, wenn er warnt, daß durch eine nicht passende Milch für den Säugling der Grund für eine spätere Sklerose gelegt wird: eine Zeiterkrankung, die man bereits bei 20jährigen beobachtet. Wer sieht jedoch den Zusammenhang zwischen späterem Versagen und der Ernährung in der Kindheit?

Es werden heute Trockenmilchpräparate angepriesen, deren Zusammensetzung der Muttermilch verführerisch ähnlich ist (s. S. 63). Sie sind jedoch weitgehend denaturiert.

*Ernährung mit frischer Kuhmilch*

Wenn wir uns zur künstlichen Ernährung des Säuglings entschließen müssen, dann wählen wir eine Nahrung, die so lebensfrisch wie möglich ist und den Bedürfnissen des Säuglings Rechnung trägt. Das ist eine qualitativ hochwertige frische Kuhmilch, verdünnt mit einer Abkochung von Getreide. Diese Ernährungsform wird von zahlreichen Kinderärzten empfohlen, insbesondere dem verstorbenen Dr. Wilhelm zur Linden, dessen Buch „Geburt und Kindheit" zu einem bewährten Helfer für viele Mütter geworden ist.

*Die Qualität der Milch* hängt ab von der Fütterung und Haltung der Kühe, der Sauberkeit beim Melken und der Reinhaltung der Gefäße unter Vermeiden von chemischen Spülmitteln.

Wenn man an all die Voraussetzungen dabei denkt, wird man keine Mühe scheuen, eine Milch vom Demeterhof zu bekommen. Das ist nur leider nicht immer möglich. Dann muß man sich mit einer gewöhnlichen pasteurisierten Molkerei-Milch begnügen. W. zur Linden beschreibt eine Methode, um die Milch wieder aufzuwerten. Nach einem kurzen Aufkochen stellt man die Milch zum Abkühlen in einer flachen Schale ans offene Fenster – allerdings nur bei sauberer Luft. Zur Linden und andere Forscher wie H. Krüger und G. Schmidt konnten, wie in dem erwähnten Buch beschrieben, mit Hilfe der Kupferchloridkristallisation nachweisen, daß sich die Milch in fünfzehn bis zwanzig Minuten wieder mit Lichtkräften auflädt, auch im Winter und bei bedecktem Himmel. Die Milch ist als Träger von Lichtkräften für den Säugling eine wahrhaft „kosmische" Nahrung und hilft, seinen Organismus nach diesen Gesetzen zu bilden.

Milch vom Demeterhof, die nach allen hygienischen Prinzipien verarbeitet wurde, brauchen wir nicht abzukochen. Die handelsübliche Milch wird im allgemeinen aufgekocht. Man muß den Verlust einiger Qualitäten in Kauf nehmen. Durch Beigabe von Karottensaft in kleinen Mengen (bis zu 20 g am Tag ab 6.–8. Woche) können Vitaminverluste zum Teil ausgeglichen werden.

Wegen des hohen Gehalts der Kuhmilch an Eiweiß darf dem jungen Säugling nur eine *verdünnte Kuhmilch* angeboten werden.

Bis in den zweiten Monat hinein geben wir eine Halbmilch. Zur Verdünnung setzen wir eine *Getreideabkochung* zu. Wie Kollath feststellte, wird eine pasteurisierte Milch dadurch wieder aufgewertet[13].

Da junge Säuglinge Stärke schwer verdauen, nehmen wir zur Verdünnung der Milch eine Abkochung von ganzen Gerstenkörnern, das sogenannte *Körnerwasser*. Dieses wurde als Ptisana schon von Hippokrates als Heilmittel benutzt und in der neueren Zeit von Professor Hottinger, Basel[13], für die ersten Lebenswochen empfohlen. Dazu werden 2 Eßlöffel vorgeweichte Körner von Gerste mit 1 l Wasser 1½ Stunden gekocht (s. Rezept S. 212) und dann durch ein Haarsieb abgegossen, ohne daß der Rückstand ausgepreßt wird.

Ab zweiten Monat können wir dann die Körner zunehmend durch das Sieb pressen, um mehr Schleim zu gewinnen. Es lassen sich dann auch Flocken verwenden.

Später können wir neben der Gerste auch andere Getreidearten wie Weizen oder Hafer hinzunehmen. Dabei lassen wir uns von der Wesensart des Getreides leiten, wie sie in Kapitel XI geschildert ist.

Einer Mutter, welche nicht die Möglichkeit hat, die beschriebene Zubereitung des Getreides durchzuführen, sind der *Demeter-Holle Getreideschleim* und später Vollkorn-Kindernahrung zu empfehlen. Die Art der Zubereitung ist auf den Packungen angegeben.

Ab 4. Monat bereiten wir die Säuglingsnahrung aus frisch geschrotetem Getreide bei feinster Einstellung der Mühle (s. Rezept S. 212) oder geben Holle-Vollkornnahrung. Wir werden mit dem Verdünnungsgrad und der Feinheit der Getreidenahrung dem Säugling das Maß an Verdauungskraft zumuten, das er zu leisten vermag. In dem frisch geschroteten Korn haben wir einen hohen Nährwert, der auch durch längeres Kochen nicht zerstört wird.


*Der Zucker*

Der weiße Industriezucker ist kein Lebensmittel, sondern lediglich ein Kalorienträger und Geschmackskorrigens. Er kann der verdünnten Milch zugesetzt werden, um sie kalorisch aufzuwerten und der Frauenmilch anzugleichen.

Der sogenannte „braune Zucker" ist nicht zu empfehlen. Dagegen wird ein eingedickter Vollrohrzuckersaft, der unter dem Namen „Sucanat" im Handel ist (Naturkostläden), von den Säuglingen meist gut vertragen (s. S. 178).

Auf den Honig reagieren die Säuglinge unterschiedlich. Es liegen teilweise sehr gute Erfahrungen vor. Sicherlich ist die Qualität entscheidend. Ein reiner Blütenhonig ist vorzuziehen, möglichst von Lindenblüten. Vorsichtig abtasten, welche Menge vertragen wird, und ihn gut auflösen, aber nicht über 37 Grad erhitzen!

*Ernährungsplan*

Die erste Nahrung erhält das Kind wie beim Stillen gleich nach der Geburt. Wir beginnen mit einer Halbmilch, einer Mischung von 1 Teil Kuhvollmilch mit 1 Teil Körnerwasser, dazu 5 g Zucker oder Honig (geringere Menge als Zucker) auf 100 g Trinkmenge.

Von dieser Nahrung bieten wir dem Säugling 5–6mal am Tage 20 g an, in Abständen von 4 Stunden. Dabei haben sich die Zeiten 6 Uhr, 10 Uhr, 14 Uhr, 18 Uhr und 22 Uhr bewährt. Hier gilt dasselbe wie bei der Muttermilchnahrung, auch für die nächtliche Durststillung. Wir werden also, wenn das Kind danach verlangt, nachts eine zusätzliche Ration bewilligen. Es ist gut, den Säugling von vornherein an einen festen Rhythmus zu gewöhnen. Am dritten Tag erhöhen wir die Menge der Halbmilch auf fünfmal fünfundzwanzig bis dreißig Gramm. Am vierten Tag: fünfmal dreißig bis fünfunddreißig Gramm.

So steigern wir täglich um fünf bis zehn Gramm pro Flasche. Am zehnten Tag bekommt das Kind dann etwa fünfmal achtzig Gramm. Im Alter von 2–3 Wochen trinkt es täglich fünfmal 100–120 g. Es erhält damit am Tage eine Gesamtmenge von 500–600 g der Milchmischung.(Tab. IV).

Die Trinkmenge braucht nicht bei den einzelnen Mahlzeiten gleich zu sein. Maßstab für unser Tun ist stets das Wohlbefinden des Kindes. Ein gesundes Kind kennt seine Bedürfnisse und äußert sich entsprechend. Schon frühzeitig treten allerdings auch kleine Launen auf. Die Mutter spürt das und wird die Stimmung des kleinen Erdenbürgers schon in die rechten Bahnen lenken.

Die Tabelle soll nur einen groben Anhalt für die Ernährung des Säuglings geben. Ein pedantisches Haften an derartigen Zahlen ohne Berücksichtigung des Individuums bringt Gefahren. So liegt zum Beispiel kein Anlaß zur Nahrungssteigerung vor, nur weil das Kind älter geworden ist, sondern nur dann, wenn die Gewichtszunahme ungenügend ist. Das rechte Maß wird meist das Kind selbst angeben. Ein grober Anhaltspunkt ist die *Regel: Die Trinkmenge beträgt $1/6$ bis $1/7$ des Körpergewichts. Das heißt: Bei einem Gewicht von 4200 g beträgt die Tagesmenge 700 g. Durch 5 geteilt ergibt das pro Mahlzeit = 140 g. Eine Erhöhung der Trinkmenge bis zum Ende des dritten Lebensmonates sollte 900 g nicht übersteigen.*

*Zu Beginn des dritten Monats* beginnen wir, von der Halbmilchnahrung auf eine Zweidrittelmilch überzugehen. Dabei ersetzen wir stufenweise etwa alle 2 Tage eine Flasche mit 2/3-Milch.

Schema der künstlichen Ernährung eines gesunden Säuglings in den ersten Lebenswochen: (Tabelle IV)

| Alter | Zahl und Größe der Einzelmahlzeiten | Tagesmenge | Mischungsverhältnis | Zusatz-Flüssigkeit | Zucker auf Gesamtmenge oder Honig in geringerer Menge |
|---|---|---|---|---|---|
| 1. Tag | bei Unruhe Fencheltee | nach Bedarf | – | – | – |
| 2. Tag | 5–6× 20 ccm | 100 ccm | 1 Teil Milch, 1 Teil Zusatzflüssigkeit | Körnerwasser | 3–5 g |
| 3. Tag | 5–6× 25–30 ccm | 125– 150 ccm | ” | ” | 5 g |
| 4. Tag | 5–6× 30–35 ccm | 150– 175 ccm | ” | ” | 5–7 g |
| 5. Tag | 5–6× 35–40 ccm | 175– 200 ccm | ” | ” | 10 g |
| 10. Tag | 5–6× 80 ccm | 400 ccm | ” | ” | 15–20 g |
| 2–3 Wo. | 5×100–120 ccm | 500– 600 ccm | ” | ” | 15–30 g |
| 3–4 Wo. | 5×120–140 ccm | 600– 700 ccm | ” | Schleim | 18–35 g |
| 2. Monat | 5×140–160 ccm | 700– 800 ccm | ” | ” | 20–40 g |
| 3. Monat | 5×150–180 ccm | 750– 900 ccm | ” | ” | – |
| 4. Monat | 5×180–200 ccm | 900–1 000 ccm | ” | ” | – |

Die Mengen sollten nicht überschritten werden. Bei Flaschennahrung besteht sehr leicht die Gefahr der Überernährung!

Im *vierten Monat* können wir etwas Beikost zureichen. Es ist zu empfehlen, mit einem ⅔-Milchbrei zu beginnen, dem etwas Möhren, später geriebener Apfel, zugesetzt werden (näheres s. folgender Absatz „Beikost"). Nun ist es auch an der Zeit, vom Getreideschleim auf Vollkornnahrung überzugehen. Wir stellen aus frisch geschrotetem Getreide diese Nahrung selbst her (s. Rezeptteil) oder geben Holle Vollkornnahrung. Auch hier tasten wir uns wieder schrittweise vor und prüfen, ob der Übergang dem Kinde bekömmlich ist.

In den *weiteren Lebensmonaten* nimmt die Beikost aus Gemüse und Obst einen breiteren Raum ein. Wir gehen im 5. und 6. Monat auf vier Mahlzeiten zurück. Auch der Tagesrhythmus verändert sich nun. Früh zwischen 6 und 7 Uhr geben wir die Flasche aus ⅔-Milch und Vollkornnahrung. Am späten Vormittag füttern wir einen Gemüsebrei, vorwiegend aus Karotte, evtl. gemischt mit einem geriebenen Apfel, gegen 15–16 Uhr wieder eine Flasche ⅔-Milch, am Abend den ⅔-Milchbrei mit Apfel.

Im zweiten Lebenshalbjahr braucht das Kind immer mehr feste Kost. Gemüse und Obst werden reichlicher gegessen. Der ⅔-Milchbrei kann durch Vollmilchbrei ersetzt werden. Mit vollendetem 7. Monat ersetzen wir eine Flasche ⅔-Milch durch einen Demeter Zwieback-Obstbrei und geben morgens eine Flasche Vollmilch mit Vollkornnahrung, so daß das Kind jetzt eine Flasche und drei Breie bekommt. Dazu kann dann schon etwas Brot gegeben werden.

Bei der *Zubereitung* der Kuhmilchmischung sind viele kleine Handgriffe zu beachten. Größte Sorgfalt ist notwendig, denn schon eine kleine Unachtsamkeit kann die Gesundheit des Kindes schädigen.

Vor allem ist peinliche Sauberkeit zu üben. Wir dürfen in einer übertriebenen Bakterienfurcht jedoch nicht zu weit gehen und chemische Spülmittel zum Reinigen der Flasche verwenden. Selbst durch längeres Nachspülen mit heißem Wasser können Reste des Spülmittels nicht gänzlich entfernt werden. Wenn wir die Flasche gleich nach der Mahlzeit spülen, wird sie auch mit heißem Wasser sauber. Aber einmal am Tage empfiehlt es sich, mit heißer Sodalösung und einer Flaschenbürste zu reinigen und mit heißem Wasser nachzuspülen. Auch der Sauger muß gründlich ausgewaschen werden. Dann hebt man ihn in einem kleinen Deckelglas auf. Dieses Gläschen und der Sauger werden täglich drei Minuten lang ausgekocht.

Die Tagesmenge der Milchmischung stellen wir am besten 1 mal morgens in der Frühe im Ganzen her und teilen sie dann in 5–6 Mahlzeiten. Es ist notwendig, diese Mischung kühl aufzubewahren. Ist das nicht garantiert, sollen Milch und Getreideabkochung getrennt aufbewahrt werden, weil so die Gefahr einer Zersetzung der Milch geringer ist.

Die jeweilige Portion für die Mahlzeit wird in die Flasche gefüllt und im Wasserbad auf Körpertemperatur (37 Grad) erwärmt. Zur Prüfung der Temperatur tropft man einige Tropfen auf den Handrücken.

Bei der Verdünnung der Milch halten wir uns an die vorgeschriebene Schleimmenge. Manche Mütter glauben, die Milchmischung müsse „sämig" sein, vergessen aber, daß die Muttermilch auch sehr dünnflüssig ist.

Als Folge eines unvernünftigen Andickens mit Schleimpräparaten werden die Kinder zu dick und aufgeschwemmt.

Zu den Mahlzeiten nehmen wir unser Kind am besten auf den Schoß. Nur kranke Säuglinge sollten im Liegen gefüttert werden. Hierbei ist die richtige Haltung der Flasche nötig. Bei hastig trinkenden Kindern müssen wir darauf achten, daß nicht zu viel Luft mitgeschluckt wird. Wie müssen – wie beim Stillen erwähnt – das Kind ein „Bäuerchen" machen lassen. Es ist nicht besorgniserregend, wenn dabei ein kleiner Teil der Nahrung wieder mit herauskommt.

Flaschenkinder sollten wenigstens 1 mal täglich Stuhlgang haben. Wenn die tägliche Entleerung ausbleibt, leiden die künstlich ernährten Kinder oft an Blähungen und schreien viel. Häufig hilft eine zusätzliche Gabe von Milchzucker als mildes Abführmittel. Auch können wir mit einem Tee aus Kümmel, Fenchel oder Kamille Linderung schaffen. Weitere Abführmittel, wie etwa die sogenannte Malzsuppe (s. Kapitel XII), sollte der Arzt verordnen.

*Anreicherung der verdünnten Kuhmilch mit Mandelmus und Milchzucker*

In der Kinderabteilung des Gemeinschaftskrankenhauses Herdecke wurde eine Säuglingsernährung mit verdünnter Kuhmilch, angereichert durch Mandelmus und Milchzucker, entwickelt und klinisch erprobt. Dabei wird folgendes Rezept empfohlen:

|  |  | z.B. bei 600 ml |
|---|---|---|
| | ⅓ Milch | 200 ml Milch |
| | ⅔ Wasser | 400 ml Wasser |
| | 6% Milchzucker | 36 g Milchzucker (12 Teelöffel) |
| | 4% Mandelmus | 24 g Mandelmus (6 Teelöffel) |

Die Nahrung kann für jeweils 24 Stunden zubereitet werden, wenn sie anschließend rasch gekühlt und verschlossen aufbewahrt wird.

Zubereitung: Die Milch in der Regel mit dem Wasser kurz aufkochen. In wenig warmem Wasser das Mandelmus verrühren und mit dem Milchzucker in die Milch geben, nicht mitkochen. Das ganze noch einmal durch ein feines Sieb geben, damit nicht gröbere Mandelmusteilchen den Sauger verstopfen.

Wird das Kind mit der errechneten Nahrungsmenge nicht satt, kann vorübergehend die Zahl der Mahlzeiten und die Einzelmenge erhöht werden.

Das obige Rezept gilt für das Alter von 1–3 Monaten. Später wird neben der Beikost steigernd eine Halbmilch bzw. Zweidrittelmilch gegeben, wobei nunmehr Getreideschleim und entsprechend weniger Milchzucker und Mandelmus zugefügt werden.

Einzelheiten sind zu entnehmen dem Merkblatt:
Beratungen zur Säuglingsernährung.
Aus der Kinderabteilung des Gemeinnützigen Gemeinschaftskrankenhauses Herdecke in Verbindung mit dem Verein für ein erweitertes Heilwesen
Bad Liebenzell-Unterlengenhardt
Verfasser: Dr. med. René Madeleyn
Gemeinschaftskrankenhaus Kinderabteilung
5804 Herdecke


*Die Trockenmilchpräparate*

Die meisten Mütter greifen aus Bequemlichkeit und unter dem Einfluß einer geschickten Reklame zu Trockenmilchpräparaten. Der Herstellungsprozeß des Pulverisierens denaturiert jedoch die Milch erheblich. Sie wird in einem Sprühturm fein zerstäubt und das Wasser im heißen Luftstrom verdampft, so daß ein trockenes Pulver zu Boden sinkt. Dieses läßt sich dann entsprechend manipulieren: Die einzelnen Bestandteile werden mengenmäßig der Menschenmilch angegliedert und verschiedene Zucker, Fette und Schleimsorten hinzugesetzt. Man braucht nur noch abgekochtes und wieder auf 40 Grad gekühltes Leitungswasser in die Flasche zu gießen, die entsprechende Milchpulvermenge hinzugeben und gut zu schütteln – fertig ist die Säuglingsnahrung. Einfacher geht es nun wirklich nicht. – Aber sollte nicht eine Mutter das Bedürfnis haben, liebevolle Handreichungen zu tun, wenn es um das Beste ihres Kindes geht? Bequemlichkeit kann nicht der Maßstab für das Handeln sein.

Ähnlich wie die Pulvermilch sind die Kondensmilch und die anderen standardisierten und vitaminisierten, homogenisierten und gesäuerten Präparate zu beurteilen. Freilich, die Kinder werden mit ihnen auch groß. Ja, sie wachsen sogar schneller, werden früher intellektuell wach und erweisen sich oft als außerordentlich robust. Sie gleichen einem Erwachsenen, der sich mit derber Kost überfüttert und entsprechend grob im Wesen ist. Aber brauchen wir nicht zur Bewältigung unserer Lebensfragen sensible und für Geistiges durchlässige Menschen? Nicht Schwächlinge, die anfällig, überempfindlich, blaß und kränklich sind. Das kann auch Folge der Fehlernährung in der Säuglingszeit sein; die Robustheit schlägt nämlich oft rasch ins andere Extrem um.

*Die Zwiemilchernährung*

Die Zwiemilchernährung ist die häufigste Form der Säuglingsernährung. Warum können die meisten Mütter nicht mehr ausreichend stillen? Es gibt nur wenige Mütter, deren Brustdrüsen von Anfang an nicht genug Milch produzieren; zumeist ließe sich bei entsprechender Lebenshaltung, gutem Willen und Geschick das Stillen genügend lange Zeit durchhalten. Wir haben uns mit dieser Problematik in früheren Abschnitten auseinandergesetzt; sie ist von größter Bedeutung. Freilich gibt es Mütter, die bei allen ernsthaften Bemühungen zur Zwiemilchernährung übergehen müssen.

Bei der Zwiemilchernährung ist es ratsam, bei jeder Mahlzeit zuerst die Brust zu reichen, damit durch den Saugreflex nach völliger Entleerung die Milchbildung angeregt wird. Erst dann wird die Flasche gegeben.

Da sich der Säugling beim Trinken an der Mutterbrust mehr anstrengen muß als bei der Ernährung mit der Flasche, müssen wir ihm die Öffnung des Gummisaugers so klein machen, daß er sich auch hier kräftig zu mühen hat. Sonst wählt er gar zu rasch den einfachsten Weg und verschmäht die Brustnahrung. Die Saugeröffnung sollte so eng sein, daß aus der vollen, mit dem Sauger nach unten gehaltenen Flasche in jeder Sekunde ein Milchtropfen fällt.

Wollen wir die Gefahr der Brustverweigerung sicher umgehen, geben wir die Kuhmilchmischung mit dem Löffel. Das ist für die Pflegerin zwar umständlicher und zeitraubender, lohnt sich aber bei manchen Kindern durchaus.

## 3. Beikost für den Säugling

Eine gesunde Mutter, die sich vollwertig ernährt und ausreichend stillt, braucht ihrem Kind vor dem 5. Monat keine zusätzliche Nahrung zu geben, höchstens Säfte in kleinen Menge. Flaschenkinder sollten indessen schon im Laufe des 4. Lebensmonats eine Beikost erhalten. Man neigt in unserer Zeit dazu, immer früher eine zusätzliche Kost zur Milch zu empfehlen. Das mag darin begründet sein, daß die Milchqualität im allgemeinen nachläßt, auch die der Muttermilch, wenn sich die Frauen nicht um eine qualifizierte Nahrung bemühen und ihre Lebenshaltung nicht auf die Aufgabe des Stillens einrichten.

Eine gewöhnliche Kuhmilch wird durch Demetergetreide so aufgewertet, daß wir die allgemeine Mode, beim Flaschenkind schon im ersten Lebensvierteljahr mit einer Beikost zu beginnen, nicht mitmachen müssen.

In welcher Weise gehen wir praktisch vor? Wie bereits angedeutet: Wir richten uns ganz nach dem Eigenwesen des Kindes, fern von dem öden Schematismus der Fertigmenüs.

In der zweiten Hälfte des 3. Monats bieten wir einige Teelöffel Saft an, möglichst frisch gepreßt aus rohen Früchten oder Karotten. Wir können die Säfte aber auch fertig kaufen als Wildfruchtelexiere, Kinderfruchtsaft oder Karottensaft (bei den beiden letzteren auf das Qualitätszeichen Demeter achten!). Dann gehen wir nach und nach auf zarte aromatische Möhren über, möglichst von Demeterqualität. Wird dies gut vertragen, legen wir eine Apfelmahlzeit zu. Wir wählen eine gut ausgereifte Qualität, möglichst aus biologisch-dynamischem Anbau. Das Obst läßt sich gut zusammen mit dem Milchbrei geben. Erst gegen Ende des sechsten Monats können je nach Jahreszeit Himbeeren, Johannisbeeren, Erdbeeren oder Birnen den Speisezettel bereichern. Die Früchte, die in unserem Klima gereift sind, eignen sich für unsere Kinder am besten. Steinobst vermeiden wir jedoch im ersten Jahr. Das ist eine Frage der Leberverträglichkeit. Von Bananen halten wir nicht viel, da sie der Sonnenreife entbehren. Apfelsinen dagegen aus biologischem Anbau können in der Jahreszeit eine Lücke ausfüllen, in der aus unseren Breiten wenig Obst zu haben ist. Tiefkühlprodukte empfehlen wir nicht. Das Obst kann auch leicht gedünstet werden.

Als Gemüse wählen wir im zweiten Halbjahr neben den Möhren zartes Blattgemüse wie Spinat, Mangold oder auch Kohlrabi, Fenchel, Blumenkohl, jeweils gut passiert. Durch diese mineralstoffhaltige Beikost werden die Knochen gefestigt und das Gewebe gestrafft. Die Salzprozesse regen das Nerven-Sinnessystem an und helfen dem Kinde, langsam aus seiner Traumwelt zu erwachen. In diesem Sinne werden wir auch die Speisen *würzen*. Der Geschmackssinn darf in der ersten Lebenszeit nicht zu intensiv angesprochen werden. Es muß vielmehr langsam ein instinktives

Verlangen erwachen. Stärkere Reizwirkungen, zu früh ausgeübt, führen leicht zu Abstumpfung mit Erhöhung der Reizschwelle. Salz ist beim jungen Säugling noch ganz zu vermeiden, denn es belastet das noch nicht ausgereifte Nierensystem. Verweigert das Kind das Gemüse, kann etwas Zucker oder Milch zugesetzt werden.

*Fertigmenüs* haben bei weitem nicht den Wert einer frisch zubereiteten Nahrung. Wenn sich das die Mutter klar machen würde, verfiele sie nicht der Bequemlichkeit, ihr Kind aus der Dose zu ernähren. Dieses hat nur bei Notsituationen im Haushalt eine Berechtigung.

Ein *Tagesplan* sieht im 4.–5. Monat bei künstlich ernährten Kindern etwa folgendermaßen aus:

In der Frühe gegen 7 Uhr eine Flasche $^2/_3$-Milch mit Getreideschleim oder Vollkornnahrung.

Gegen 11 Uhr Gemüse, ergänzt durch Milchbrei.

Am Nachmittag gegen 15 Uhr wieder eine $^2/_3$-Milchflasche wie in der Frühe.

Abends ein Getreide-Milchbrei mit Obst. – Austausch der Nachmittags- und Abendmahlzeit möglich.

Im zweiten Lebenshalbjahr bevorzugen wir immer mehr festere Kost. Die Getreidearten wählen wir, fein geschrotet, nach der individuellen Lage (s. Kapitel XI).

*Gehören zur Beikost des Säuglings Fleisch und Eier?*

Wenn wir den Säugling fragen könnten, welche Beikost er sich wünsche und er in der Lage wäre zu antworten, kriegten wir wahrscheinlich zu hören: „Das müßt ihr doch wissen!" Und in der Tat: Wir können unsere Kleinen an vieles gewöhnen und ihre Lüste in Bahnen lenken, die uns zusagen. Wenn der Säugling an Demetermöhren Gefallen gefunden hat, lehnt er die Marktware ab, die er, von Anbeginn gereicht, akzeptiert. Ein eigentlicher Instinkt für das, was zuträglich ist oder nicht, erwacht erst später, und es darf daher für uns kein Maßstab sein, ob der Säugling eine Nahrung sogleich annimmt oder nicht. Ebensowenig können wir unser Urteil gründen auf ein augenblicklich prachtvolles Gedeihen. Freilich kümmert das Kind bei einer unzureichenden Kost oder wird rasch ein Fettkloß, wenn wir es überfüttern. Aber zwischen beiden Extremen können wir Fehler machen, deren Folgen erst in späterer Zeit sichtbar werden. Das gilt besonders für das Eiweiß. Ein Mangel daran ist bei einer Ernährung mit Milch und Demetergetreide nicht zu befürchten. Ein zu viel an Fleisch und Eiern ist aber gefährlich. Wo liegt die Grenze? Die Wissenschaft weiß es nicht. Es ist erstaunlich, wie stark die Meinungen über das Minimum und Optimum des Eiweißbedarfs auseinanderklaffen – schon beim Erwachsenen, viel mehr noch für das Kind.

Worauf gründen wir unsere Meinung, daß es gefährlich ist, dem Säugling zu viel Eiweiß zu geben? Wir haben bereits erwähnt, daß wir einen Anhalt gewinnen können durch den Eiweißgehalt der Milch für die Jungwesen. Was für die Muttermilch gilt, hat seine Bedeutung für die ganze Säuglingszeit. Die menschliche Muttermilch enthält wenig Eiweiß.

Nun mag jemand einwenden: Dann füttern wir den Säugling mit Fleischbrühe; darin ist kaum Eiweiß enthalten. Aber wir müssen noch einen anderen Gesichtspunkt heranziehen. Es geht nicht allein um das Eiweiß, sondern auch um die Tierwesenheit, mit der sich der Säugling bei der Fleischnahrung auseinandersetzen muß. Es wird zu früh eine Leistung im Stoffwechselbereich verlangt und etwas erweckt, was noch schlummern sollte. Pflanzennahrung und Milch erhält der Säugling aus den Bereichen des reinen Lebens; Fleischnahrung ist seelenhaft, verbindet das Kind zu früh und zu stark mit der Erde, macht robust und verhärtet. Darauf werden wir in späteren Betrachtungen wiederholt zurückkommen. Die Frage nach der Ernährung für das Kind ist für uns immer die Frage nach der physischen Grundlage, auf der sich das Geistig-Seelische menschengemäß entwickeln kann.

## 4. Der zappelige nervöse Typ und der verträumte Spätentwickler

Bisweilen lassen sich zwei Typen von Kindern unterscheiden: die hageren, früh durchgestalteten und die pastösen, weichen Konstitutionsformen. Bei beiden werden wir in der Ernährung und Betreuung jeweils besondere Akzente beachten.

Der Nerventyp reagiert schon in den ersten Lebenswochen lebhaft auf alle Umweltreize und wacht früh in seinem Nerven-Sinnessystem auf. Sein Kopf ist hart und klein, die Fontanellen schließen sich bald. Die Organe sind frühzeitig ausdifferenziert. Für diese Kinder ist die Ernährung mit Muttermilch besonders wichtig. Man gibt länger Milch als gewöhnlich. Bei der künstlichen Ernährung ist Haferschleim für die Verdünnung der Milch zu bevorzugen, später Haferbrei. Der Hafer erweist sich günstig bei zu großer Empfindlichkeit des Verdauungssystems mit Neigung zu Blähungen und Verstopfungen. Aber wir müssen auch die zu stark betonten Sinnesprozesse von der Ernährungsseite stützen, ohne sie zu aktivieren. In dieser Richtung wirkt ein Absud von Gerste oder Möhren. Gerste dient der Unterstützung des besonders beanspruchten Nervensystems. Man fürchte sich nicht, daß mit dem „verwandten" Nahrungsmittel die Nervosität zunimmt; das Kind braucht bei seiner Veranlagung eine Stütze von seiten der Ernährung. Mit Möhrengemüse warten wir allerdings bis zum 5. Monat. Der Stoffwechselpol ist bei solchen Kindern meist schwach und bedarf der Anregung durch den Blüten- und Fruchtpol der Pflanze. Wir geben gerne süßes Obst, frisch oder gedämpft, auch grünes Gemüse.

Im Gegensatz zu diesen Kindern wachsen andere zu langsam im Erdenbereich auf. Sie lösen sich nur zögernd aus der himmlischen Heimat und zeigen wenig Neigung, ihren Leib zu durchformen und zu ergreifen. Dieser ist weich und wenig konturiert, der Kopf groß, die Fontanellen schließen sich verspätet. Auch bei diesen Kindern gilt wieder die Regel: nicht gewaltsam das ihnen Gemäße entziehen, sie aber doch in die Formung und Erweckung führen. Da sind besonders Gerste und Weizen hilfreich. Zur Anregung des trägen Stoffwechsels geben wir in vorsichtig zunehmender Dosierung Gewürze wie Thymian, Fenchel und Anis. Die mineralische Komponente unterstützen wir auch durch Wurzelgemüse. Bereits Ende des 3. Monats beginnen wir mit Möhrengemüse. Nach den ersten Wochen gehen wir vom Schleim bald auf sehr fein geschrotetes und durch Einweichen und Kochen gut aufgeschlossenes Getreide über (s. Kapitel III).

## 5. Vorbeugung und Ernährungsbehandlung der Rachitis

Bei der Rachitis liegt eine Störung im Mineralstoffwechsel vor. Die Knochen und das Bindegewebe des kindlichen Organismus bleiben weich und wässrig, das Skelett erlangt nicht seine nötige Festigkeit. Insbesondere wird zu wenig Kalk in die Knochen eingelagert. Als Folge treten Knochenverbiegungen und z.B. an den Rippen Verdickungen auf (der sogenannte „Rosenkranz"), am Hinterkopf des Säuglings entstehen

Knochenweichheit und Abplattung. Geistig-seelisch zeigt sich dabei eine Entwicklungshemmung. In diesem Sinn ist das Krankheitsbild als eine Verzögerung der Inkarnation der gestaltbildenden Kräfte des Geistes und der Seele anzusehen. Embryonale Formen und Funktionen werden beibehalten.

Die Störung im Mineralhaushalt ist bei der Rachitis bedingt durch eine Schwäche im Lichtstoffwechsel. Früher nannte man die Rachitis auch „englische Krankheit", da sie besonders in den dunklen Wohnungsgebieten der nebelreichen englischen Industriegebiete auftrat – also durch Lichtmangel verursacht war. Heutzutage sind die Lichtverhältnisse günstiger geworden. Trotzdem ist eine Zunahme der Erkrankungen an Rachitis und eine erhöhte Disposition zu beobachten. Wir müssen daher annehmen, daß neben der Lichtwirkung über die Haut andere Faktoren eine Rolle spielen. Dazu gehört in erster Linie die Nahrung. Wir können von einer Lichtqualität der Lebensmittel sprechen, die wesentlich von der Art des Anbaus der Produkte abhängt. Vollwertige Getreideerzeugnisse, Salate und Gemüse vom grünen Blatt, Möhren, Rote Bete sind besonders zu empfehlen. Hier kommt noch die Wirkung durch den hohen Gehalt an Mineralien hinzu. Überfütterte Säuglinge, die mit sterilen Milchpulvern, entwerteten Kindermehlen und Konservengemüsen aufgezogen werden, sind dagegen für die Rachitis stark disponiert.

Die heute allgemein empfohlene Prophylaxe mit einem synthetischen Vitamin D-Präparat ist sehr problematisch. Eine serienmäßige Verabfolgung, die auf die individuelle Lage keine Rücksicht nimmt, kann in vielen Fällen zu einer Verhärtung im Organismus führen. Diese Veranlagung als Gegenschlag zur Rachitis ist in unserer Zeit eine bedrohliche Erscheinung. Sklerose wird schon bei 20- bis 30jährigen jungen Menschen beobachtet. Vigantolschäden treten heutzutage zunehmend auf.

Es sollte daher eine Vorbeugung und Behandlung mit naturgemäßen Mitteln durchgeführt werden. Dadurch können eigene Heilkräfte mobilisiert werden, während mit dem synthetischen Vitamin nur das Symptom zugedeckt wird.

Wir geben also beim Säugling mit leichten rachitischen Erscheinungen vorzeitig Wurzeln, Möhrensaft und grünes Blattgemüse. Ferner ist viel Aufenthalt in Frischluft und sonniger Atmosphäre notwendig. Sonnenbäder sollten vorsichtig dosiert werden.

Bewährt haben sich auch antirachitische Bäder mit Thymianzusatz oder Schwefel.

Stets ist ärztliche Kontrolle notwendig. Der in den Methoden der anthroposophisch orientierten Medizin bewanderte Arzt wird mit Medikamenten aus dem reichen Schatz naturgemäßer Heilmittel in den meisten Fällen eine Rachitis ohne ein synthetisches Vitaminpräparat ausheilen können.

# V Das Kleinkind

In der Zeit zwischen der Geburt und dem siebenten Lebensjahr sind bestimmte Kräfte, die später als seelische Äußerungen erscheinen, noch im Innern des Organismus an der Ausgestaltung der Organe tätig. Der Erwachsene setzt sich in ganz anderer Weise mit der Umwelt auseinander. Die Sinneseindrücke werden von ihm seelisch ergriffen – beim kleinen Kind beeinflussen sie unmittelbar die Organbildung.

Das gilt auch für die Sinnestätigkeit des Schmeckens. Ein kleines Kind schmeckt intensiv mit seiner ganzen Leiblichkeit. Daher hat die Ernährung einen hohen Wert für die Bildung der Organe.

## Drei Stufen der Entwicklung

Die organischen Bildungen haben in dieser frühen Lebenszeit jeweils ihre Schwerpunkte. In drei Stufen legt das kleine Kind die leiblichen Grundlagen für sein späteres Leben. Was sich in den folgenden Siebenjahres-Rhythmen bis zur Mündigkeit hin ausprägt, hat schon hier in kleinen Etappen seine Widerspiegelung. Rudolf Steiner hat eine erste Epoche von der Geburt bis zu etwa zweieinhalb Jahren unterschieden, in der vor allem das Gehirn und das Nervensystem ausgebildet werden. In einer zweiten Stufe, die bis zum fünften Jahr gerechnet wird, steht die Bildung des mittleren, rhythmischen Systems im Vordergrund. Hier setzen sich Atmung und Blutkreislauf in das rechte Verhältnis zueinander. Schließlich wird in einer dritten Epoche bis zum siebten Jahr der Zahnwechsel vorbereitet mit Ausbildung des Stoffwechsel-Gliedmaßensystems.

Im ersten Lebensabschnitt des Kleinkindes geschieht unermeßlich viel. Der junge Erdenbürger erobert sich seine Umwelt mit gewaltiger Anstrengung. Er lernt, sich aufzurichten, steht schließlich auf den Beinen und wagt die ersten Schritte in die Welt. Angeregt durch die Menschen seiner Umgebung entwickelt er Laute, die er bald zur Sprache formt. Dann leuchten auch im Köpfchen Gedanken auf.

Um das alles leisten zu können, werden die leiblichen Organe ausgestaltet, insbesondere das Zentral-Nerven-System. Dieses Wunderwerk ist individuell geprägt und wird zum Schicksal des heranwachsenden Menschen. Die Geistseele des Kindes verbindet sich immer inniger mit den feinen Strukturen des Leibes, sie schreitet stufenweise zur Inkarnation. Wir entdecken bald an den Bewegungen, am festeren Gang und am Blick, wie sich die Persönlichkeit ausprägt. Und dann kommt am Ende dieser ersten Epoche der entscheidende Augenblick, wo das Kind nicht mehr von sich in der dritten Person spricht – wie zum Beispiel „Karl will das Brot haben" – sondern zum ersten Mal das Wort „Ich" gebraucht. Damit ist das Kind, wenn auch noch ganz unbewußt, zu sich selbst erwacht und hat eine bedeutende Stufe der Entwicklung erreicht.

Die Ernährung bereitet den Boden für dieses Geschehen. Wenn das Kind stürmisch nach einer Speise verlangt, meint es: „Ich will den Leib". Und wenn es teilnahmslos und blaß das Essen verweigert, will es sagen: „Ich habe keine Lust, mich zu verkörpern".

Wie muß nun die Nahrung beschaffen sein, daß sie dem Aufbau des Organismus in rechter Weise dienen kann? Wie schon besprochen: Wir müssen uns vor zwei Extremen hüten. Auf der einen Seite darf die Bildung der Organe nicht zu stark vorangetrieben werden mit zu früher Ausformung und Verfestigung; zum andern verlangt die Strukturierung der Zellverbände und die Straffung der Gewebe eine ausreichende Anregung durch die Ernährung. Mit welcher Kost gewinnen wir die rechte Mitte, ohne nach einer der beiden Richtungen abzuirren?

Eine gesunde Grundlage gibt die Ernährung mit Milch, Milchprodukten und den verschiedenen Getreidearten. Ihre Wirksamkeit ist so ausgewogen, daß wir niemals befürchten müssen, zu stark voranzutreiben oder zu schwache Impulse zu setzen. Ergänzend kombinieren wir mit Gewürzkräutern, Gemüse, Obst und Fetten.

Der Tagesbedarf an Milch wird nach dem ersten Lebensjahr geringer. Er sollte im allgemeinen nicht mehr als ½ Liter betragen.

Der erste Lebensabschnitt verlangt nun, unsere besondere Aufmerksamkeit auf die Ausbildung von Gehirn und Nervensystem zu lenken. Wir wissen ja, wie krankmachend für die kindlichen Nerven sich die Reizüberflutung gerade in der ersten Lebenszeit auswirkt. Auch bei der Ernährung sollten wir die verschiedenen heute üblichen Reizwirkungen vermeiden und Einfachheit anstreben. Dabei werden wir eine Nahrung wählen, die es dem Kinde ermöglicht, sein Nervensystem in bester Weise aufzubauen. Das erfordert: fein geschrotetes Vollgetreide in verschiedenen Zubereitungsformen, Milch, Butter, Vollkornbrot, ein wenig Honig oder Sirup,

Früchte und Gemüse, vor allem Wurzeln. Als Gewürze sind Doldenblütler wie Fenchel und Anis zu empfehlen.

In der zweiten Lebensstufe des Kleinkindes wird vorwiegend die rhythmische Mitte, der Brustbereich ausgebildet. Dieses System dient dem Kind als physische Grundlage für das Fühlen. Seine rechte Entfaltung hilft ihm, eine bewegliche, mitfühlende und mutvolle Seele ins Dasein zu bringen.

Bei der Ernährung bevorzugen wir das Blatthafte der Nahrungspflanze, etwa grüne Salate und Gemüse. Auch auf hochwertige Öle und Fette legen wir Wert. Die Butter ist das natürlichste, in der Zusammensetzung vollkommenste und am wenigsten künstlich veränderte Fett. Das Getreide schroten wir jetzt grober und würzen es mit Kräutern aus der Familie der Lippenblütler, neben den Doldenblütlern.

Nun ist es auch an der Zeit, die Speisen appetitlich anzurichten und das Herz des Kindes durch bunten Wechsel zu erfreuen. Aber nicht regellos gehen wir vor: lösendes Süßes folgt auf salzige Erweckung. Es gilt ja, Rhythmus einzuüben. Wie notwendig ist dieser für die Ernährung! Die inneren Organsysteme, insbesondere Leber, Bauchspeicheldrüse und Milz vollziehen ihre Stoffwechseltätigkeit in rhythmischer Ordnung. Und daran angeschlossen und in gewisser Weise abhängig von ihnen sind auch Herz und Lungen.

Der dritte Lebensabschnitt bringt eine stärkere Verankerung der Willenskräfte im organischen Bereich des Gliedmaßen-Stoffwechsel-Systems. Es können nun statt des reinen Spieles kleine Aufgaben übernommen werden. Mit großem Ernst helfen die Kleinen schon einmal mit bei der Herrichtung der Mahlzeit, beim Tischdecken oder bei der Gartenarbeit. Nun ist auch die Freude am Kauen da, und wir können schon bisweilen ganze Körner – natürlich gut ausgequollen – auf den Tisch bringen. Vor allem sollten wir viel Früchte geben, roh oder auch leicht und vorsichtig gedämpft. Die süße Milch wird zum Teil durch Sauermilch zu ersetzen sein. Auch ist guter Käse zu empfehlen.

Da das Kind jetzt stark in der Bewegung lebt, dem auch durch sinnvolle Gliedmaßentätigkeit (Eurythmie) Rechnung zu tragen ist, muß die Ernährung kräftiger werden. Man denke jedoch nicht, nun müsse unbedingt Fleisch auf den Tisch – der Roggen in Form von gut gewürzten Klößen oder Backlingen tut's genauso, ja ist noch besser: Durch seinen Kohlenhydratanteil und seinen hohen Gehalt an $B_1$-Vitamin dient er viel mehr der Muskelbewegung als das Fleisch. Und wir vermeiden mit ihm die bei unserer Zivilisationskost so bedrohliche Eiweißüberfütterung.

# Der tägliche Kostplan des kleinen Kindes

Die bisherigen Hinweise auf die Ernährung des kleinen Kindes hatten mehr allgemeinen Charakter. Wir wollen nun ins Konkrete gehen und den täglichen Kostplan für unser Kind besprechen. Dabei kann die Unterteilung in die drei einzelnen Epochen aufgegeben werden; es sind ohnehin Variationen in Anpassung auf die besonderen Verhältnisse nötig und dürften der Mutter nicht schwerfallen.

Der Zeitpunkt der drei Hauptmahlzeiten wird sich nach den häuslichen Gepflogenheiten richten. Er sollte aber ein für allemal festliegen. Das Mittagessen kann nicht heute um 13 Uhr und morgen um 14 Uhr angesetzt werden. Wie alt unser Kleines sein muß, um mit seinem Klappstühlchen in die Tischrunde der Familie eingegliedert zu werden, wird die Mutter entscheiden müssen. Manchmal stört so ein kleiner Krakeler die Geschwister, die vielleicht nach einem anstrengenden Schulvormittag Ruhe haben möchten. Dann wird ihn die Mutter vorher abfüttern. Oft geht's aber besser als man denkt. Unser Kindchen ist stolz, dabei sein zu dürfen und bestrebt, es den Großen gleich zu tun. Das bedeutet für diese natürlich, vorbildliche Tischsitten zu pflegen. Sie machen es dem Jüngsten vor, wie man gründlich kaut. Er hat ja jetzt Zähne und kann die Mühle im Mund tüchtig in Gang setzen, nach dem altbekannten Wort: „Gut gekaut ist halb verdaut". Diese Lebensweisheit sollte schon in der frühen Kindheit eingeübt werden.

Die Stimmung bei Tisch sei heiter und leicht. Probleme lassen sich vorher beim Händewaschen in der Badestube ablegen. Die Atmosphäre, in der ein Kind am besten gedeiht, entsteht durch Freude und Dankbarkeit. Wir wenden uns den Speisen mit Interesse zu. Das sind wir der Hausfrau, die alles mit Liebe bereitet hat, schuldig. Auch sollten wir uns durch einen Tischspruch der ewigen Schöpfermächte erinnern, aus deren Händen wir die Gaben der Natur empfangen.

## Das Frühstück

Wir wählen Brot oder Brei je nach Veranlagung oder Vorliebe des Kindes oder wechseln zwischen beidem ab. Einem Dickerchen mit wenig konturierten Formen wird das Kauen eines festen Brotes gut tun, ein hagerer, sehr wacher Zappelphilipp gedeiht besser mit einem Brei. Schön ist es, wenn die Mutter das Brot selbst backt. Aber das wird nicht allerorts möglich sein. Auch gibt es ja Bäckerbrote von ausgezeichneter Demeter-Qualität.

Wir streichen auf das Brot nur Butter oder einen besonders bereiteten Aufstrich (s. Rezept). Bei Sirup, Honig oder Marmelade ist der Zucker so hoch konzentriert, daß der Zahnschmelz angegriffen wird. Daher lösen wir die süßen Sachen im Getränk bzw. im Brei auf. Nach dem Brot werden dann einige Apfelstückchen, Obst der Jahreszeit, oder wenn die Zähne soweit ausgebildet sind, eine Möhre gekaut. Mit dem Trinken gut aufpassen; nur immer einen Schluck nehmen, wenn der Mund leer ist! Sonst wird die Mundverdauung durch Verdünnung des Speichels gestört.

Was geben wir zu trinken? Dem Kleinkind gemäß ist am meisten die Milch. Aber Milch ist ein Nahrungsmittel; sie soll nur schluckweise getrunken und gleichsam gekaut werden. Sonst fällt sie im Magen zu grobflockig aus. Um das zu verhüten, können wir sie auch mit Fencheltee oder Malzkaffee etwas verdünnen. Für den Brei wählen wir das passende Getreide, wie in Kapitel XI und XII beschrieben. Es wird am Abend sehr fein geschrotet und über Nacht eingeweicht. Am Morgen dann gut garquellen lassen. Die Milch niemals mitkochen. Das Getreide schließt sich dann weniger gut auf und die Milch verliert durch das Kochen an Wert. Wir schnitzeln gern in den Brei einen Apfel oder fügen anderes Obst bei, dann gibt's was zu kauen. Dem gleichen Zweck dienen süße Mandeln oder Haselnüsse. Ein Fertig-Müsli jedoch möchten wir für das kleine Kind nicht empfehlen.

## Zwischenmahlzeiten

Was wir dem Kinde zwischen den drei Hauptmahlzeiten zu essen geben, machen wir von seiner Konstitution, seinem Appetit, der Gewichtskurve und dem Kräftezustand abhängig. Auch richten wir uns nach den Jahreszeiten. Wenn das Kind im Winter aus der Kälte heimkommt, wird ihm ein warmer Tee oder warme Milch mit Honig, Nüssen, die selbst geknackt werden, ein Apfel oder eine Apfelsine, dabei ein Stück Knäckebrot mit Butter bestrichen, gut tun. Im Sommer dagegen erfrischt ein Schälchen Dickmilch, über die wir einige Beeren oder Knusperflocken streuen. Ist keine Dickmilch zur Hand, tut es ein Becher Bioghurt auch.

In den Jahreszeiten des Übergangs kombinieren wir unseren Sommer-

und Winterfahrplan je nach Bedarf. Dabei kosten wir im Herbst die Fülle der Früchte, die ja noch bis Weihnachten reicht, voll aus. Dann helfen wir uns mit Äpfeln, Apfelsinen und mit Dörrobst. Dieses muß nur stets eingeweicht werden, da es sonst zu zäh und die Süße zu konzentriert ist. Aber Vorsicht: es sollte nicht geschwefelt sein!

## Das Mittagessen

Bei der Hauptmahlzeit sind wir bemüht, entsprechend unseren Betrachtungen im II. Kapitel, alle Teile der dreigliedrigen Nahrungspflanze auf den Tisch zu bringen. Dabei setzen wir gewisse Schwerpunkte, je nach der Konstitution des Kindes, den kosmischen Rhythmen (s. S. 85) und der Jahreszeit. Die Grundlage bildet das Getreide. Hier können wir kunstvoll individualisieren. In diesem frühen Alter bevorzugen wir zarte Zubereitungen wie Hirseklöße, fein geschrotete Gerste, gut ausgequollen, vielleicht überbacken, oder knusprigen Weizen-Quarkblätterteig. Ein Reis- oder Haferauflauf mit Früchten wird von den Kleinen sehr geschätzt. Auch Buchweizen ist leicht verdaulich und sehr zu empfehlen. Ganze Körner sind meist erst vom 3. Lebensjahr ab zu bewältigen. Bis dahin geben wir sie durch die Passiermaschine. Das Gemüse ist passend zum Getreide zu wählen. Dabei sind natürlich keine schematischen Zuordnungen zu treffen. Oft wird sich auch die Hausfrau nach dem richten müssen, was auf dem Markt ist.

Manches können wir ergänzen, so die Möhre durch ein blütiges Element wie Honig oder Öl. Zu den Kohlarten fügen wir gerne Blüten hinzu wie Holunder, Nelken oder Kamille, auch Pfefferminze eignet sich gut hierfür. Eventuell auch Senfkörner oder Kümmel. Die Gewürzkräuter machen die Speisen nicht nur bekömmlicher, sie werten sie auch durch kosmische Licht- und Wärmekräfte auf. Das blütige Element, das an die ätherischen Öle gebunden ist und sich mit diesen in der Blüte verströmt, wird in den Gewürzkräutern gehalten und in Blatt, Same oder Wurzel angereichert. Eine notwendige Ergänzung spenden die Gewürzkräuter dem Getreide, das ja ein ausgeprägtes aromatisches Element entbehrt.

Wir schmecken für das kleine Kind sehr sorgfältig und zart ab. Doch keine Angst vor der würzigen Note, die von vielen der Kleinen schon frühzeitig geliebt wird und den Appetit anregt. Sie schenkt uns auch die Kräuter-Sauce. Diese rundet zudem die Zweiheit Getreide – Gemüse durch ein drittes, verbindendes Element ab.

Da auch das Auge mitspeist, dürfen wir nicht vergessen, alles schön und farbig herzurichten. Und niemals zuviel auf den Teller tun! Lieber häufiger nachfüllen. Ein paar Blatt grüner Salat, vor dem Hauptgang gereicht, angemacht mit Bioghurt und saurer Sahne, etwas fein geriebene Möhre oder gewiegtes Sauerkraut erfrischen und regen die Verdauung an. Als Einleitung hat sich eine kleine Schale Gemüsebrühe bewährt.

Und der Nachtisch? Der kann bisweilen viel Freude bereiten. Er ist für unseren kleinen Liebling oft die Krone des ganzen Mahls. Aber leicht und anmutig muß er sein. Nahrhaftes gab's ja schon vorher genug. Also ein Duft, ein Hauch, eine Phantasie aus Fruchtigem, etwas geschlagenem Quark oder Sauermilch, geraspeltes knuspriges Backwerk darübergestreut, in der Mitte einen Tupfen Schlagsahne, eine Kirsche oder Nuß, oder auch ein Schälchen Kompott, ebenfalls lustig garniert – winkt das alles, sobald der Teller leer gegessen ist, wird oft auch das „Scheußlichste" vorher widerspruchslos verzehrt.

## Das Abendbrot

„Salziges erweckt und Süßes löst". Diese alte Weisheit legt uns nahe, am Morgen Pikantes und zum Abendessen Süßes zu bevorzugen. Das entspricht auch dem Leberrhythmus; denn am Nachmittag beginnt die Leber ihre Aufbauphase, sie reichert Glykogen an, einen stärkeähnlichen Stoff, den sie aus Zucker bildet.

Also gibt es abends einen Brei aus Hirse oder Buchweizen mit Milch und Honig, Rübensirup oder einem Frucht-Rohsaft. Zu viel rohes Obst kann zu dieser Tageszeit Gärungen im Darm verursachen. Statt des Breies können wir auch Brot geben mit einem der im Rezeptteil beschriebenen Aufstriche. Als Getränk reichen wir zum Brot etwas Milch oder Kräutertee.

## Braucht das Kleinkind Fleisch und Eier?

Wir haben das Thema der Ernährung mit Fleisch und Eiern bereits im vorigen Kapitel berührt und waren uns einig, daß diese beiden Nahrungsmittel bei der Säuglingsernährung zu meiden sind. Wie verhält es sich aber nun beim Kleinkind? Wir wollen uns vor Einseitigkeiten und sektiererischem Fanatismus hüten. Das verbreitetste Dogma indessen, das heute in den maßgeblichen Kreisen der Ernährungswissenschaft vertreten wird und die Volksmeinung bestimmt, ist dieses: Ohne Fleisch kann das Kind nicht kräftig und gesund heranwachsen und verliert die Widerstandskraft gegen Infektionen. Diese Meinung ist zum Teil richtig; sie gilt überall da, wo der Ernährung die Grundlage des vollen Korns fehlt. Bei einer schmackhaften und vielseitigen Getreideernährung mit Milchprodukten, Früchten, Obst und hochwertigen Ölen ist jedoch Fleisch entbehrlich. Das lehrt die Erfahrung vieler Ärzte.

Aber wir wollen auch daraus kein Dogma machen und das Fleisch ein für allemal verbieten. Wenn das Kind nach Fleisch verlangt, soll es dieses erhalten, nur in Maßen und in bester Qualität, d.h. vom Demeterhof. Denn das Fleisch ist nicht nur das teuerste Nahrungsmittel – Getreidekost ist viel billiger – sondern auch das qualitativ gefährdetste. Zur Aufzucht der Tiere, Wurstbereitung, Haltbarmachung werden Manipulationen vorgenommen, die gerade für die Kinderernährung höchst bedenklich sind.

Wir sollten uns nicht mit den unwürdigen Aufzuchtbedingungen des Schlachtviehs in den Massentierhaltungen verbinden und uns außerdem bewußt machen, daß zur schnellen Aufzucht Wirkstoffe verwendet werden wie z.B. Psychopharmaka, wodurch die Fleischqualität erheblich beeinträchtigt wird. Bei den Produkten vom Demeter-Hof kann man wissen, daß sie in keiner Weise der Natur entfremdet und verfälscht sind.

Durch das Fleisch nehmen die Kinder aber etwas vom seelischen Wesen des Tieres in sich auf. Das regt sie in der Selbstbehauptung, im emotionalen Teil ihres Wesens an. Völker, die kämpferischen Mut entwickelten, waren meist Fleischesser; Menschen, die ihre Interessen und ihre Begeisterung mehr an den großen geistigen Zusammenhängen der Welt entzündeten, bevorzugten Pflanzenkost oder auch Milch; denn die Milch ist frei vom Seelenwesen des Tieres.

Das gleiche gilt für den Eierkonsum. Mit Eiern sind wir beim Kleinkind sehr zurückhaltend. Bis zum 3. Lebensjahr vermeiden wir die Eier gänzlich. Dann ist durchschnittlich ein Ei pro Woche erlaubt. Das Hühnereiweiß ist streng artgebunden. Diese Eigenart muß das kleine Kind überwinden, kann es aber erst, wenn auch der Geschmack und die eigene Bildekraft genügend ausgeprägt sind. Geschieht diese Anforderung zu früh, wird der Nahrungsinstinkt gestört und nicht genügend differenziert. Dieser instinktive Gradmesser für das, was gut oder nicht gut tut, kann später auch die Grundlage geben, um gegenüber geistigen Realitäten sinnesoffen zu sein und unterscheiden zu können. Und wie bei Fleisch gilt auch für die Eier: Stammen diese von einer Käfighaltung, trägt der Käufer die Mitverantwortung für die dort betriebene Tierquälerei.

## Mein Kind hat keinen Appetit

Bisweilen kommen im Leben unseres Kindes Tage, an denen es nicht essen mag. Das kann verschiedene Ursachen haben: Irgendeine Krankheit kündet sich an, oder der schlechte Appetit blieb als deren Folge zurück. Oder die Wurzel des Übels liegt in einer inneren Krisensituation mit allerlei Kümmernissen. Die Mutter ist vielleicht oft fort, ein Geschwisterchen fehlt, das Kind ist einsam. Von dem vielen Spielzeug ringsherum nimmt es eins nach dem anderen in die Finger, ohne wirklich etwas damit anfangen zu können. So ist es auch mit all den Eindrücken und Geräuschen, die ständig da sind, so ist es auch mit den Leckereien, mit denen man ihm eine Freude zu machen versucht. Viele Kinder sind heute freudlos. Ein erschreckendes Zeichen der Zeit, in dem auch eine Ursache der Appetitlosigkeit liegen kann.

Man sieht oft die Unsitte, daß die Kinder stundenlang auf einem trockenen Brötchen kauen, quasi als Zwischenmahlzeit. Dann fehlt der Appetit, wenn zu gegebener Stunde etwas Wichtiges gegessen werden soll. Unrhythmische Nahrungsaufnahme ist eine wesentliche Ursache dafür, daß Kinder schlecht essen. Appetitlosigkeit bedeutet Interessenlosigkeit des Organismus an der Nahrung. Das kann auch darauf hinweisen, daß die Ernährung falsch ist: Es wird dem Verdauungssystem zu viel zugemutet. Die Mutter frage sich: Lege ich nicht einen falschen Maßstab an die Verdauungskraft des Kindes? Gehe ich nicht vielleicht zu stark von den eigenen Eßgewohnheiten aus?

Magere, asthenische Kinder benötigen eher kleine aber häufigere Mahlzeiten. Man kann dem Gemüse etwas Butter oder Sahne zufügen.

Eine Ursache der Appetitlosigkeit am Morgen liegt oft darin, daß das Kind, wenn es zum Essen gebeten wird, noch nicht ganz wach ist und sich gedrängt fühlt.

Oft sind Einzelkinder appetitlos, die in einem Milieu leben, das nicht auf Kinder abgestimmt ist. Die Mütter sind vielleicht auch rührend viel um ihren Zögling herum, aber dadurch nimmt das Kind an all ihren

Ängsten und Erregungen teil. Kommt es in eine heitere, problemlose Atmosphäre mit anderen Gleichaltrigen, stellt sich meist sofort ein gesunder Appetit ein.

Was kann die Mutter unter den gegebenen häuslichen Verhältnissen tun? Jegliche Überfütterung vermeiden – auch die mit anderen Sinnesreizen, vor allem weniger Spielzeug, dafür aber nur gutes! Und bei Beginn einer gezielten diätetischen Behandlung nur minimale Portionen zu essen anbieten. Nur keine Angst: Das Kind verhungert nicht. Aber peinlich genau die Essenszeiten einhalten. Und gute Tischsitten pflegen. Bisweilen versuchen Mütter ihrem appetitlosen Kind mit einigen Schlichen doch noch etwas einzuverleiben: Sie füttern es beim Spiel, Baden oder gar beim Töpfen. Das führt zu keinen guten Gewohnheiten.

Ein paar Blümchen gehören auf den Tisch, oder wir zünden eine Kerze zur Mahlzeit an. Die Stimmung ist heiter, zuversichtlich, völlig problemlos. Ohne jeden Zwang wird das Essen gereicht.

Der Kostplan sieht zur Einleitung einer Kur gegen Appetitlosigkeit etwa so aus:

Morgens nur eine Tasse Kräutertee.
Um 10 Uhr eine Buttermilchspeise.
Mittags ein Schälchen Gemüsebrühe und etwas frischen Gemüsepreßsaft.
Nachmittags Obst.
Abends Bioghurt oder Magerquark mit Fruchtsaft.

Strenge Aufsicht, daß zwischendurch nichts gegessen wird, insbesondere keine Süßigkeiten. Nach einigen Tagen vorsichtiger Aufbau:

Morgens ein wenig Brot mit besonderem Aufstrich (siehe Rezept), Malzkaffee mit wenig Milch.
Mittags anregende, leichte Gemüse, mal etwas Gurke, Tomate, wenige Löffel von Gerste, Hirse, Buchweizen, gut gewürzt, evtl. etwas überbacken, appetitlich mit grüner Beilage angerichtet; ruhig auch einmal zur Abwechslung eine Kartoffel mit Kräuterquark und grünem Salat.

Wir müssen den individuellen Bedürfnissen entsprechend vorgehen, dürfen uns aber nicht von Launen tyrannisieren lassen; sicheres, bestimmtes Auftreten. Niemals das Kind fragen: Möchtest du dies oder jenes? Das gibt ein nie endenwollendes Spiel. Das Kind weiß doch gerade nicht, was es will. Das muß die Mutter ertasten und auf den Tisch bringen. Wird es nicht angenommen, verschwindet es wieder – anderes erscheint nicht bis zur nächsten Mahlzeit. Aber man sollte dann nicht das Abgewiesene aufgewärmt servieren.

Bei der Auswahl der Speisen für das appetitlose Kind kann uns jedes echte rhythmische Element helfen. So geben wir die verschiedenen Gemüse und Getreide nach dem Saatkalender von Maria Thun. Wir verweisen auf die Arbeit von Barbara Goletz[16]. Also, wenn der Mond in einem Erdzeichen steht, im Steinbock, Stier oder der Jungfrau, versuchen wir es bei unserem appetitlosen Kleinen mit Wurzelgemüse, während wir an einem „Blatt-Tag" die Chance zu einem Blattgemüse nützen.

Fördernd auf den Appetit wirkt Bewegung und Spiel in frischer Luft. Allerdings kann es auch manchmal des Guten zu viel sein, so daß das Kind abgetobt nach Hause kommt und nur zu trinken verlangt. Da gilt dann das alte Sprichwort: Wo ein Brauhaus steht, steht kein Backhaus.

## Mein Kind ist leicht ermüdbar

Wenn das Kind nach jedem Essen ein abnormes Bedürfnis hat, sich auszuruhen und hinzulegen, also mit seiner Verdauung nicht zurecht kommt, weist dies darauf hin, daß man dem Kinde zu häufig Nahrungsmittel anbietet, die das Verdauungs-System zu wenig in Anspruch nehmen. Die Kräfte der Verdauung sind ja da und wollen eingesetzt werden. Wir können uns eine Art Reservoir von Kräften denken, aus dem die Ernährungsvorgänge unterhalten werden. Bleiben sie ungenutzt, schoppt sich der Organismus gewissermaßen mit ihnen an. Daran hat er zu tragen, das macht ihn müde.

Welche Speisen beanspruchen die Verdauungsfunktion zu wenig? In erster Linie das Fleisch. Pflanzenkost erfordert vom Menschen einen stärkeren Einsatz. Das Tier hat die Pflanzennahrung schon in seinem Organismus auf eine dem Menschen nähere Stufe gehoben. Wenn der Mensch Fleisch vom Ochsen verspeist, dann ist das leichter verdaulich als Kohl; denn der Ochse hat dem Menschen die innerliche Arbeit abgenommen, die er sonst selbst zu leisten hätte.

## Wird mein Kind auch nicht zu dick?

Wir erwähnten schon beim Säugling: Es gilt achtzugeben, daß unsere Kinder nicht zu dick werden. Hier und da spukt noch die landläufige Meinung in den Köpfen, ein Kind mit reichlichem Fettpolster verfüge bei Krankheiten über größere Kraftreserven. Im Gegenteil: Das schlanke Kind ist widerstandsfähiger und überwindet in der Regel viele Krankheiten leichter als das dicke.

Das Kleinkindalter ist entscheidend für die Ausbildung von Fettsucht. Was in dieser Zeit an Fettzellen angereichert wird, ist später nicht mehr einzuschmelzen. Das Kind bleibt ein Dickerchen und wird auch als Erwachsener sein Bäuchlein vor sich hertragen müssen. Das Sprichwort „Der kluge Mann baut vor" hat hier seinen Sinn verloren. Es wird nur der Boden bereitet für spätere Erkrankungen wie Diabetes, Gicht, Arteriosklerose und Bluthochdruck. Darum nicht zu viel Fett, keine Weißmehlprodukte und Schleckereien!

## Was schmeckt dem Kind?

Wir sind bemüht, die rechten Bedürfnisse im Kind zu wecken. So werden wir ihm nicht aufzwingen, was uns selbst gefällt, sondern wenn wir wissen, daß eine bestimmte Speise ihm gut tut, sorgen wir dafür, daß es zuerst Geschmack für sie empfindet, daß wir ein Verlangen in ihm erregen, so daß es von sich aus diese Speise begehrt. Auf diese Weise müssen wir den Nahrungstrieb und die Begierde hinlenken auf das, was das Kind braucht für seine Entwicklung. Rudolf Steiner sagt in einem Vortrag vom 22. 12. 1909 in Berlin (GA 116), daß wir mit einem solchen Vorgehen den Lebenskern des Kindes treffen und dazu beitragen, daß es später, in der zweiten Lebenshälfte, kraftvoll und freudig aus dem Zentrum seines Wesens heraus wirkt, während es sonst innerlich früh altert und in seiner Seele „dürr und trocken" wird.

# VI Das Schulkind

In den ersten sieben Lebensjahren werden Gehirn und Nervensystem des Kindes soweit ausgebildet, daß mit der Schulreife das Köpfchen zum Schreiben, Lesen und Rechnen gebraucht werden kann.
Zwischen dem Zahnwechsel und der Pubertät tritt die Ausbildung eines anderen Organsystems in den Vordergrund: des Herzens und der Lungen. Das Kind erlebt sich dann stärker in Atmung und Blutkreislauf. Und wie im Kleinkind Gehirn und Nervensystem veranlagt werden, damit es im Schulalter zum Lernen bereit ist, so wird nunmehr die Organwelt geschaffen für das Fühlen, welches sich erst später frei entfalten kann. Freilich empfindet schon das Schulkind Leiden und Freuden – wie unser Kleines im Kindergarten vor der Schulreife ja auch bereits schlau und pfiffig in die Welt schaut – die wirkliche Lösung vom Organisch-Bildsamen, das freie Strömen der Gefühle ist erst dem reiferen jugendlichen Alter vorbehalten. Es ist ein Ergebnis der Harmonisierung von Atem und Herzschlag (s. Kapitel I).

## Ernährung und rhythmische Funktionsordnungen

Durch die Tätigkeit von Herz und Lungen prägt sich eine rhythmische Funktionsordnung aus. Dabei sind beide, der Herzschlag und der Atemstrom, aneinander gekoppelt: Auf vier Pulsschläge kommt ein Atemzug. Dieser Puls/Atem-Quotient, in der Regel 4:1, wird bei bestimmten Konstitutionstypen oder durch krankhafte Vorgänge aus der normalen Gleichgewichtslage gebracht. Zum Beispiel tendiert der Typ des Abend-Nachtmenschen, die sogenannte Eule, zu 3:1 hin, der Frühaufsteher, die „Lerche", steigt dagegen gern über die Vierzahl hinaus.

Was hat das alles mit Ernährung zu schaffen? Nun, wir meinen: sehr viel! Denn es zeigte sich uns in jahrelangen Untersuchungen, daß die Ernährungsweise den Puls/Atem-Quotienten je nach ihrer Art entweder normalisiert oder aus der Gleichgewichtslage hinaustreibt.

Für das Schulkind ist dieser Effekt von besonderer Bedeutung, denn in der Entwicklung dieser Altersstufe gehört ja die größte Intensität dem rhythmischen Bereich.

Wie wirkt die Stoffwechseltätigkeit auf das rhythmische System? Die Kräfte der aufgenommenen Nahrung drängen zur Herz-Kreislaufbewegung hin, die auf eine individuell gesteuerte Pulsation eingestimmt ist. Was als Stoffwechseltätigkeit heranströmt, muß aufgefangen werden vom eigenen Rhythmus des Menschen. So wird durch jede Nahrungsaufnahme das Herz beansprucht; das drückt sich durch Erhöhung des Schlagvolumens aus, (d.h. die Blutmenge, die das Herz bei jedem Schlag zu bewältigen hat). Schon nach einer einfachen Mahlzeit, z.B. Reis, steigt das Schlagvolumen oft um das Mehrfache an. Dadurch können krisenhafte Situationen ausgelöst werden: Der Herzinfarkt überfällt einen Kranken oft beim Essen. Aber die Möglichkeit einer Vorsorge haben wir in unseren Gewürzkräutern. Würzen wir den Reis mit Curry oder Paprika, bleibt die Erhöhung des Schlagvolumens aus – aber nur, wenn der Kostgänger das Gewürz richtig schmeckt. Es nützt gar nichts, wenn er den Bissen achtlos hinunterschlingt[37]. Wir sehen daraus, wie wichtig es ist, die Kinder zu richtigem Kauen und Schmecken anzuleiten.

Das Organ, welches die Einfügung der Nahrung in die eigenen rhythmischen Funktionen bewirkt, ist die Milz[15]. Sie hilft, die Eigenregsamkeit in den Bildkräften der Nahrungsstoffe zu überwinden. Dadurch wird sie bei jeder Mahlzeit beansprucht. Neuere Untersuchungen haben diese Angabe Rudolf Steiners bestätigt und gezeigt, daß die Milz nach dem Essen ihre Funktion deutlich steigert.

Nun scheint das alles für ein gesundes Kind nicht von schwerwiegender Bedeutung zu sein. Aber die rhythmischen Organe werden – wie wir sahen – besonders in der Schulzeit aufgebaut und in ihren Funktionen eingestimmt. Da wird manches für das spätere Leben in gewisse Bahnen gelenkt. Wir deuteten schon darauf hin, daß die Verhältniszahl von Puls und Atem durch die Ernährungsweise beeindruckt wird. Wie sieht das im einzelnen aus? – Es hat sich deutlich gezeigt, daß eine Kost auf der Grundlage des Getreides zusammen mit Gewürzkräutern harmonisierend auf die rhythmischen Funktionen wirkt, während nach einer konventionellen Kartoffel-Fleischkost dieser günstige Effekt nicht zu beobachten ist.

Zum Aufbau der rhythmischen Ordnungen gehört auch die Frage: Zu welcher Zeit soll das Kind im Laufe des Tages essen? Und sollen wir morgens und abends bestimmte Speisen bevorzugen? Eines ist sicher: Die

Mahlzeiten sind immer zur gleichen Stunde einzunehmen. Ganz falsch ist es, zwischendurch häufig etwas zu essen. Das belastet die Milz, das Kind wird zappelig im Stoffwechselbereich, und die rhythmische Mitte muß sich ständig gegen das irritierende Element wehren. In bestimmten Fällen können wir jedoch Zwischenmahlzeiten einlegen, aber dann möglichst regelmäßig.

Die Nahrungswahl richten wir gerne nach dem Leber-Rhythmus. Ab 3 Uhr nachmittags baut dieses Organ seine Substanz auf, ab 3 Uhr früh setzt eine sekretorische Phase ein. Volkstümlich ausgedrückt: Iß morgens wie ein Fürst und abends wie ein Bettler. Aber unser kleiner Fürst muß dann früh auch richtig wach sein und darf sich nicht durch den bevorstehenden Schulbesuch gedrängt fühlen. Vielleicht hat er in der Ruhe des Feierabends mehr Appetit. Dann werden wir uns nicht an die starre Regel klammern, sondern uns nach den Bedürfnissen des Kindes richten. Dem abendlichen Ausklang werden wir – der Aufbauphase der Leber gemäß – gern eine süße Note geben (s. Kapitel V).

Bei unseren Betrachtungen des Rhythmus müssen wir auch an den rhythmischen Aufbau der Nahrungsmittel selbst denken. Wie in allem Lebendigen, so wirkt und webt auch in den Nahrungspflanzen ein rhythmisches Element. Diesem begegnet bei der Ernährung der eigene Rhythmus des menschlichen Organismus. Und je stärker sich in die Pflanze kosmische Ordnungen einprägten, desto lebenskräftiger werden die Schwingungen im Menschen angeregt. Wieder ist auf die Bedeutung der Demeter-Qualität hinzuweisen.

Feinste Beziehungen zwischen kosmischen Rhythmen und Ernährung werden durch die Beobachtungen von Barbara Goletz[16] deutlich. Sie können für die Ernährungspraxis, besonders bei kränklichen und appetitlosen Kindern, von großem Wert sein. Die Methodik geht von den Untersuchungen von Maria Thun aus. Danach hat der Mond bei seinem monatlichen Gang durch den Tierkreis eine unterschiedliche Wirkung auf das Wachstum bestimmter Teile der Pflanze, je nach dem Sternbild, in dem er gerade steht. Von den zwölf Tierkreisbildern werden nach alter Tradition jeweils drei einem der vier Elemente Erde, Wasser, Luft und Feuer zugeordnet. So sprechen wir als die drei Feuerzeichen den Löwen, Widder und Schützen an, zum Wasser dagegen gehören Fische, Skorpion und Krebs, zum Luftelement Wassermann, Waage und Zwillinge, zur Erde Stier, Steinbock und Jungfrau. Auch bei der Pflanze können wir die vier Glieder: Wurzel, Blatt, Blüte und Frucht den Elementen zuordnen.

Nun hat Maria Thun gefunden, daß immer an den Tagen, wenn der Mond in einem wässrigen Zeichen steht, das Blatthafte der Pflanze impulsiert wird. Entsprechend wird das Blütige angeregt, wenn der Mond in einem Luftzeichen steht, in einem Feuerzeichen die Fruchtbildung und in einem Erdzeichen das Wurzelwachstum.

Das hat seine Konsequenzen für die Termine von Aussat, Bodenbearbeitung und Ernte. Will ich also große Radieschen ernten, wähle ich einen „Wurzeltag", ist mir mehr an der Samenbildung gelegen, muß ich abwarten, bis der Mond im Löwen, Widder oder Schützen steht.

Das alles sind landwirtschaftliche und gärtnerische Erfahrungen. Barbara Goletz übertrug sie auf die Ernährungsweise und riet den Müttern, deren Kinder schlecht aßen oder nach einer Krankheit zu Kräften kommen sollten: Bevorzugt an einem Wurzeltag Wurzelgemüse, am Blattag Blattgemüse, gebt am Blütentag reichlich Blütentees, Holunder, Honig, Gewürze aus Blüten oder Blumenkohl und an einem Fruchttag vorwiegend Früchte und Samen.

Das Getreide nahm in diesem Kreis eine Sonderstellung ein: Weizen ergab sich der Autorin als zur Frucht gehörig, Hirse, Hafer und Buchweizen zur Blüte, Gerste zum Blatt und Roggen zur Wurzel.

## Die gesunde Entwicklung von Herz und Lungen als Ernährungsproblem

Bei unseren Versuchen, in ganzheitlicher Betrachtungsweise eine Nahrungsbeziehung zwischen der dreigliedrigen Pflanze und dem Menschen zu finden, konnten wir im 2. Kapitel dieses Buches sagen: Blatt und Stengel der Pflanze wirken auf Herz und Lungen des Menschen. Wir werden also dem Schulkind viel grünen Blattsalat, Rapunzel und Kresse als Frischkost reichen, ferner Wildkräuter, die verschiedenen Kohlarten und alles grüne Blatt- und Stengelgemüse. Im Blatt atmet die Pflanze, nimmt das Licht auf, bildet die Kohlenhydrate.

Wie Rudolf Steiner in einem Vortrag vom 31. 7. 24 ausführt, sind im grünen Blatt auch Fettprozesse veranlagt. Dabei kommt es zwar nur zu einem geringen stofflichen Niederschlag in Form eines dünnen Fettfilms auf der Oberfläche von Salatblättern und einigen Kohlarten. Die starke Dynamik dieser Fettbildung kann jedoch im Menschen entsprechende Prozesse aktivieren.

Die Fette gelangen im Menschen durch den sogenannten Brust-Milchgang in den Herz-Lungenbereich und werden dort in die innermenschliche Sphäre aufgenommen. Sie dienen als Wärmespender im Blutkreislauf und kräftigen die innere Struktur der Lungen. Zur Vorbeugung und Behandlung der Tuberkulose ist ein gewisses Fettquantum in der Nahrung erforderlich. Doch sollten wir uns hüten, des Guten zu viel zu tun und zur Vorsorge unserem Kind ein Bäuchlein anmästen. Wieviel Gramm ein Kind täglich braucht, läßt sich nicht mit einer Zahl festlegen, denn die Qualität ist entscheidend (siehe Kapitel XI). Zudem ist ja sattsam bekannt: Der Hans braucht viel mehr Fett als der Fritz, da er ein viel schlechterer „Futterverwerter" ist.

Ähnlich steht es mit dem Eiweiß. Freilich benötigt das heranwachsende Schulkind sein Quantum, um die Organe auszubilden. Aber im Übermaß gegeben – wir warnten schon beim Säugling und Kleinkind davor – schießt die Entwicklung gleichsam überstürzt und massig ins Kraut. Zur „Johannizeit des Lebens", wenn die Gewebe noch bildsam und weich sein sollten, erschreckt uns eine frühe Härte; wir werden später kein reiches Fruchten erleben.

Das Herz kann nur in rechter Weise tätig sein, wenn ihm mit der Nahrung ausreichend Magnesium zugeführt wird. Dieses Metall beansprucht eine Schlüsselstellung beim Bewegungsablauf des Herzmuskels. Im Blattgrün ist es an zentraler Stelle vertreten; also werden wir auch in dieser Hinsicht alles Grüne in der Nahrung zu schätzen wissen. Der allerbeste „Magnesiumlieferant" jedoch ist das Getreide – aber nur das volle Korn. Und weil die Menschen dies so wenig achten, nehmen die Störungen der Herzfunktion schon bei Kindern beängstigend zu.

Aber auch die Atmung ist oftmals gestört. Ein Schularzt beobachtete, daß etwa 40 % der Schulkinder falsch atmen. Das hat die verschiedensten Ursachen. Wir sollten auch an die Ernährung denken und fragen, ob in der Nahrung die sogenannten Atemfermente wie Eisen und Magnesium ausreichend enthalten sind. Denn jede Zelle muß atmen können und braucht dazu diese Substanzen.

Das Getreide kräftigt ganz allgemein Herz und Lungen. In seinen Vorträgen vor den Bauarbeitern am Goetheanum hat Rudolf Steiner diese Tatsache eindringlich unterstrichen: „Weizen, Korn und Gerste machen – wenn man sie ißt – Herz und Lungen stark!" Durch nichts werden die Brustorgane so leistungsfähig wie durch Getreidekost. – Und dann fügte er hinzu: „Die Lungentuberkulose konnte sich in Europa erst ausbreiten, als das Getreide durch die Kartoffel verdrängt wurde und durch die Raffinierung eine Entwertung erlitt." Und noch einmal sei betont: durch eine gesunde Entwicklung der rhythmischen Mitte im Organismus wird ein starkes Gefühlsleben für das spätere Alter begründet.

## Konzentrationsfähigkeit und Gedankenbildung im Zusammenhang mit Ernährungsfragen

Wie schwer haben es viele Schulkinder, sich zu konzentrieren! Die Gedanken schweifen leicht ab von einem Eindruck zum anderen. Das hat verschiedene Ursachen. Eine bedeutende ist die mangelhafte Ernährung. Wo liegen hier die Verknüpfungen? Was hat die Nahrung mit der Funktion des Nervensystems zu tun? Versuchen wir, das Problem von verschiedenen Seiten zu beleuchten.

Wir entdecken zunächst, daß Gehirn und Nervensystem sehr empfindlich gegenüber der Blutzufuhr reagieren. Die eigentlichen Gehirnzentren – die sogenannte „weiße Substanz" – sind von dem „grauen Gehirnmantel" umgeben, einem Gewebe, das reich an Blutgefäßen ist und der Ernährung der weißen Substanz dient. Wenn wir den Sauerstoffbedarf verschiedener Organe vergleichen, sehen wir, daß das Gehirn weitaus die höchsten Werte aufweist:

 Skelettmuskel = 0,004 ccm pro Gramm und Minute
 Herzmuskel = 0,010 ccm pro Gramm und Minute
 Niere = 0,026 ccm pro Gramm und Minute
 Gehirn = 0,360 ccm pro Gramm und Minute

Das Gehirn ist demnach am empfindlichsten von allen Organen gegenüber mangelnder Blutzufuhr. Wenn wir einen Arm abschnüren, müssen wir die Binde nach etwa 30–40 Minuten lösen, um eine Schädigung des Gewebes zu verhüten. Das Gehirn dagegen verträgt eine Blockade nur wenige Sekunden. Es tritt sofort Bewußtlosigkeit mit lebensbedrohenden Zuständen ein. Schon leichte Durchblutungsstörungen des Gehirns infolge Kreislaufschwäche sind von Dumpfheit im Kopf und Konzentrationsschwäche begleitet.

Der Stoffwechsel des Nerven-Sinnessystems gewinnt seine „Energie aus der „Verbrennung" des Zuckers. Im eigentlichen Sinn ist der Vorgang jedoch keine Verbrennung; wir treffen besser die wahren Verhältnisse, wenn wir den Vergleich der Atmung wählen und sagen: Der Zucker wird veratmet. Diese Bedeutung des Zuckers für die Gehirntätigkeit erkennen wir daran, daß einer Unterzuckerung des Blutes Bewußtseinstrübungen bis zu schwerem Schock mit Ohnmacht folgen.

Im keimenden Korn finden wir auch einen Zuckerstoffwechsel. Aus der Stärke bildet sich beim Mälzen der Zucker, der dann aufgelöst wird und dadurch das Wachsen des Keimlings bewirkt. Das könnte nicht geschehen, wenn nicht das ganze Korn so angelegt wäre, daß gewisse Substanzen, die in den Randschichten eingelagert sind, als Fermente mitwirkten. Dieselben Stoffe werden auch beim Zuckerabbau im menschlichen Nerven gebraucht und sind als „Nervenvitamin", das sogenannte Vitamin $B_1$, bekannt. Sie müssen mit der Nahrung zugeführt werden. Der Hauptlieferant ist das volle Korn. Fehlen sie, kann der Zuckerstoffwechsel nicht zu Ende geführt werden. Es bilden sich schädliche Restprodukte wie Milchsäure und Bernsteinsäure; die Nierenfunktion wird gestört. Wie man bei Versuchen mit Studenten festgestellt hat, die mit einer an Vitamin $B_1$-armen Kost ernährt wurden, treten als Folge Konzentrationsschwäche, Antriebslosigkeit, Unruhe, Nervosität und Herzklopfen auf.

Wir wiesen schon in der Einleitung auf eine erschreckende Zahl hin: 70% *aller Schulkinder* leiden an einem Mangel an Vitamin $B_1$. Bei ¾ der Kinder liegen die Werte sogar unter 80% des Mindestbedarfs. Dem wäre leicht durch Vollkornverzehr abzuhelfen. Warum wird so wenig für die Aufklärung der Bevölkerung auf diesem Gebiet getan?

Eine andere Ursache für die Störung des Zuckerstoffwechsels im Gehirn liegt in einem zu niedrigen Gehalt des Blutes an Zucker. Wodurch ist das bedingt? Viele Kinder – zumeist ist es ein Drittel der Klasse – kommen ohne Frühstück zur Schule. Blutzuckertests in mehreren Schulen Bayerns haben bestätigt, daß bei diesen Kindern die Blutzuckerwerte erniedrigt waren. Damit zusammenhängend wurde ein Absinken der Leistungsfähigkeit beobachtet. Man stellte fest, daß Nervosität und Konzentrationsmangel bei überraschend vielen Schülern und Schülerinnen auf eine mangelhafte Ernährung zurückzuführen waren.

Die Senkung des Blutzuckerspiegels im Laufe der Schulzeit ist noch auf eine andere Tatsache zurückzuführen. Es mag vielleicht zunächst widersinnig erscheinen, wenn wir behaupten: Durch den Genuß von Weißmehlprodukten und Industriezucker kommt es zum Rückgang des Zuckers im Blut. Wie ist das zu verstehen? Führen nicht diese Erzeugnisse zu einer Erhöhung? Freilich – aber nur in der ersten Stunde! Dann folgt beim Gesunden im Gegenschlag ein Abfall unter die Norm. In dieser

Phase haben wir dann die mangelhafte Konzentrationsfähigkeit. Und noch mehr: Die Kinder sind besonders anfällig gegen Infekte.

Anders wirken Vollkornprodukte auf den Blutzucker. Hier steigen nach dem Verzehr die Werte zunächst nur mäßig an, halten sich dann aber mehrere Stunden über den Mittelwerten. Was können wir aus dieser Einsicht für die Ernährung unserer Schulkinder gewinnen? Die Antwort ist eindeutig: Die rechte Grundlage für den Vormittag gibt das Frühstück mit Vollkorn (siehe Kapitel XII). Das konventionelle Frühstück mit Weißbrot und süßer Marmelade bringt während der Schulzeit schon bald eine Phase des Blutzuckermangels mit allen Folgen. Dann verlangt das Kind instinktiv nach Zuckerwaren – zum Vorteil eines nahen Händlers. Aber der Erfolg der Erhöhung des Blutzuckers hält nicht lange an. Noch rascher als nach der ersten Gabe folgt wieder die Senkung. Und so geht es hin und her. Wir haben das so verbreitete Bild des ewig Süßigkeiten lutschenden Kindes. Aber wenn auch so der Blutzuckerabfall verhindert sein mag – wie steht es mit der Vitamin $B_1$-Zufuhr im Nerven?

Betrachten wir nun das Problem von einer anderen Seite und fragen wir: Was geschieht im Nerven bei der Gedankenbildung? – Jedermann weiß: Das Denken ist ein geistiger Vorgang. Die Gedanken werden vom Ich ergriffen, müssen dann aber durch die Vermittlung der ätherischen Bildekräfte in die physische Grundlage der Nervensubstanz eingeprägt werden. Diese Einprägung bedeutet gleichzeitig einen Substanzabbau. Es läßt sich heute mit den feinen Methoden der naturwissenschaftlichen Physiologie nachweisen, daß die Vorstellungstätigkeit mit einem Zerfall in den Nervenzellen einhergeht. Elektrische Ströme, die mit einer besonderen Methode, dem Elektroenzephalogramm gemessen werden, sind Folge dieses Vorgangs. Das Leben wird zurückgedrängt, es dominiert die Mineralisierung, ein „Salzprozeß".

Mit dieser Erkenntnis haben wir bereits einen Hinweis für die Ernährung gewonnen; denn wir können nun fragen, in welchem Pflanzenteil Salzprozesse bestimmend sind und dadurch eine Nahrungsbeziehung ableiten. An früherer Stelle haben wir schon darauf hingewiesen, daß im Wurzelbereich ein mineralisches Prinzip vorherrscht, und tatsächlich vermögen wir die Nerven-Sinnes-Tätigkeit durch eine Kost aus Wurzelgemüse zu unterstützen, worauf Rudolf Steiner mehrfach hingewiesen hat. – Das ist einfach in die Praxis umzusetzen: Wir geben dem Kind eine Möhre mit zur Schule. Aber auch im Vollgetreide ist das Salzprinzip der Wurzelkräfte ausgeprägt.

Die Konzentrationsfähigkeit hängt nun auch von der Nervensubstanz als solcher ab und von deren Bereitschaft zu zerfallen. Welche Substanzen sind dabei beteiligt? In erster Linie Eiweiß, Mineralien, insbesondere Kiesel und Phosphor.

Das Eiweiß tritt in verschiedenen Formen im Organismus auf, die sich nach ihrer Stabilität unterscheiden. Der Organismus wird ja ständig abgebaut und in gleichem Rhythmus wieder erneuert. Es gibt Eiweißarten, die in längeren Perioden umgebildet werden. Das sind sogenannte Skleroproteine mit einer Lebensdauer von ca. 160 Tagen. In den roten Blutkörperchen beträgt die Zeit 120 Tage, in der Leber 10 Tage und in den Nervenganglien nur 9 Stunden. Das Nerveneiweiß ist also hervorragend labil und stets zu Zerfall und Erneuerung bereit. Dieser rege Stoffwechsel ist an Mineralien gebunden, die im Organismus nur wenige Minuten stabil bleiben. In den Gehirnzellen ist das Eiweiß besonders an Eisen gekoppelt. Da es sich hierbei um höchst dynamische Prozesse handelt, können wir von einem Funktionszusammenhang von Eisen und Eiweiß sprechen als einem übergeordneten Formprinzip. Eine ähnliche Verbindung besteht zum Phosphor.

Der Anlaß zur Auflösung der Eiweißstruktur und der Einleitung des Salzprozesses wird aus dem geistigen Bereich gegeben. Von hier aus gräbt das Ich-Wesen des Menschen gleichsam in die Substanz seine Spur ein und schafft sich einen Abdruck. Wie ist dieser Vorgang zu denken? – Der Vermittler zwischen Geist und Materie ist im Nerven der Phospor. Phosphoros heißt wörtlich übersetzt: „Lichtträger", und besitzt als solcher eine hohe Dynamik und Möglichkeit der Auflösung bis dahin, wo seine Stofflichkeit „reine Kraft" wird. Anderseits ist er mit dem Eiweiß im Nervengewebe eng verbunden. Er kann also Kräfte aus dem geistigen Bereich aufnehmen und sie wie mit einem Siegel der Nervensubstanz einprägen. Dabei wird der Gedanke intellektuell greifbar, er „spiegelt sich" im Gehirn und kann vorgestellt werden.

Auch hier ergibt sich wiederum die Frage: Was folgern wir für die Ernährungspraxis? Es ist naheliegend, einen besonderen Wert auf die Eiweißqualität zu legen und Nahrungspflanzen aus biologisch-dynamischem Anbau zu besorgen. Bei diesen ist das Eiweiß „ausgereift" und gliedert sich in die Dynamik des menschlichen Stoffwechsels ein. Es ist „plastizierbar", höhere Formprinzipien können leicht seine Substanz prägen. Auch mit Phosphor und Eisen sollte das Eiweiß verbunden sein. Das ist in idealer Weise im Getreide der Fall. Also auch von dieser Seite her kommen wir zu dem Schluß: Das Vollgetreide ist die ideale Nerven- und Gehirnnahrung und hilft dem Schulkind, sich besser konzentrieren zu können.

Noch ein Weiteres sei angefügt: Wenn wir von Abdruck oder Spiegelung sprachen, ist damit nichts Festes, Statisches gemeint; Nerven-Sinnestätigkeit ist immer ein strömendes, geistiges Element. So beschreibt Rudolf Steiner den Vorgang nach dem Zerfallen der Eiweißsubstanz als ein „Durchströmen dieser zerfallenen Substanz mit Äthersubstanz, die zu ihrer Strömung durch Säuren, Salze, Phosphor und Schwefliges angefacht wird"[9]. Dann fügt er bedeutsam hinzu: „Das Gleichgewicht zwischen den beiden Vorgängen vermitteln die Fette und das Wasser". Damit wird auf eine alte Volksweisheit gedeutet: Gehirn und Nerven benötigen Fett in der Nahrung. Aber wir hüten uns vor einem Zuviel und legen Wert auf die Qualität, auf gutes Butterfett oder hochwertiges Öl.

Schließlich werden wir von Rudolf Steiner bei unserer Betrachtung des Nervensystems auf den *Kieselprozeß* gewiesen. In einem Vortrag in Arnheim 1924 heißt es: „Wenn man geistig schauen kann, was im Nerven-Sinnesprozeß des Menschen vorgeht, sieht man einen wunderbar feinen Prozeß, der in der Kieselsubstanz wirkt... Die Kieselsäure zeigt die Eigentümlichkeit, ‚aufgenommen zu werden von den Prozessen des Nerven-Sinnensystems'." An anderen Stellen erwähnt Rudolf Steiner, daß die Kieselsubstanz alles Geistige, das in der Welt webt und lebt, durch sich hindurchströmen läßt und damit eines der Tore an der Grenze zwischen Sinnes- und Geisteswelt bildet. Der Kiesel erschließt dem Ich-Wesen des Menschen seinen Leib und schafft dadurch die Möglichkeit einer individuellen Seelen- und Geistentfaltung im Organismus.

Die Anregung der Kieselprozesse durch die Nahrung ist im besonderen durch das Getreide gegeben. Immer wieder werden wir auf die Bedeutung dieses Grundnahrungsmittels hingewiesen.

Wir wollen zum Abschluß des Kapitels noch zwei Nahrungsmittel erwähnen, die zwar weniger die Konzentrationsfähigkeit direkt beeinflussen, aber der Gedankenbildung und damit der Denkungsweise eine gewisse Tönung geben. Es sind die *Kartoffel* und das *Fleisch*.

Der Wert der Kartoffel als Nahrungsmittel wird im allgemeinen nach ihrem Gehalt an Wirkstoffen eingeschätzt, und dabei schneidet sie gar nicht schlecht ab. Rudolf Steiner hat jedoch darauf hingewiesen, daß sie eine Beziehung zum menschlichen Gehirn entwickelt, die nicht aus den Einzelkomponenten verständlich wird, sondern nur aus ihrem Eingefügtsein in den Gesamtzusammenhang von Natur und Geist. Er erklärt: Während die Stärke des Getreidekorns dem menschlichen Organismus so gemäß ist, daß er sie leicht schon im Darm abbauen kann, gelingt dieses bei der Kartoffelstärke nicht; es bleibt ein nicht ganz überwundener Rest von Eigendynamik, die das Gehirn belastet, denn die geistige Wirksamkeit der Kohlenhydrate in der Nahrung entfaltet sich im Gehirn. Dadurch wird dieses Organ, das ja anderen Funktionen dienen sollte, als unverdaute Reste aus dem Verdauungstrakt zu verarbeiten, schwach. „... wenn der Mensch zuviel Kartoffeln ißt, verkümmert sein Mittelgehirn, und es können sogar... die Sinne leiden. Denn im Mittelhirn, im Vierhügelkörper, im Sehhügel etc. sind die Quellen der wichtigsten Sinnesorgane" (Rudolf Steiner, Vortrag vom 23. 1. 1924, GA 352). Aber auch der Instinkt ist an das Mittelhirn gebunden, und damit ergibt sich als wesentliche Folge des übermäßigen Kartoffelgenusses ein allgemeiner Instinktverlust. Auf der anderen Seite erwähnt Rudolf Steiner, daß das Vorderhirn bei der Kartoffelernährung frei bleibt und die Gedankenbildung nach dort verlagert wird. Was geschieht dadurch? Das Denken erhält einen bestimmten Charakter, denn mit dem Vorderhirn denkt der Mensch intellektuell, materialistisch bezogen; das im Mittelhirn sich vollziehende Denken ist geistig gegründet.

Rudolf Steiner erklärt dieses in einem Vortrag vor Arbeitern am Goetheanum vom 22. Sept. 1923[11]. „Wenn der Mensch die Kartoffel zu viel genießt, wird der Kopf mehr und mehr für das eigentliche Denken ausgeschaltet, und der Mensch verliert seine Fähigkeit, mit seinem Mittelkopf zu denken: Er denkt dann nur mehr mit dem Vorderkopf. Aber dieser Vorderkopf, der von den Salzen abhängt, der führt dazu, daß man eigentlich bloß ein materialistischer Verstandesmensch wird. Das richtig Geistige kann ja der Vorderkopf gar nicht denken".

Nun wurde die Kartoffel in Europa vor etwa 200 Jahren eingeführt. Und von da an trat immer mehr das „innere Denken" zurück, die äußere Verstandeskultur begann ihre Herrschaft und begründete den Materialismus. Der Charakter der Gedanken wurde damit ein völlig anderer. Heute ist es notwendig, wieder zum Geiste zurückzufinden, wenn die Menschheit nicht im Chaos versinken soll.

Auch vom Fleischgenuß gehen Wirkungen auf das Gedankenleben der Menschen aus. Beim Aufbau des menschlichen Nervensystems wirkt das Seelische des Schlachttieres mit, während diese Tätigkeit bei Pflanzenkost nicht berührt wird durch etwas dem Menschen Fremdes. Rudolf Steiner erwähnt dies in einem Vortrag vom 17. Dezember 1908 (GA 57) und unterstreicht die Bedeutung der Aussage durch folgende Sätze: „Wer weiß, wie viel im menschlichen Organismus vom Nervensystem abhängt, der wird verstehen, was das heißt. Wenn der Mensch sein Nervensystem selbst aufbaut, so ist es voll empfänglich für das, was der Mensch ihm zumuten soll in bezug auf die geistige Welt. Seiner Nahrung aus der Pflanzenwelt verdankt der Mensch das, daß er hinaufblicken kann zu den großen Zusammenhängen der Dinge, die ihn erheben über Vorurteile, die aus den engen Grenzen des persönlichen Seins entspringen. Überall, wo der Mensch frei und unbekümmert aus den großen Gesichtspunkten heraus Leben und Denken regelt, da verdankt er diesen raschen Überblick seiner Nahrungsbeziehung zur Pflanzenwelt. Da, wo der Mensch durch Zorn, Antipathie, durch Vorurteile sich hinreißen läßt, da verdankt er das seiner Nahrung aus der Tierwelt ... Die Unmöglichkeit des Überschauens der Zusammenhänge kommt von der Nahrung her."

Mit diesen Ausführungen sollte erhellt werden, wie wichtig die Nahrung ist als eine der Grundlagen, auf denen sich das Gedankenleben beim Schulkind entwickeln kann.

# VII Die Pubertät

Der Weg durch die ersten Lebensepochen führt den heranwachsenden Menschen zu dem Ziel, sich selbst zu finden. Dieser Weg ist oftmals dornenvoll. Vieles muß weggeräumt werden, um neue Gebiete zu erschließen und zu Eigenem zu kommen. Am Ende soll das Leibeshaus fertig gebaut sein. Oft haben wir den Eindruck, der junge Mensch hängt ein Schild heraus, auf dem geschrieben steht: „Wegen Bauarbeiten geschlossen".

Der Leib drückt in diesen Lebensjahren immer stärker die Eigenart der Individualität aus. Die Haltung strafft sich, die Glieder wachsen und gewinnen ihre endgültige Form. Gang und Bewegungen werden von der Persönlichkeit des Jugendlichen geprägt. Die individuelle Sprache entwickelt sich, beim Jüngling durch die Krise des Stimmbruchs. In alldem manifestiert sich ein Willenselement.

## Ernährung und Entfaltung des Willens

Diese Entwicklung gründet sich physisch auf das Stoffwechsel-Gliedmaßen-System. Da wirkt also Ernährung in ihrer unmittelbaren Kraft. Sie soll den Stoffwechsel durchwärmen und ihn zur eigenen Tätigkeit anregen. Das Ich muß ja durch das Tor der Wärme immer stärker hineinfinden in den leiblichen Organismus, es muß sich von Stufe zu Stufe inkarnieren. Das Ich-Wesen Mensch ist nicht nur real anwesend, wo sich Bewußtsein entfaltet – an jedem Stoffwechselprozeß beteiligt es sich und erlebt sich in der irdischen Leiblichkeit, wenn auch unbewußt. Unser Daseinsgefühl, unsere Tatkraft sind davon abhängig, wie das Ich in den Leib eintauchen kann. „Der ist aber gut inkarniert", sagen wir zu einem Menschen, der sicher im Leben steht.

Unser Ich will den Leib ergreifen und damit auch die Nahrung. Was das Ich in den unbewußten Tiefen des Stoffwechsels an der Nahrung erlebt und was wesentlich seine Inkarnationsfreudigkeit anregt, ist eine Fortsetzung des Geschmackserlebnisses im Munde. Hier herrscht eine hohe Naturweisheit, hier kann niemand hinters Licht geführt werden. Die

Nahrungssubstanz hat einen bestimmten Werdegang, eine „Biographie". Vielfach wurde sie schon verwandelt und geprägt: Zubereitung durch die Hausfrau mit Abschmecken und Anrichten der Speisen, Aufbewahrung und Vorratshaltung, die Kette des Verkaufs, Verpackung und Verarbeitung, schließlich die Ernte, das Wachsen in Sonne und Regen, Wind und Wetter, unter dem Kreisen der Sterne, Bodenpflege durch Landwirt und Gärtner, Pflanzung, Keimen und Saat. Welch eine Fülle der Begebenheiten, wie viele Menschen haben mitgewirkt! Und welche Verantwortung des Einzelnen! Wird irgendwo gefehlt, ist die Qualität vermindert.

Wenn wir es auch nicht schmecken: Bei der Verdauung wird offenbar, was sich in der Fülle des Werdens ereignete. Da werden die Bildekräfte frei, welche die Substanz prägten. Mit ihnen verbindet sich das Ich des Menschen und erfährt etwas von den Kräften der Erde und des Kosmos, welche die Pflanze bildeten. Es erfährt, ob sich die Substanzen harmonisch fügten, und ob das Lebendige auch in der Weiterbearbeitung und Aufbewahrung nicht zerstört wurde. Es erfährt aber auch etwas von der Liebe, mit welcher die Hausfrau in der Küche das Mahl bereitete.

An diesen Eindrücken entzündet das Ich seine Inkarnationskraft. Das Ich ist geistiger Natur und sucht in der Substanz den Geist.

Dabei erinnern wir uns an das schlichte Tischgebet Christian Morgensterns:

*Erde, die uns dies gebracht*
*Sonne, die es reif gemacht*
*Liebe Sonne, liebe Erde*
*Euer nie vergessen werde.*

Begegnet das Ich Nahrungssubstanzen, deren Struktur durch unbiologische Anbauweise, durch falsche Konservierung und Zubereitung verzerrt wurde, oder gar synthetischen Fremdstoffen, kann es keinen rechten Zugang in die Stoffwechselprozesse finden. Es resigniert und erlahmt. Der Wille ist nicht mehr in den Tiefen organisch gegründet. Er verkrampft oder erschöpft sich in äußerer Hektik. Die Antriebslosigkeit vieler Jugendlicher beruht nicht nur auf einer Ablehnung der bestehenden Gesellschaftsordnung, sondern auch in der fortwährenden Enttäuschung über die fehlenden Bildekräfte der Nahrungsmittel. Das spielt sich natürlich tief unter der Schwelle des Bewußtseins ab.

Eine menschengemäße Nahrung jedoch regt das Ich an, die Stoffwechselprozesse zu ergreifen. Insbesondere ist das Getreide so stark von den Bildkräften des Kosmos durchdrungen, daß an ihm das Ich eine geistgemäße Regsamkeit entfalten kann. Es wächst ein Wille, der in höheren Ordnungen gegründet ist.

Wo ein großer Einsatz gefordert wird, muß man die Kräfte steigern. Das gilt besonders für die Verdauung des Roggens. Der heranwachsende Jugendliche will ja seine Kraft bewähren, daher ist für ihn der Roggen das geeignete Getreide. Aber auch Rohkost und Gemüse aus biologisch-dynamischem Anbau rufen zu Aktivitäten im Stoffwechsel auf und schaffen mit an einer gesunden physischen Grundlage für den Willen.

## Der Aufbau der Stoffwechselorgane

Früchte und Samen der Pflanze regen den Aufbau der menschlichen Stoffwechselorgane an (siehe Kapitel II), die Körnerfrüchte in erster Linie, allerdings nur in ihrer Ganzheit, mit dem Keimling.

Gerne fügen wir Gewürzkräuter hinzu, denn sie impulsieren durch ihr aromatisches Element die Stoffwechselprozesse und wirken zudem als Licht- und Wärmeträger.

Welche Grundsubstanz in den Früchten ist für den Aufbau der menschlichen Stoffwechselorgane von besonderem Wert? Wir sind überrascht, was Rudolf Steiner dazu in einem Arbeitervortrag vom 2. August 1924 (GA 354) sagt: Es ist das Eiweiß der Früchte ein besonders nährendes Element für den Menschen. Die Früchte sind ein bedeutungsvoller Träger des Pflanzeneiweißes: „Daher ist es für einen Menschen, der sich gesund erhalten will, wirklich notwendig, daß er in gekochtem oder rohem Zustande Früchte zu seiner Nahrung hinzu hat". Man merke: Früchte, auch gekocht! Es ist für Rudolf Steiner hierbei die heute so hochgespielte Vitaminfrage gar nicht vorrangig. Und wiederum – wie bei den Fetten im Blatt – wird uns deutlich: Nicht auf die Menge der Eiweißsubstanz kommt es an, vielmehr auf die dynamische Kraft im ätherischen Bereich.

Wir werden die Früchte gerne mit Sauermilchprodukten oder Getreide geben. Die Qualität ist auch hier von der lebendigen Humusschicht des Bodens abhängig. Nur durch eine richtig geleitete organische Düngung können wir ein gesundes Pflanzeneiweiß gewinnen. Rudolf Steiner warnt vor der mineralischen Düngung und sagt: „Wenn man mineralischen

Dünger anwendet, kriegen wir aus der Pflanze nicht ein richtiges Eiweiß heraus. Darum leiden unsere Feldfrüchte seit einiger Zeit alle an einem Eiweißmangel." Welchen Einfluß hat das auf den Menschen? Rudolf Steiner fährt in dem Vortrag fort: „Wenn man nur immer düngen würde mit mineralischem Dünger, wie man es in neuerer Zeit liebt, oder gar mit Stickstoff, der aus der Luft erzeugt wurde – ja, meine Herren, da werden Ihre Kinder und noch mehr Ihre Kindeskinder, ganz bleiche Gesichter haben"[11]. Mit anderen Worten: Sie werden schlecht inkarniert sein.

## Straffung und Beweglichkeit des Organismus. Der Kieselprozeß

Die Aufrichtekraft und die Art, wie sich der Mensch bewegt und die Welt ergreift, sind Ausdruck des menschlichen Ich. Dazu findet die Ich-Organisation einen physischen Träger im Kiesel. Das Bindegewebe, das den ganzen Organismus durchzieht und vom Kiesel durchwirkt ist, hat nicht nur eine Stützfunktion, sondern erfüllt die Aufgabe, daß sich der Mensch seinem individuellen Wesen gemäß aufrecht hält und bewegt. Der Anatom Rauber schreibt in seinem bekannten anatomischen Lehrbuch von dem kieselhaltigen Bindegewebe: „Die Bindesubstanzen bilden nicht bloß dem Wesen nach ein Ganzes, sondern auch ein körperlich in allen Teilen zusammenhängendes, wunderbares Gerüst, das zwischen den Gebilden des übrigen Körpers liegt und teilweise in sie eindringt... So kann man sich die Bindesubstanz unter dem Bild eines Baumes vorstellen, der im Körper sich ausgebreitet hat".

So wird der Mensch bis in die kleinsten Teile seiner Substanz ein Ergebnis seines Ich, das im Leibe eine „Ich-Organisation" bildet, und er stellt sich entsprechend in die Welt hinein. Sein „Kieselorganismus" erschließt ihm seinen Leib für eine individuelle Seelen- und Geistentfaltung.

Die Kieselprozesse bedürfen einer Anregung durch die Nahrung. Fraglos haben hier die Getreide eine größte Bedeutung; vor allem ist die Gerste zu nennen, die uns schon mit den langen Grannen über ihre Kieseldynamik ins Bild setzt. Eine Ernährung auf der Grundlage von Gerste hat sich bei Haltungsschwäche der Kinder und zur Kräftigung der Stützorgane bewährt. Ferner werden die Kieselprozesse auch durch kleine Gaben von Honig und durch Rohkost angeregt.

Bei den Bewegungsabläufen in der Muskulatur wirken neben den Kieselprozessen Umwandlungen des Zuckers mit Hilfe des schon mehrfach erwähnten Vitamin $B_1$-Komplexes mit. Da gilt das gleiche wie beim Stoffwechsel in den Nerven. Wieder dürfen wir die Gerste hier hervorheben; sie veranlagt einen intensiven Zuckerprozeß, wie sich in der Malzbildung zeigt, und liefert zudem mit ihren Randschichten das Vitamin $B_1$. Wie sehr die Gerste zu kräftigen vermag, das wußten schon die alten Römer. Die Gladiatoren, von denen ja besondere Kraftleistungen verlangt wurden, erhielten zur Nahrung vorwiegend Gerste. Sie waren im Volksmund die „Gerstenesser".

## Wachsen unsere Kinder zu schnell?
## Zum Problem der Akzeleration

Die Menschen unserer zivilisierten Gegenden werden von Jahrzehnt zu Jahrzehnt länger. Dabei sind beachtliche Dimensionen erreicht worden. Es dürfte nicht schwer sein, eine Garde-Mannschaft mit Jugendlichen von 1,90 m zusammenzustellen. Der Soldatenkönig im alten Preußen mußte sich mit einem weit niedrigeren Maß begnügen. Seine „langen Kerle", auf die er so stolz war, maßen 1,70 m. Auch die Ritterrüstungen des Mittelalters überraschen uns durch ihre Kürze.

Man könnte sich herzlich darüber freuen, daß uns die Jugend über den Kopf wächst, wenn sich nicht das Längenwachstum auf Kosten einer inneren Stabilität durchsetzen würde. Die innere Organwelt, ja auch die seelische Substanz hält nicht Schritt mit der Entfaltung der äußeren Statur. In den scheinbar Erwachsenen lebt meist noch eine zarte kindliche Seele. Dadurch kommt es leicht zu inneren Spannungen und Brüchen, mangelhafter Konzentrationsfähigkeit und Durchhaltekraft.

Eine Begleiterscheinung der Akzeleration (zu rasches und erhöhtes Wachstum) ist der verfrühte Eintritt der Geschlechtsreife. Die Statistik des deutschen Reiches aus der Zeit nach dem ersten Weltkrieg meldet ein Durchschnittsalter von 14,6 Jahren. Heute werden 12,6 Jahre angegeben, in den USA gar 12,2. Die Waldorfschüler sind besser daran: Statistische Untersuchungen haben für den Eintritt der Pubertät bei Mädchen im Durchschnitt ein Alter über 13 Jahren ergeben.

Zur Akzeleration ist nicht nur der Wachstumsschub in der Pubertät zu rechnen, schon die Neugeborenen sind größer und schwerer als früher.

Auch die Entwicklung von Länge und Gewicht der Säuglinge und Kleinkinder ist deutlich beschleunigt. Die Zähne kommen nicht im Sieben-Jahres-Rhythmus durch.

Interessant ist, daß in Kriegszeiten Geburtsgewicht und -länge wieder erheblich zurückgingen.

Als wesentliche Ursachen der Akzeleration werden von den Wissenschaftlern angeführt: Intellektualisierung, Reizüberflutung in unserem technischen Zeitalter mit Kino, Radio, Fernsehen – und Ernährung. Der Vergleich mit der Waldorfschule legt eine heilsame Wirkung der dort angestrebten Pädagogik nahe. Aber es wird dort in vielen Fällen auch eine gesündere Ernährung als üblich angestrebt. In dem hier angegebenen Rahmen wollen wir uns nun den Ernährungsfragen in Bezug auf die Akzeleration zuwenden.

Es ist ein altes Erfahrungsgut, daß die Eß- und Trinkgewohnheiten die körperliche Reife der Jugendlichen bestimmen. So schrieb kurz vor dem Dreißigjährigen Krieg der Innsbrucker Arzt Hippolytus Guaronius in seiner Studie „Die Greuel der Verwüstung des menschlichen Geschlechtes": „Zu guter Kundschaft sehen wir, daß die Bauren-Mägdlein in hiesiger Landschaft, wie auch allenthalben, viel langsamer als die Bürgers oder Edelleute Töchter, und selten vor dem 17. oder 18. oder auch 20. Jahr zeitigen, darumben auch diese und viel länger als die Bürger und Edelleute Kinder leben und nit so bald als dieselben veralten. Item wir spüren fein klar ohne viel Nachsinnen, daß insgeheim, wenn die Bauren Mägdlein kaum zeitigen, die Bürgerlichen schon etliche Kinder getragen haben. Ursach, daß die Inwohner der Städte mehreres den gaylen Speisen und Trank ergeben, darnach auch ihre Leiber zart, weich und gayl und gar zu bald zeitig werden, nicht anders als ein Baum, welchen man zu fast begeust, sein Frucht zwar balder als die anderen zeitigt, aber nit so vollkommen, und veraltet auch desto balder".

Die Erklärung von Guaronius ist einleuchtend. Unter „gaylen Speisen" wollen wir zunächst einmal die Überfütterung mit Eiweiß verstehen. Wir wiesen im Kapitel über den Säugling schon darauf hin, daß die Wachstumsgeschwindigkeit eines Jungwesens parallel läuft mit dem Eiweißgehalt der Muttermilch. Es war an vielen Beispielen aufzuzeigen: Das Eiweiß impulsiert und bestimmt die Geschwindigkeit des Wachstums. So hat das Kaninchen 10,4 % Eiweiß in der Milch und wächst entsprechend rasch, der Mensch dagegen mit seinen 1,1 % Milch-Eiweiß bleibt hinter allen Tieren weit zurück. Dieser Mangel schafft ihm die Möglichkeit, geistig-seelisch zu reifen und sich nach Beendigung der Wachstumsperiode bis ans Lebensende schöpferisch zu entfalten.

Nun hat aber gerade der Eiweißverzehr in den letzten hundert Jahren gewaltig zugenommen. Wir können das am Fleisch-Konsum messen. 1850 waren es in Mitteleuropa 17 kg pro Kopf im Jahr. Diese Menge war bis dahin üblich. Dann stiegen die Zahlen rapid in die Höhe: 1938 waren es bereits 53 kg. In den Kriegs- und Nachkriegsjahren schrumpfte der Verbrauch auf 18 kg. 1960 waren wieder 57 kg erreicht, 1970 = 74 kg. Seither ist ein ständiger Anstieg von Jahr zu Jahr zu beobachten. Wie weit wird es noch gehen?

Das Nachlassen der Akzeleration im Kriege würde bei dem niedrigen Fleischkonsum in dieser Zeit für eine ursächliche Beziehung sprechen.

Auf eine andere Tatsache weist H.H. Schöffler in seinem Buch „Kind im Wandel des Jahrhunderts" hin. Er zitiert die Arbeiten des Kinderarztes Eugen Ziegler, der für die Akzeleration im wesentlichen den hohen Zuckerverzehr verantwortlich macht. Auch dieser ist ja dem Fleischkonsum entsprechend ungeheuer gestiegen. Bis zum Anfang des 19. Jahrhunderts entfielen auf den Kopf der Bevölkerung jährlich 2 kg, heute sind es mehr als 30 kg.

Eugen Ziegler kann für seine Annahme ein gewichtiges Phänomen ins Feld führen: Die Kinder von zuckerkranken Müttern mit zu hohem Blutzucker werden fast immer um einige Zentimeter größer geboren als Kinder von Müttern mit einem normalen Zuckerstoffwechsel. Sie sind in der gleichen Lage wie viele Menschen unserer Generation im Verhältnis zu den vorangegangenen: Sie bekommen mehr Zucker als üblich. Der Organismus des Diabetikers kann den Zucker nicht verwerten, so daß ein Übermaß im Blut verbleibt. Der Embryo wird also ständig mit Zucker ernährt. Das bedeutet weniger ein zu hohes Angebot an Kalorien, vielmehr wird das System der Drüsen mit innersekretorischer Funktion angeregt. Ein Zuviel an Zucker stimuliert das Inselgewebe der Bauchspeicheldrüse (Insulinbildung), aber diese Aktion ruft sofort in einer Gegenphase auch die Hypophyse auf den Plan, die nun stärker absondert und zwar unter anderem auch das Wachstumshormon. Dieses wird also durch eine vermehrte innersekretorische Funktion der Bauchspeicheldrüse bei Zuckergenuß herausgefordert. Wir dürfen daher im Hinblick auf die Akzeleration empfehlen, den isolierten Zucker zu meiden.

Eine andere Substanz hingegen hält den Menschen zusammen und hemmt sein zu starkes Wachstum: das Eisen. Das Eiweiß dient dem ständig sich erneuernden Leben, das Eisen sorgt im Gegenspiel dafür, daß die Bäume nicht in den Himmel wachsen.

## Das Eisen in der Ernährung des Jugendlichen

Die im Eiweiß tätigen Lebensprozesse werden mit Hilfe des Eisens beherrscht und zu einer menschengemäßen Gestaltung geführt. Das Eisen ermöglicht es dem menschlichen Ich, den Lebensleib zu ergreifen. Das ereignet sich im menschlichen Blut. Dorthin münden zunächst die Stoffwechselprozesse, die sich als Vorgänge des reinen Lebens im menschlichen Organismus ausbreiten. Durch ihre Überwindung wird die Grundlage für die freie Bewußtseinsbildung gelegt. Aber auch in die Organe, welche der Entfaltung des menschlichen Willens dienen, wie die Muskulatur, setzt sich der Eisenprozeß fort. Der Mensch kann so seinen Willen zielgerichtet einsetzen. Rudolf Steiner erklärt dieses: „In dem Maße, in dem das Kind zu seinem freien Willen kommt, ist es darauf angewiesen, das Eisen in sich aufzunehmen".

Das ist für die Lebensepoche der Pubertät von besonderer Bedeutung, denn in dieser Zeit ringt ja der junge Mensch um die Ausbildung seines freien Willens. Er ist dem Temperament nach vorwiegend ein Choleriker. Die Menschen seiner Umwelt müssen oftmals schmerzlich spüren, wie er mit seinem Willen über das Ziel hinausschießt und ihm die Galle überläuft, das Organ des Cholerikers, das viel Eisen enthält. Der Name „cholerisch" ist aus dem Griechischen entnommen und bedeutet „gallig".

Damit sich unser großer Schützling recht entwickeln kann, müssen wir Sorge tragen, daß seine Nahrung ausreichend Eisen enthält. Das ist bei den üblichen Eßgewohnheiten nicht ohne weiteres gegeben. Man hat errechnet, daß fast die Hälfte aller Kinder an Eisenmangel in der Nahrung leiden; bei Mädchen nach der Pubertät liegen die Werte gar über 70 %. Sie brauchen wegen des monatlichen Blutverlustes mehr als die Knaben.

Eine ausreichende Eisenzufuhr wird garantiert durch das volle Getreidekorn. Das haben die Schweizer im letzten Weltkrieg erfahren. Damals wurde durch Notverordnung die Produktion von raffinierten Getreideprodukten stark eingeschränkt. Das Brot erhielt wieder eine gesunde dunkle Farbe. Die Folge: Bei den 700 dauernd kontrollierten Testpersonen stiegen die Eisenwerte deutlich an, der Blutfarbstoff erhöhte sich bei Kindern im Mittel um 27,3 %, bei Erwachsenen um 19,3 %. Kein Wunder, denn das Vollkornbrot enthält 7 mal mehr Eisen als sein weißer Konkurrent.

Einen hohen Eisengehalt haben auch Nüsse und Mandeln. Unter den Früchten sind Äpfel, Aprikosen, Pfirsiche, Pflaumen, Schlehen, Orangen als Eisenträger zu erwähnen. Wertvolle Eisenspender sind die Gemüse: Spinat, Endivie, Grünkohl, Lauch, Petersilie, Rosenkohl, Schnittlauch, Schwarzwurzel und Erbsen. An erster Stelle jedoch ist die Brennessel zu nennen. Wir sollten im Frühjahr und Sommer keine Mühe scheuen, diese so wertvolle Pflanze zu sammeln. Selbstverständlich nur an sauberen Orten, die nicht von chemischem Unrat (Pflanzenschutzmitteln) verseucht sind. Bei der Zubereitung der Gemüse ist zu bedenken, daß ein Teil des Nahrungseisens durch das Gemüsewasser verloren gehen kann.

Hier taucht die Frage auf: Kann der Organismus das Nahrungseisen überhaupt aufnehmen? Inwieweit sind die analytischen Daten des Eisengehaltes entscheidend? Zweifellos fällt ins Gewicht, wie intensiv das Eisen in die lebendige Struktur der Pflanze eingefügt worden ist. Dafür spricht auch die Erfahrung, daß die Kombination von Eisen und Vitamin C gut vom Organismus resorbiert wird.

Die Dynamik des Lebendigen in der Pflanze wird von der Anbauweise bestimmt. Das drückt sich quantitativ im Eisengehalt der Produkte aus. Professor Schuphan, der ehemalige Leiter der Geisenheimer Bundesanstalt für Qualitätsforschung pflanzlicher Erzeugnisse, stellte in vergleichenden Untersuchungen fest, daß bei organischer Bodenpflege die Erzeugnisse im Durchschnitt 77 % mehr Eisen enthalten als bei konventioneller Mineraldüngung.

# VIII Ernährung und Temperamente

Es ist nicht nur für unser leibliches Wohl von Bedeutung, was wir essen und trinken; die Ernährung macht sich auch im seelischen Bereich geltend. So dürfen wir uns fragen, ob eine Beziehung zu den Temperamenten des Menschen besteht. Können wir zum Beispiel einem ausgesprochenen Melancholiker durch eine bestimmte Kostform helfen, sich aus seiner einseitigen Veranlagung zu lösen? Oder sollten wir vielleicht beim Choleriker einiges meiden, damit er nicht zu stark ins Feuer gerät?

Die Problematik wird uns besonders im Hinblick auf die Entwicklung des Kindes interessieren. Freilich wissen wir, daß nur selten ein einziges Temperament im Kinde den Ton angibt, sondern meist eine Mischung von mehreren vorherrscht. Darum können wir auch nicht nach einem Schema verfahren, sondern müssen die Nahrung nach den individuellen Gegebenheiten wählen. Manche Mutter wird vielleicht seufzen: „Von meinen vier Kindern hat jedes ein anderes Temperament, was soll ich da auf den Tisch bringen? Ich kann doch nicht vier verschiedene Menüs kochen?" – Natürlich nicht! Aber die Beschäftigung mit dieser Thematik kann sensibler für die Nahrungswahl machen, so daß wir besser herausfinden, was der Kinderschar in ihrer Gesamtheit frommt, ohne daß der einzelne Kostgänger etwas entbehrt.

Die Veranlagung zu den kindlichen Temperamenten ist im ersten Lebensjahrsiebent schon zu sehen, ausgeprägt aber erst in der Schulzeit. Bei kleinen Kindern treten in der jeweiligen Entwicklungsphase bestimmte Tönungen hervor. Wir können zum Beispiel die Freude des Säuglings am Strampeln und Schreien als eine cholerische Note bezeichnen. Trotzdem müssen wir uns hüten, jede Widerborstigkeit des Kleinkinds mit entsprechend lautstarken Reaktionen unter die Rubrik des cholerischen Temperaments einzureihen. Es kann auch eine Verhaltensstörung sein, die mit der heute so schwer zu vollziehenden Einordnung des Willens in die Persönlichkeit zu tun hat.

Die folgenden grundlegenden Darstellungen der Temperamente sind nicht ohne weiteres für das kleine Kind und die ersten Schuljahre gültig. Wie wir im 1. Kapitel sahen, wandeln sich die Glieder des menschlichen Wesens in ihrem Verhältnis zueinander durch die ersten Jahrsiebente hindurch. Da die Temperamente von diesem Verhältnis bestimmt sind, müssen wir beim kleinen Kind andere Maßstäbe anlegen als beim Schüler. Auf diesen beziehen sich die folgenden Darstellungen[17]. Es würde den Rahmen des Buches sprengen, wenn die Zuordnung der Temperamente zu den Wesensgliedern, die Rudolf Steiner für das kleine Kind und die ersten Schuljahre gegeben hat, hier Berücksichtigung fände.

Wir wollen zunächst die Eigenarten der vier Temperamente betrachten und daran anknüpfen, wie wir uns in den einzelnen Fällen dem Kinde gegenüber pädagogisch zu verhalten haben. Auf diese Weise können wir Einsichten gewinnen, die uns zur Beantwortung der Frage nach einer sinnvollen Diätetik der Temperamente führen.

*Dem melancholischen Kind* fällt der Kontakt zur Außenwelt schwer. Es sitzt meist still und teilnahmslos da, brütet in sich hinein und bewegt sich wenig. Diese Anlage ist darin begründet, daß die physische Körperlichkeit einen zu starken Einfluß ausübt, und die Seele sich nicht frei entfalten kann. Rudolf Steiner erklärt, daß feinste Salzablagerungen den Organismus des Melancholikers durchsetzen. Hierdurch fühlt er sich in seinen Gliedern schwer. Er muß, wenn er nur ein Bein oder einen Arm heben will, gegen diese Schwere ankämpfen. Durch die körperlichen Einlagerungen wird das Kind auch seelisch gefangengenommen, so daß es die Verbindung zur Außenwelt schwer findet.

Bei unseren pädagogischen Bemühungen dürfen wir nicht etwa den Melancholiker aufheitern wollen oder ihm klar zu machen versuchen, daß es in der Welt doch gar nicht so schlimm zugeht, und das Schicksal es auch mit ihm freundlich meint. Dann fühlt er sich nur unverstanden und zieht sich umso stärker in sich zurück. Wir machen ihm vielmehr deutlich, daß wir selbst auch durch schweres Leid gegangen sind. Und wir bringen ernste Vorstellungen an ihn heran, die an seine eigene Schwere anklingen. Dabei werden wir viel Geduld aufwenden müssen, bis schließlich eine Reaktion in ihm angeregt wird, und er begreift, daß nicht nur er allein es schwer hat. Wenn es uns gelingt, Mitleid für andere in ihm zu wecken, haben wir schon viel gewonnen.

Jedes Temperament hat seine Aufgabe. Es wirkt segensreich, wenn es sich nicht einseitig im Übermaß entwickelt, sondern in die Persönlichkeitsstruktur integriert wird. So ist der Melancholiker zu einem guten Denker prädestiniert.

*Der Phlegmatiker* lebt behaglich in den Kräften seines „Lebensleibes" – oder wie Rudolf Steiner diesen genannt hat: seines „Ätherleibes", der sich in allem Wässrigen, insbesondere dem Drüsensystem ausdrückt. Die aufbauenden Stoffwechselvorgänge dominieren gegenüber den abbauenden Salzprossen des Hauptes. Daher hat es der Phlegmatiker schwer, ein aktives Gedankenleben zu entwickeln und zu klaren Vorstellungen zu kommen. Es ist bei ihm umgekehrt wie beim Melancholiker, der stark im Denken lebt. Auch ist der Phlegmatiker nicht in sich verhaftet, sondern durch den Strom der ätherischen Bildekräfte wie traumhaft an die Umwelt hingegeben.

Wir helfen dem Phlegmatiker, wenn wir wie beim Melancholiker vorgehen und uns ganz in die Stimmung seines Temperaments versetzen. Wir spielen also neben ihm den Phlegmatiker, bis es ihm selbst zu dumm wird, und er schließlich irgend etwas tut.

Das phlegmatische Temperament hat auch seine Vorzüge. In unserer hektischen Zeit wissen wir es zu schätzen, wenn ein Mensch Ruhe ausströmt und kontinuierlich bei einer Sache bleibt.

*Der Sanguiniker* geht ganz im Element des Seelischen auf. Er verströmt sich im Leben der Sinne und Empfindungen. Für alle Reize ist er empfänglich, doch wechselt er zu stark seine Interessen und bleibt daher an der Oberfläche haften. Während der Melancholiker in seiner Leibesfunktion befangen ist, verbindet sich der Sanguiniker nur flüchtig mit seinem Stoffwechsel. Er lebt weniger im Festen und Wässrigen als im Luftbereich; er ist ein rechter „Luftikus".

Unsere pädagogische Aufgabe ist es, zu erreichen, daß sich der Sanguiniker an *einen* Erzieher anschließt und diesem zuliebe „bei der Stange" bleibt. Denn liebefähig ist er ja, der Sanguiniker; die Gefühlswelt ist sein Element.

Darum ist er besonders aufgeschlossen für die Kunst, die Sinnesfreude und begeistert sich für alles Schöne.

*Der Choleriker* drängt danach, sich zu betätigen. Er hat in sich viel Kraft, die oft gestaut ist und zur Anwendung drängt. Bietet sich dafür keine Gelegenheit, kommt es zu Explosionen, und es wird Porzellan zerschlagen.

Der Erzieher wird dem Choleriker Widerstände in den Weg legen, an deren Überwindung er seine Kraft entfalten kann. Er ist ein Mensch der Tat. Und er wird impulsiert aus dem Feuer seines Geistes, seines Ich. Darin liegt die Bedeutung dieses Temperamentes.

In schöner Weise charakterisiert Friedrich Rückert die Temperamente in einem Gedicht. Er schildert, wie die einzelnen Vertreter in einer bestimmten Situation reagieren: Ein schmaler Pfad wird von einem großen Stein versperrt, was tun die einzelnen?

> Leicht springt über den Stein der Sanguiniker, keck und mit Anmut,
> stolpert er dennoch darob, macht er sich wenig daraus.
> Grimmig stößt ihn beiseit
> des Cholerikers kräftiger Fußtritt,
> und sein funkelndes Aug' freut sich des guten Erfolgs.
> Kommt das Phlegma an, so hemmt es behaglich die Schritte:
> Gehst du mir nicht aus dem Weg, so geh' ich eben herum.
> Aber grübelnd vor ihm bleibt der Melancholiker steh'n,
> sinnt vergebens nach über sein ewiges Pech.

Wir konnten feststellen: Die Temperamente sind dadurch bedingt, daß jeweils eines der vier Wesensglieder des Menschen (Physischer Leib, Lebensleib, Seele und Geist) dominiert.

Auch eine Beziehung zu den vier Elementen – Erde, Wasser, Luft und Feuer – ist gegeben. Die Elemente wiederum lassen sich leicht den Teilen der Pflanze (Wurzel, Blatt, Blüte und Frucht) zuordnen (wie im Kapitel VI dargestellt wurde). Damit haben wir einen ersten Ansatz gefunden für die Beantwortung der Frage nach einer sinnvollen Nahrungswahl im Hinblick auf die Temperamente. Wir werden prüfen, inwieweit die einzelnen Pflanzenteile bei einer gezielten Diätetik einzusetzen sind.

## Die Ernährung des Melancholikers

Dem Melancholiker ist das Erdhafte verwandt, das Salzige und Bittere. Wenn wir uns nach der beschriebenen pädagogischen Maxime richten, müssen wir ihm Wurzelhaftes reichen, also das anbieten, was ihm gemäß ist. Wurzeln haben zudem den Vorteil, daß sie die Kopfkräfte, das Denken stützen, jene Eigenschaft, in welcher der Melancholiker besonders zu Hause ist.

Aber wir wählen die Wurzel nur zur Einleitung und sind später mit Wurzelgemüse zurückhaltend sowie auch mit Kohl. Dafür versuchen wir, dem Melancholiker das Dasein zu versüßen. Da bietet sich die Möhre an, die ja die Süße in das Wurzelgebiet hineingenommen hat. Mit ihrer Hilfe überlisten wir gleichsam den Melancholiker, indem wir ihm himmlische Süße im Kleide der ihm verwandten bitteren Erdenwurzel zuführen. Wir können den Wurzeln auch Rübensirup beigeben, oder, als eine weitere Steigerung, eine Spur Honig.

Um das melancholische Kind aus den lastenden Erdenkräften zu lösen, ist ein Tee aus Blüten hilfreich, mit Honig gesüßt. Auch werden wir alles Wärmende wählen, wie Früchte, gute Öle, Gebackenes, mit Fenchel, Anis oder Kümmel gewürzt. Unter den Lippenblütlern finden wir gleichfalls wärmende Kräuter: Basilikum, Thymian, Majoran, Salbei, um nur einige zu nennen. Die Gewürzkräuter spenden uns zudem ein für den Melancholiker sehr heilsames Lichtelement. Überhaupt sollten wir die Pflanzen viel mehr nach ihrer Lichtqualität auswählen, denn es gilt, den finsteren Stoffbereich, in dem diese Kinder verhaftet sind, zu durchlichten. Hier ist auch der Kieselgehalt der Nahrung bedeutsam. Der Kiesel – wir kennen ihn in seiner reinsten Form als Bergkristall – ist ein Tor für das Licht. Und damit sind wir auf das Getreide gewiesen, das sich ja durch seine besondere Kieseldynamik auszeichnet.

Welches Getreide wählen wir? – Licht und Wärme vermitteln wohl am stärksten Gerste, Hirse und Hafer. Eine besondere Lichtbeziehung hat auch der Buchweizen, welcher zwar nicht zur Familie der Getreide gerechnet wird, den wir aber als eine wertvolle Körnerfrucht hoch schätzen. Er zeigt uns seine Lichtbeziehung dadurch an, daß er unter bestimmten Umständen Tiere gegen das Licht sensibilisiert. Diese bekommen nach der Fütterung mit Buchweizen gewisse Hauterscheinungen, wenn man sie dem Licht aussetzt. Beim Menschen ist dieses Phänomen nur sehr selten beobachtet worden, aber es macht uns doch die Lichtbeziehung deutlich, die sich hier nur krankhaft äußert.

Das dem Melancholiker gemäße Getreide ist der Mais. Dieser demonstriert uns seine Schwere in den dicken Kolben, die nicht oben auf der Höhe des Halms stehen, mit den Pollenständern vereint, sondern sich erdnäher unter den massigen Blättern versteckt halten. Die Indianer, die ja vorzugsweise vom Mais leben, sind saturnisch geprägt, eine von Melancholie überschattete Rasse.

Durch den Mais kann der Melancholiker noch mehr in die Schwere gezogen werden. Wir sollten ihn trotzdem in den Speisezettel aufnehmen nach dem Prinzip, das Ähnliche nicht zu meiden, sondern es zu verwandeln. Zu diesem Zweck gilt es, den Mais kräftig zu würzen, wie es die Indianer auch tun. In unserem Buch „Die zeitgemäße Getreideernährung" bringen wir entsprechende Originalrezepte aus Südamerika, wie Enchilados und Tacos.

# Die Ernährung des Phlegmatikers

Der Phlegmatiker ist so recht der Prototyp des gut Essenden, denn wir sollten uns ja eigentlich alle so wie er in Gemütsruhe und ohne Hast dem Genuß eines Mahles hingeben. Nur ein Schatten fällt auf diese Vollkommenheit: Der Phlegmatiker kaut nicht gern. Und wir wissen ja, daß eine Getreidemahlzeit ein tüchtiges Kauen verlangt. Da können nun alle Tischgenossen mitwirken und das freundliche Interesse des phlegmatischen Kindes wecken. Es bleibt nur zu hoffen, daß nicht die ganze Runde aus Phlegmatikern besteht!

Dem Wesen des Phlegmatikers entspricht der Bereich, in welchem sich das Wasserelement ausdrückt: bei der Pflanze vor allem das Blatt, aber auch wässrige Früchte wie Gurken, bei den Speisen weiche Mehlbreie oder Milch. Doch wir spüren sofort: Gerade diese Nahrungsmittel dürfen wir dem Phlegmatiker nicht ohne weiteres geben – oder genauer gesagt: nicht in reiner Form. Indessen wollen wir methodisch wie beim Melancholiker vorgehen und ein Entsprechendes suchen, das in der Natur in heilsamer Weise verwandelt ist. Wie die Möhrenwurzel den Zucker enthält, so finden wir in Blattgewächsen wie der Zwiebel die Schärfe und das Feuer, um den Phlegmatiker in Gang zu bringen. Dies können wir bei Kohl, Blattsalat oder Gurken durch anreizende Gewürze erreichen. Getreide geben wir in Form von gut gewürzten Schrotbreien, als Müsli oder Brot. Dabei ist allerdings zu bedenken, daß der Phlegmatiker meist nicht über eine starke Verdauungskraft verfügt. Er reagiert oft mit Blähungen und Völlegefühl. Vorsichtig dosierte Aktivierung mit Beigabe von Gewürzen wie Kümmel ist notwendig.

Neben der aufweckenden Schärfe tut auch das saure Element dem Phlegmatiker wohl, am besten in Form von milchsaurem Gemüse oder Sauermilch. Auch sind für den kindlichen Phlegmatiker an der Sonne gereifte Früchte sehr zu empfehlen. Mit süßer Milch werden wir dagegen zurückhaltend sein. Wegen der oftmals pastösen Körperformen der Phlegmatiker wählen wir zur Durchformung gerne Möhren.

Das Getreide, welches im wässrigen Element heranwächst und dadurch eine starke Beziehung zum Phlegmatiker hat, ist der Reis. Er ist die Körnerfrucht des Ostens. Die östliche Kultur ist in gewisser Weise phlegmatisch. Sie hat zwar viel Bedeutendes wie die kontemplative Betrachtung und ihre Steigerung, die Meditation, hervorgebracht, doch fehlt ihr die Aktivität zur Entfaltung des Ich-Bewußtseins, der zentralen

Aufgabe des westlichen Menschen. Dem Phlegmatiker werden wir gerne Reis für seinen Flüssigkeitshaushalt geben. Dazu ist zur Anregung die gebräuchliche Curry-Sauce sehr passend.

Wie zum Wasser der Reis, so gehört zum Feuer der Hafer. Mit seiner Hilfe können wir unseren kleinen Phlegmatiker in Bewegung setzen. Ihm schadet es gewiß nicht, wenn ihn bisweilen ein wenig „der Hafer sticht".

## Die Ernährung des Sanguinikers

Es ist nicht schwer, das Interesse des Sanguinikers für das Essen zu wecken. Er ist ja leicht zu begeistern. Aber wir machen auch die Erfahrung, daß solch ein Kind rasch abgelenkt wird durch irgendein anderes Geschehen. Da gilt es also, bei Tisch die Sinnesreize auf breiter Basis anzusprechen. Den Tisch decken wir mit Sorgfalt, sorgen für Blumen und richten die Speisen appetitlich und farbig an. Von großer Bedeutung ist es, daß wir zusammen mit dem Kinde aufmerksam schmecken und uns dabei auf wenige Geschmacksströmungen konzentrieren. Wenn wir intensiv schmecken, werden die inneren Organe, insbesondere die Leber, aktiviert und finden an der Nahrung Interesse. Rudolf Steiner bezeichnet die Organtätigkeit geradezu als ein unbewußtes Schmecken.

Wir beschreiben hiermit einen Weg, der in die entgegengesetzte Richtung führt wie der für den Melancholiker. Dort war das Anliegen, die Geist-Seele aus der Verhaftung im Stoffwechselbereich zu lösen und zur Umwelt zu führen; hier wollen wir sie von der Peripherie ins Innere leiten und dort verankern.

Wir versuchen zu erreichen, daß der Sanguiniker einen herzhaften, ja leicht bitteren Geschmack akzeptiert. Er soll im Gegensatz zum Melancholiker das Süße meiden, weil ohne den Zucker die Leber aufgefordert wird, eine rege Tätigkeit aus eigenen Kräften heraus zu entwickeln. Das wird ihr sonst durch den Zucker abgenommen. Auch das Bittere wirkt anregend auf die Leber. Der Sanguiniker möchte zwar lieber die himmlische Süße des Lebens genießen und geht allem Bitteren aus dem Wege. Dadurch fehlt ihm aber die Tiefe des Erlebens. Vorsichtig und liebevoll dosiert im Verein mit Lieblingsspeisen werden wir es aber erreichen, den meist sehr bildsamen Sanguiniker für edle Gewürze zu gewinnen. Wir werden ihm erzählen, wie die Spezereien in früheren Zeiten den Priestern,

Königen und Fürsten vorbehalten waren, und heute jeder Mensch gewürdigt wird, diese einstmals hohen Gaben in Empfang zu nehmen.

Mit Hilfe der Gewürze werden wir das innere Organleben anregen und aufwecken, so daß die Individualität mehr Anteil an den Leibesprozessen nimmt und sich fester im Stoffwechsel verankert.

Unter den Gemüsen wählen wir alles Zarte und Feine. Der Kohl gehört ja zum Blattgemüse; aber einige seiner Arten, wie der Blumen- und Rosenkohl, haben blütenhafte Eigenschaften aufgenommen. Da die gelbe, rote und blaue Pflanzenfarbe immer durch einen Blütenimpuls entsteht, sind Möhre und Rote Bete auch für den Sanguiniker geeignet. Die zarte Süße ins Wurzelhafte geführt – das ist heilsam für sein Temperament. Denn dessen Leichte wird dadurch in der Tiefe verankert. Gerne fügen wir gute Öle oder auch etwas Honig hinzu.

Um eine gesunde Erdenfestigkeit zu erreichen, geben wir dem sanguinischen Kinde ferner Milch und Milchprodukte. Diese beschweren nicht, fesseln nicht zu stark an die Erde wie das Fleisch, sondern entfalten eine gleichmäßig harmonisierende Wirksamkeit auf alle Organe.

Von besonderem Wert für solch ein Kind ist die Getreideernährung. Die dem Sanguiniker entsprechende Körnerfrucht ist die Hirse. Das macht ein alter Hochzeitsbrauch deutlich. Man schüttete der Braut eine Handvoll Hirse in die Schuhe, um damit anzudeuten: Bewege dich in deinem Haushalt, sei regsam, lebendig und schnell, sieh um dich, daß du jedes Staubkorn entdeckst! Mit anderen Worten: Sei ein Sanguiniker in gutem Sinne!

Die Heimat der Hirse ist der Süden, Afrika. Die dortige Bevölkerung bewegt sich gerne und nimmt lebhaft an allem Umweltgeschehen Anteil. Die Neger in den USA haben sich im Gegensatz zu den Indianern mit der Zivilisation des weißen Mannes auseinandergesetzt und sich integriert.

Die Hirse stützt den Sanguiniker durch ihre Wirkung auf die Sinnestätigkeit und die Haut. Das macht der Kiesel, der durch Wärme und auflockernde Dynamik an die Peripherie geleitet wird. Wiederum fügen wir Gleiches zu Gleichem, ohne befürchten zu müssen, daß der Sanguiniker zu stark in seinem Temperament betont und aus sich herausgelupft wird; er wird vielmehr in seinen stark in Anspruch genommenen Sinnesfunktionen gestützt. Gerne wählen wir auch die Getreide, die besonders den mittleren Bereich impulsieren: Weizen, Roggen und Gerste. Wenn der Roggen zu schwer ist, darren wir ihn vor dem Schroten und würzen ihn gut.

# Die Ernährung des Cholerikers

Hier werden wir mit unserer Devise „Gleiches zu Gleichem" ein wenig zurückhaltender sein müssen und es vermeiden, das feurige Temperament zu stark anzuheizen. Das heißt aber nicht, daß wir Wasser ins Feuer gießen sollen. Im Gegenteil: Wir bleiben unserem Prinzip im Grunde treu und geben dem kleinen Choleriker, wenn auch nicht Feuriges, so doch vorwiegend mild Wärmendes. Denn der Stoffwechsel lebt ja in Wärmeprozessen, auf die sich der Choleriker als Willenstyp stützt. Da darf es nicht zu Stauungen kommen, sonst sind Explosionen zu befürchten.

In diesem Sinne geben wir sonnengereifte Früchte, Öle und vor allem wärmende Gewürze. Auch scharfe Wurzeln wie Rettich, Sellerie und Meerrettich durchstrahlen den Stoffwechsel und verhindern Stockungen. Die Kohlsorten aus der Familie der Kreuzblütler enthalten ebenfalls einen Schwefelprozeß, der dem Choleriker gemäß ist. Man muß nur die Verdauungsvorgänge durch Senfkörner, Gewürze aus dem Blütenbereich oder Doldenblütler wie Kümmel entlasten und die Feuerkräfte aufwärts leiten, so daß sie von der Zirkulation und Atmung aufgenommen und verwandelt werden können.

Als Erzieher legen wir dem Choleriker Widerstände in den Weg, gegen die er seine Tatkraft einsetzen kann. Mit der Ernährung gehen wir ähnlich vor und bevorzugen Nahrungsmittel, die bei der Verdauung nicht so leicht zu überwinden sind, also Rohkost, grobes Brot und kernige Getreidegerichte. Der Cholcriker muß etwas zu kauen haben. Das macht ihm Freude. Und dann kommen die Verdauungssäfte gut in Fluß.

Auch im Zuckerstoffwechsel will der Choleriker aktiv sein. Den Zucker braucht er besonders in der Muskulatur, wo bei jeder Bewegung, jedem Willensakt Zucker verbrannt wird. Wir geben ihn aber nicht als fertiges Endprodukt, nämlich als Industriezucker, sondern die Stärke im vollen Korn, aus welchem sein Organismus dann selbst den Zucker bereiten muß. Rudolf Steiner weist in einem Vortrag (31.7.24, GA 354) darauf hin, daß durch einen derartigen Einsatz dem Menschen bedeutsame Kräfte erwachsen. Der Zucker ist ja die Substanz, durch welche sich das Ich im Organismus verankert[9].

Das Getreide des Cholerikers ist der Hafer. Dieser war schon in frühen Zeiten die bevorzugte Körnerfrucht der nördlichen Völker Europas. Die Römer nannten die Germanen geringschätzig die „Haferesser". Der Hafer war für sie der „Barbarenfraß". Aber sie mußten erfahren, daß in diesen jungen Völkern des Nordens eine ungeheure Tatkraft lebte, auf dem Boden eines urwüchsigen cholerischen Temperamentes. Man denke nur an den „Furor Teutonicus".

Sollten wir nun dem kleinen Choleriker den Hafer gänzlich vorenthalten? Gewiß nicht! Er stützt ihn in seiner Temperamentsanlage. Nur im Übermaß genossen könnte er vielleicht das cholerische Kind zu stark anfeuern.

Es empfiehlt sich, mit den Getreiden zu wechseln. Die Körnerfrüchte der Mitte, Roggen, Gerste und Weizen, die nicht einem besonderen Temperament zugehören, harmonisieren und gleichen allgemein aus. Der Choleriker kann durch sie ein gesundes Verhältnis zu seinem physischen Leib gewinnen und den nötigen Widerstand im Verdauen finden.

## Die vier Temperamente zusammen:

Was tun wir, wenn mehrere Temperamente in einem Kind ausgeprägt sind?

Das wird oft der Fall sein und verlangt, daß wir uns nicht an eine feste Regel halten, sondern unsere Phantasie beflügeln. Dabei gilt es, vielseitig zu wechseln, damit alle Anlagen des Kindes zu ihrem Recht kommen.

In der Reifezeit sollte der Mensch alle vier Temperamente geistgemäß ausbilden und sie den Lebenssituationen entsprechend einsetzen. Er sollte als Melancholiker denken, als Phlegmatiker beschauliche Betrachtungen üben, in sanguinischem Sinne für die Schönheiten des Lebens offen sein und mit cholerischer Tatkraft fruchtbar wirken. Für alles dieses können wir durch eine menschengemäße Ernährung den Boden bereiten.

# IX  Diät an kranken Tagen

Es wird niemand eine vollständige Diätlehre in dieser Schrift erwarten. Dazu müßte ein besonderes Buch geschrieben werden. Wir möchten den Müttern und Betreuern indessen einige grundsätzliche Einsichten über eine zweckmäßige Diät für das kranke Kind vermitteln und praktische Richtlinien aufzeigen. Vielleicht wird es auch der behandelnde Arzt begrüßen, wenn ihm die zeitraubende Mühe abgenommen wird, eingehende diätische Verordnungen zu geben.

Die Krankheit eines Kindes ist meist für die Menschen der Umgebung eine ernste Sorge. Denn der junge, noch labile Organismus reagiert oft heftig, z.B. mit hohem Fieber. Doch was uns beunruhigt, ist nur der Ausdruck von heilenden Kräften. Der „innere Arzt", wie Paracelsus das gesundende Element im Menschen nannte, wird auf den Plan gerufen. Unsere Pflege dient seiner Unterstützung, auch die Diät. Sie darf nicht beschweren, sondern soll die Ausscheidungsvorgänge anregen, den Säftestrom in Gang bringen, die Gewebe und Zellverbände entlasten und das Reaktionsvermögen des Organismus stärken. So gesehen ist eine Krankendiät niemals nur eine Schonkost, sondern eine Übungskost. Freilich muß ein krankes Organ zunächst einmal ruhiggestellt werden, aber gleichzeitig versuchen wir, die Kräfte zur Überwindung der Krankheit zu aktivieren.

Welche Kost reichen wir nun dem Kinde bei den verschiedenen Krankheiten? Wir werden zu unterscheiden haben zwischen akuten fieberhaften Erkrankungen und den mehr chronischen Störungen einzelner Organgebiete, wie der Haut, der Nieren und der eigentlichen Verdauungs- und Stoffwechselorgane. Eine bedeutende Rolle bei der Diätetik spielt auch das Krankheitsbild der Allergie, an der immer mehr Kinder leiden.

## Diät bei akuten fieberhaften Krankheiten

Bei einer akut einsetzenden Erkrankung, die beim Kinde ja oft mit Fieber einhergeht, geben wir dem kleinen Patienten in den ersten Tagen wenig oder gar nichts zu essen. Er hat ja ohnehin meist keinen Appetit. Es werden alle Kräfte zur Überwindung der Krankheit eingesetzt und dürfen nicht durch Verdauungsprozesse abgelenkt werden. Nur keine Angst wegen der Gewichtsabnahme. Je mehr wir den Magen jetzt in Ruhe lassen, desto besser wird der nach Abklingen des Fiebers seine Aufgabe wieder erfüllen.

Dafür geben wir reichlich zu trinken, denn das Kind braucht mindestens 1 Liter Flüssigkeit am Tag. Sehr zu empfehlen ist Gerstenabkochung, die schon Hippokrates wegen ihrer hohen Heilwirkung schätzte (Rezept S. 212). Sie enthält Schleimstoffe, Salze und Mineralien, insbesondere Kiesel. Diese entlasten den Stoffwechsel und regen die Ich-Organisation an, sich stärker mit dem Leibe zu verbinden (s. Kapitel I). Heilsam wirken auch Fruchtsäfte – aber dosiert. Besonders zu empfehlen ist der Demeter-Kinder-Fruchtsaft (s. Kapitel X „Frühstück"). Ist der Magen noch empfindlich, können wir die Säfte gut mit Gerstensaft verdünnen. Obstsäfte wirken einer Säuerung des Blutes entgegen und helfen dem Organismus durch ihren hohen Gehalt an Vitamin C im Kampf gegen die Krankheit. Der natürliche Lebenszusammenhang kann niemals durch ein synthetisches Präparat ersetzt werden. Auch lehnen wir die üblichen kohlensäurehaltigen Limonaden, die meist stark übersüßt sind, sowie die leider so verbreiteten Colagetränke ab.

Wenn der erste Sturm vorüber ist, wird auch Obst gut vertragen. Wir richten uns dabei ganz nach der Jahreszeit. Von der Abkochung der Gerste gehen wir je nach Lage des Falles zum Schleim oder Schrotbrei über. Aber gut würzen! (s. Kapitel XI „Gewürzkräuter") Meist verlangen die Kinder in dieser Phase nach einem pikanten Geschmack. Aber nur wenig Kochsalz geben, um die Nieren zu schonen. In der Rekonvaleszenz gehören auch Milch und Milchprodukte in den Kostplan; denn das Kind braucht nun zum Neuaufbau Eiweiß. Gerne geben wir Quarkspeisen oder Sauermilch mit Früchten. Wünschenswerte Gewichtszunahme können wir gut mit Sahne unterstützen, vielleicht auch zur Salatsauce. Aber Vorsicht, nicht zuviel des Guten! Leichte Gemüse, viel Grünes, gut aufgeschlossenes Getreide und Vollkornbrot geben den Grundstock für die Hauptmahlzeiten.

Das sind grobe Richtlinien. Die Mutter wird mit Phantasie und liebevollem Einfühlungsvermögen das Rechte für ihr Kind finden.

Wenn sie dann auf den Verlauf der Krankheit zurückschaut und die erreichte neue Stufe in der Entwicklung betrachtet, wird sie erkennen, daß die Erkrankung nicht nur ein lästiges Übel war. Eine Krankheit hilft dem Kinde oft, in der Entwicklung voranzuschreiten. Man redet heute viel von den Komplikationen und übersieht den Schaden, der den Kindern dadurch zugefügt wird, daß man sie durch Impfungen um den Segen einer fieberhaften Erkrankung bringt. Wie prächtig kann ein Kind, das vorher dahinkümmerte, zum Beispiel nach Masern gedeihen!

Darum sollten wir auch bei Fieber nicht gleich zu einem temperatursenkenden Medikament greifen. Fieber ist niemals eine Krankheit, sondern ein Hilfsmittel, dessen sich der Organismus zur Überwindung der Krankheit bedient. Wir können die fieberhaften Reaktionen mit Maßnahmen der Naturheilkunde wie Wadenwickel und kühlen Teilabwaschungen immer lenken. Gelegentlich ist auch ein Vollbad bei sorgfältiger Beobachtung des Kindes zu empfehlen. Daß stets ein Arzt zu Rate gezogen werden muß, wenn es sich nicht nur um einen banalen Infekt handelt, versteht sich von selbst.

Worum geht es also? Es soll dem Kinde geholfen werden, den größten Gewinn aus der akuten Krankheit zu ziehen und Komplikationen zu verhüten. Dazu kann eine Diätetik wesentlich beitragen.

## Leberdiät

Krankheiten der Leber sind bei Kindern heutzutage viel häufiger als früher. Das große Stoffwechselorgan wird strapaziert durch giftige Rückstände in der Nahrung, durch den Ansturm der Umweltgifte, die vielen Schleckereien und Weißmehlprodukte. Fragwürdige Fette, pommes frites, Kälteschocks durch Eis und gekühlte Getränke, arhytmische Nahrungsaufnahme und das achtlose oder gierige Hinunterschlingen des Essens bedeuten eine ständige Belastung für die Leber.

In den ersten Tagen einer akuten Erkrankung geben wir nur Kräutertee und Getreideschleim, höchstens etwas Zwieback. Auch Honig erst nach einer Woche. Vor allem: keinen raffinierten Zucker! Es ist das große Verdienst von Dr. med. M. O. Bruker, immer wieder auf die krankmachende Wirkung des Zuckers hingewiesen zu haben (s. Literatur[18a] und [18b]). Dann gehen wir aber sobald wie möglich auf die sogenannte Leberschutzkost über; denn die Leber braucht Aufbaustoffe, auch bei chronischen Störungen. Grundlage der Leberdiät ist als Kohlenhydratträger das Getreide. Aber wir müssen es so zubereiten, daß es leicht verdaulich ist, das heißt wir müssen es gut aufschließen. Man greife nur nicht zum Weißmehl und meine, dieses sei leichter bekömmlich. Im Gegenteil, in ihm fehlen ja gerade die Bestandteile, welche zusammen mit dem Mehlkörper eine harmonische Komposition bilden. Durch diese wird das menschliche Verdauungssystem, insbesondere die Leber, gleichmäßig beansprucht.

Die Körner werden fein gemahlen, über Nacht eingeweicht und dann durch einen milden Kochprozeß gut aufgeschlossen. Wichtig ist das Nachquellen. Für empfindliche Kranke, überhaupt in den ersten Tagen, empfiehlt es sich, den Brei durch ein grobes Sieb zu rühren. Keine Sorge, daß dabei zu viel an Wertstoffen zurückbleibt; im Schleim hat sich das Wesentliche gelöst. Dann vorsichtig mit Gewürzkräutern und einer Prise Salz abschmecken. Basilikum, Majoran, Salbei, Melisse, Pimpinelle, Kümmel, Fenchel, Anis, Koriander und viele andere stehen zur Auswahl bereit. Aber nur einige wenige nehmen, sonst wird die Leber irritiert. Denn schon das Schmecken im Munde regt ihre Funktion an; sie schmeckt gleichsam mit. Auch die qualitative Zusammensetzung der Verdauungssekrete in Mund, Magen und Dünndarm wird durch Beigabe von Gewürzkräutern günstig beeinflußt.

Es ist also für den Leberkranken von allergrößter Bedeutung, daß er intensiv schmeckt und kräftig kaut.

Nach Besserung der akuten Erscheinungen gehen wir dann vom Schleim auf unpassierten *Schrot* über. Dabei haben wir es in der Hand, uns auf das Befinden des Kranken einzustellen. Zunächst sieben wir nach dem Schroten die groben Bestandteile ab. Die Körnerfrüchte wechseln wir. Sehr gut wird meist der Buchweizen vertragen, aber auch Reis, Hirse, Hafer, Weizen und Gerste, auch in Form von Thermogrütze, sind, fein zubereitet, leicht bekömmlich.

*Brot* muß gut abgelagert sein. Am besten verträglich ist Brot mit Backferment oder Honig-Salzbrot (s. Literatur).

Wir sollten Sorge tragen, daß das *Gemüse* für unser lebergestörtes Kind nur aus biologisch-dynamischem Anbau stammt. Die üblichen treibenden Dünger verursachen eine Qualitätsminderung der Produkte, die gerade für Leberkranke eine schlechte Verträglichkeit bedingt. Wir geben je nach Jahreszeit Spinat, feine Blumenkohlröschen, Chicorée, Möhren, Rote Bete, zarte grüne Bohnen, Kohlrabi, zarten Lauch, Schmorgurken, Zucchetti und Rosenkohl. Die anderen Kohlarten gelten als schwer verträglich. Das stimmt jedoch nicht für Kohl aus biologisch-dynamischem Anbau, wenn er richtig gekocht und gewürzt ist (s. Rezeptteil).

Heilsam für den Leberkranken ist auch eine kleine Menge Frischkost aus Kopfsalat, Feldsalat, fein geriebenen Möhren, Chicorée oder fein geriebenem Rettich, Sellerieknolle oder Kresse. Die Salatsauce bereiten wir aus Bioghurt, Zitrone, etwas Öl und Dill. Bei empfindlichen Kindern wärmen wir die Sauce im Wasserbad an.

Auch bei *Obst* geben wir sorgsam acht, daß es aus biologischdynamischem Anbau stammt. Für die Leberdiät sind geeignet: Äpfel, weiche, ausgereifte und geschälte Birnen, Erdbeeren, Himbeeren, Heidelbeeren oder Brombeeren. Mit Steinobst sind wir zurückhaltend. In Form von Dörrobst sind jedoch Aprikosen ein ausgesprochenes Heilmittel für die Leber.

Ein geeignetes Getränk ist eine Abkochung von Roggenkörnern. Denn der Roggen hat einen hohen Kaliumgehalt, der sich günstig auf die Leberfunktion auswirkt. Dem Roggenwasser fügen wir gerne etwas Zitrone und andere frisch gepreßte Obstsäfte bzw. Muttersaft bei, sowie etwas Honig und Gewürze (s. Rezept S. 222).

Wir müssen Sorge tragen, daß ein Leberkranker ausreichend Nahrung erhält, denn die Leber braucht bestimmte Substanzen zu ihrem Aufbau. Neben den Kohlenhydraten ist vor allem das Eiweiß zu nennen. Bei der Auswahl von Nahrungseiweiß ist die biologische Qualität der Proteine entscheidend. Von hohem Wert ist das Milcheiweiß. Quark und Sauermilch haben sich in den letzten Jahrzehnten in der Leberdiät als heilsam erwiesen. Sie lassen sich auch gut mit Früchten kombinieren. Aber noch einmal sei erwähnt: niemals die Speisen direkt aus dem Eisschrank servieren! Die kranke Leber verträgt keine kalten Speisen. Zur günstigen Eiweißverdauung benötigt der Organismus ausreichend Mineralien, besonders *Eisen*. Das wird in vielen Fällen übersehen. Wir haben in vorigen Kapiteln darauf hingewiesen, daß in den Getreiden, bestimmten Gemüsen und Früchten reichlich Mineralien enthalten sind. Ferner erinnern wir daran, daß biologisch-dynamisch gepflegte Produkte einen höheren Mineralgehalt aufweisen als die mit chemisch treibendem Dünger gezogene Marktware.

Die Meinung über die Höhe der *Fett*zufuhr bei Leberkranken ist in wissenschaftlichen Kreisen unterschiedlich. Amerikanische Autoren erlauben selbst bei akuter Hepatitis 250 g Butter täglich, namhafte Leberspezialisten, wie Kalk, setzen sich für eine Beschränkung der Fettmenge auf 30–50 g pro Tag ein. Wir raten, beim Kinde je nach Alter und Schwere der Erkrankung nicht über 30 g hinauszugehen, um eine Leberverfettung zu verhüten. Entscheidend jedoch ist die Qualität. Gute Butter und einwandfreie Diät-Öle (Distelöl, Leinöl) sind zu bevorzugen. Grundsätzlich dürfen wir das Fett niemals erhitzen und fügen es daher erst kurz vor dem Anrichten den Speisen zu.

## Diät bei Magen-Darmstörungen

Beim sogenannten „verdorbenen Magen" geben wir nur Getreideschleim aus Gerste, Reis oder Hafer, bzw. Tee, bis die ersten akuten Erscheinungen vorüber sind. Dann bauen wir vorsichtig auf mit Knäckebrot und Suppen aus passierten Karotten mit Salz abgeschmeckt. Erst wenn dieses vertragen wird, geben wir anderes frisches, zartes Gemüse oder Fruchtsäfte, in Schleim eingehüllt. Ferner eignen sich für die anschließende Diät auch gut Sauermilch und Quarkspeisen mit Gersten-Knusperflocken. Zarte Salate mit Öl und Zitrone oder Bioghurt angemacht sind meist gut verträglich. Besonderer Wert ist auf Gewürze zu legen! Beim weiteren Aufbau wählen wir gut ausgebackenes und abgelagertes Brot und gehen vom Getreideschleim zu feinem, gut ausgequollenem Schrot über. Bei allem eine goldene Regel: gut kauen und schmecken!

Wir vermeiden in der Folgezeit blähende, geräucherte und fettdurchzogene Speisen, scharfe Gewürze, Röstprodukte, sehr saure Speisen, vor allem aber süße Schleckereien. Richtschnur für das Handeln ist das Wohlbefinden und die Beschwerdefreiheit unseres kleinen Patienten.

Noch ein Wort zu den *Getränken:* Nichts Eisgekühltes, keine stark kohlesäurehaltigen Wässer – Cola-Getränke und all die übersüßten Limonaden meiden wir ja auch an gesunden Tagen –, dafür eine Getreideabkochung, anregend gewürzt und mit Obstsäften versetzt. Auch sind ja sehr bekömmliche und hochwertige Fruchtgetränke von Demeterqualität im Handel (s. Kapitel XI,4 „Früchte"). Bei *Durchfällen* erhält das Kind nur Reisschleim. Altbewährt ist eine Apfelkur: Wir reiben etwa 100-200 g Äpfel je nach Alter der Kinder auf der Glasreibe und geben diese Menge 5 mal am Tag. Säuglingen gibt man Kamillentee und Zwieback. Auch Frühkarotten sind zu empfehlen.

*Stuhlverstopfung*

Eine Obstipation kann durch vielerlei bedingt sein. Immer sollte man, wenn sie länger besteht, einen Arzt zu Rate ziehen. Oftmals liegt eine seelische Ursache vor. Daran sollte eine Mutter immer denken und den Grund erspüren, damit sie dem Kinde helfen kann. Oft entsteht eine Stuhlverstopfung auch durch die Unart, zu gegebener Stunde den Drang nicht zu beachten, anstatt das Örtchen aufzusuchen, weil das Spielen das Kind ganz gefangen nimmt.

Die Möglichkeiten der Therapie sind vielseitig: Massagen, besonders in Form der Fußsohlen-Reflexmassagen, Wasseranwendungen, Salbeneinreibungen und Heileurhythmie. Die Entleerung des Darms sollte am besten gleich früh am Morgen besorgt werden. Es gilt, möglichst zu gleichbleibender Zeit, in Ruhe und am gleichen Ort den Reflex einzuüben.

Was können wir diätetisch tun? In jedem Fall sorgen wir für eine ausreichende Darmfüllung, um die Darmperistaltik anzuregen. Das gilt auch für die spastische Form, damit der Krampf nicht ins Leere geht. Zu dem Zweck erhält das Kind Vollkornprodukte, d.h. das ganze Korn geschrotet und weiterverarbeitet. Auch kann ein Zusatz von Kurkleie und Leinsaat zu Bioghurt förderlich sein.

Anregend auf die Darmbewegung wirken milchsäurehaltige Nahrungsmittel wie Dickmilch. Auch ein Gläschen Sauerkrautsaft ist zu empfehlen. Milchzucker hat ebenfalls eine abführende Wirkung und wird gerne bei Obstipation der Säuglinge angewendet. Die günstige Wirkung von eingeweichten Backpflaumen mit Leinsaat wird vielen Müttern wohl bekannt sein. Auch ein geriebener Apfel ist – wie beim Durchfall – ein vorzügliches Heilmittel durch seinen hohen Pektingehalt.

## Wie wirke ich durch Diät auf die Haut?

Ehe wir uns den diätetischen Fragen bei Hautstörungen zuwenden, wollen wir einige Funktionen dieses Organs, das für die Gesunderhaltung des Kindes so notwendig ist, kurz skizzieren.

Als Erstes: Durch die Haut werden Flüssigkeit und Stoffwechselschlakken ausgeschieden. Auch ohne ausgesprochen zu schwitzen, gibt der erwachsene Mensch jeden Tag etwa 1 Liter Flüssigkeit über die Haut ab. Die Haut dient der Wärmeregulation; sie schafft sich einen Wärmemantel. Außerdem nützt der Organismus mittels zahlreicher Drüsen den Weg über die Haut zur Entgiftung.

Die Haut ist ferner ein Sinnesorgan. Wir finden in ihr feinste Nervenendigungen ausgebreitet zur Wahrnehmung von Wärme und

Berührungsreizen. In diesen Funktionskreis gehört auch die Kieselbildung. Wir sprechen von einem Kieselmantel, in den der Mensch eingehüllt ist.

Zum Dritten wird die Haut mit Hilfe eines weitläufigen Kapillarnetzes durchblutet, was wiederum der Wärmeregulation dient. Auch leistet sie eine Art Atemfunktion.

So finden wir den ganzen dreigliedrigen Menschen (s. Kapitel II) mit Nerven-, Atem-Kreislauf- und Stoffwechseltätigkeit in der Haut vertreten. Viel hängt von einer funktionsfähigen Haut ab, an gesunden wie auch kranken Tagen. Störungen der Haut können ihre Ursache in einem der drei Systeme haben und auch diese wiederum beeinflussen. Sie können auf einer Überempfindlichkeit der Hautsinne beruhen oder durch krankhafte Drüsensekretion, Durchblutungsstörungen oder schlechte Blutzusammensetzung bedingt sein.

Die Haut reagiert empfindlich auf diätetische Maßnahmen. Das können wir leicht beobachten; denn die Phänomene liegen ja klar vor Augen. Leichte „Unreinigkeiten", zu trockene oder zu fettige Haut, falsche Durchblutung oder schlechte Sekretionen lassen sich durch Umstellung der Kost regulieren. Umso mehr Bedeutung gewinnt diese bei ausgesprochenen Hautkrankheiten.

Eine grundsätzliche Hilfe bei allen Hautstörungen ist die *Rohkost*. Diese bedeutet einerseits Entlastung für den Stoffwechsel durch den niedrigen Eiweiß- und Fettgehalt, zum anderen erfordert sie einen stärkeren Einsatz von Kräften. Während die gekochte Kost mehr im zentralen Verdauungsbereich ihre Wirksamkeit entfaltet, greift alles, was roh in den Organismus eingeführt wird, mehr in die Peripherie hinaus. So wird das Blut angeregt, bis in die Haut seine ernährende Kraft zu schicken[19]. Wir sehen es den Patienten, die eine Zeitlang Rohkost erhalten haben, an, wie ihre Haut lebendiger wird, gleichsam von innen heraus strahlt. Dabei wird auch die Kieseldynamik angeregt. Rudolf Steiner empfiehlt in den erwähnten Vorträgen, Kranke, bei denen man eine Kieselwirkung in der Peripherie unterstützen möchte, eine Zeitlang auf Rohkost zu setzen.

Wir erwähnten schon den Kieselmantel. Er kann zu dünn oder zu dick sein, wodurch jeweils zwei verschiedene Arten von Hautekzem bedingt sein können. In jedem Fall wirkt Rohkost regulierend.

Auch Entzündlichkeiten der Haut wie Akne und Furunkulose sprechen gut auf Rohkost an. Durch die Rohkost wird auch eine Entgiftung des

Organismus in die Wege geleitet. Viele Hauterkrankungen beruhen ja auf einem Reiz durch Absonderung toxischer Substanzen, deren sich der Organismus über die Haut zu entledigen trachtet. Zu Beginn einer Rohkostkur nehmen die Absonderungen zu, und die Hauterscheinungen flammen auf. Wenn der Organismus dann gereinigt ist, bilden sie sich zurück und heilen aus.

Die Rohkost für das Kind will besonders liebevoll zubereitet sein. Es ist zumeist nicht nötig, sehr streng vorzugehen. Kleine Beigaben wie Knusperflocken oder eine Scheibe Knäckebrot sind erlaubt. Morgens reichen wir Früchte, Nüsse, Honig, Knusperflocken, in leichteren Fällen auch ein Müsli mit rohen, eingeweichten Haferflocken und Nüssen. Mittags eine Salatplatte (s. Rezeptteil), Möhren und feste Gemüse reiben bzw. fein zerkleinern oder hacken. Aber dann sofort verwenden! Nüsse, Öle sind dazu erlaubt. Wesentlich ist dabei die Salatsauce (evtl. Anwärmen in der kalten Jahreszeit). Abends ist eine Schale Tee zu empfehlen mit etwas Honig, Quarkspeise mit frischgepreßtem Fruchtsaft oder Knäckebrot.

Das Getreide mit der stärksten Hautwirksamkeit ist die Hirse. Durch sie werden die Kieselprozesse in der Peripherie angeregt (s. Kapitel XI). Bei allen Formen von Ekzemen, auch bei der oft so schwer zu behandelnden Akne, haben sich Kuren mit Hirse bewährt. Wir müssen nur konsequent über mehrere Wochen hindurch regelmäßig Hirse geben. Daran gewöhnt sich das Kind bald und lernt eine solche Diät schätzen. Am Morgen wird ein Müsli mit eingeweichten Hirseflocken gereicht, zu Mittag wird die Hirse gekocht und pikant abgeschmeckt (s. Kapitel XII). Zusammen mit Gemüse ergibt sie eine vollwertige Mahlzeit. Wir können die gekochte Hirse aber auch zu Klößen, Backlingen oder Aufläufen weiterverarbeiten und zur Abwechslung mit Früchten kombinieren. Am Abend lassen wir unsere Kur mit einem Hirsebrei ausklingen, dem wir eine süße Note geben. Als Getränk ist eine Abkochung von Hirse anzuraten mit Honig gesüßt und mit Fruchtsäften versetzt. Bei zahlreichen Krankheiten der Haut wie Akne, Furunkulose, Unreinigkeiten, auch Haarausfall mit Schuppenbildung hat sich der Kanne-Brottrunk bewährt[20]. Ja selbst bei Psoriasis (Schuppenflechte) wurden Heilerfolge beobachtet.

Bei allen Hautkrankheiten muß die *Leber* gestützt werden; denn sie hat die Hauptlast bei der Entgiftung des Stoffwechsels zu tragen. Da gilt, was über Leberdiät gesagt wurde (s. S. 116).

Auch auf die *Niere* nehmen wir bei der diätetischen Behandlung der Haut Rücksicht. Wir salzen ganz schwach und meiden alle scharfen, pikaten Sachen wie ausgereiften Käse. Derartige Delikatessen rufen oft eine Verschlimmerung des Ekzems hervor.

## Diät für die Nieren

Die Nieren können auf verschiedene Art erkranken. Darum müssen wir eigentlich für jede Art der Störung eine besondere Diät empfehlen, aber das ist im Rahmen dieses Buches nicht möglich. Wir wollen uns also beschränken und nur allgemein darstellen, durch welche Speisen die Nieren belastet werden, oder welche Nahrungsmittel für sie heilsam sind.

Wir brauchen dieses nicht nur bei einer Nierenkrankheit zu berücksichtigen, sondern können mit Hilfe einer entsprechenden Diät zur Überwindung einer allgemeinen Störung beitragen und Komplikationen verhüten.

*Zur Aufgabe der Nieren*

Die Nieren scheiden in Wasser gelöste, nicht flüchtige Abbauprodukte des Stoffwechsels aus. Das sind Salze und Harnstoff, der sich beim Eiweißabbau bildet.

Ein Teil der ausscheidenden Funktionen wird der Niere durch die Haut abgenommen. Man bezeichnet dieses Organ darum auch als periphere Niere. Wir entlasten also die Nieren, indem wir die Hauttätigkeit anregen. Dafür haben wir im vorigen Abschnitt einiges empfohlen.

*Was müssen wir zur Schonung der Nieren vermeiden?*

Zur Schonung der Nieren vermeiden wir Nahrungsmittel, die zu reichlicher Harnstoffbildung, also zu stickstoffhaltigen Abbauprodukten führen. Denn es fällt der geschwächten Niere schwer, diese Substanzen auszuscheiden. Nicht vollständig abgebaute Eiweißprodukte – diese enthalten ja die Stickstoffverbindungen – belasten zudem das Nierengewebe. Darum müssen in der Nierendiät alle eiweißhaltigen Produkte wie Fleischwaren, Fische, Nüsse und Hülsenfrüchte fehlen. Ungesalzener Quark ist jedoch erlaubt.

Es ist allgemein bekannt, daß zur Nierendiät die *Kochsalzarmut*, ja in schweren Fällen sogar der völlige Entzug von Kochsalz gehört. Durch eine Ausscheidungsstörung für Salz kommt es beim Nierenkranken zur Kochsalzverhaltung mit Störungen im Wasser- und Salzhaushalt des Organismus. Nun genügt es bei einer ausgesprochenen Nierenkrankheit nicht, daß wir darauf verzichten, die Speisen zu salzen. Viele Nahrungsmittel enthalten an sich reichlich Kochsalz. Dazu gehören die schon erwähnten Fleisch- und Wurstwaren, Fischkonserven, Marinaden, Räucherwaren, die meisten Käsesorten – bis auf den natriumarmen Gervais und Quark – Gemüsekonserven, Sauerkraut, Gewürzgurken und salzhaltige Gewürze wie Selleriesalz. Auch Brot enthält meist Salz. Deshalb verlangen wir für die Nierenkranken ein salzfreies Brot. Ist eine Kost ohne Salz nicht fade und langweilig? Keineswegs, wenn wir das Kochsalz durch passende Gewürzkräuter ersetzen. Zu empfehlen bei der Nierendiät sind in erster Linie die Doldenblütler wie Anis, Fenchel, Kümmel, Liebstöckl und Kerbel.

*Welche Nahrungsmittel sind heilsam für die Nieren?*

Von den Getreiden ist an erster Stelle der *Reis* zu nennen (s. S. 141). Wir können ihn in verschiedenster Weise zubereiten: pikant mit Curry-Sauce oder süß mit Früchten.

Aber auch *Hirse* und *Hafer* eignen sich zur Nierendiät. Mit diesen drei Getreidearten haben wir eine gute Grundlage für unseren Speiseplan. Wenn wir die Variationsmöglichkeiten ausnutzen, ist keine Eintönigkeit zu befürchten.

Von günstiger Wirkung auf die Nieren sind auch *Früchte* und *Beeren*, am liebsten roh, aber auch gedünstet oder als Kompott (s. S. 203). Rudolf Steiner hat in diesem Zusammenhang die Hagebutte als ein Heilmittel für die Nieren beschrieben. Hagebuttenelixier, Hagebuttenmark oder auch Hagebuttentee sind bei Schwäche der Nieren und zur Vorbeugung von Nierenstörungen zu empfehlen.

Rudolf Steiner hat auch mehrfach darauf hingewiesen, daß die einzelnen Teile der Pflanze Beziehungen zu bestimmten menschlichen Organen haben (s. Kapitel II). So hat er in einem Vortrag[21] ausgeführt, daß *Blüten* der Pflanzen Heilkräfte in bezug auf das Nierensystem enthalten. Wir finden das Blüten-Element im Honig, können es dem Kinde aber auch in einem Elixier wie dem Holunderblütensirup zuführen. Eine reiche Auswahl haben wir an Teesorten, zum Beispiel Flieder-, Linden- oder Kamillenblüten. Zu *Salaten* lassen sich verwenden: Feld- und Kopfsalat, Kresse, Chicorée, Endivien, Tomaten, Radieschen und weißer Rettich. Von den *Gemüsen* wählen wir zarte Sorten wie Karotten, Blumenkohl, Kohlrabi, Spinat, Chicorée, Schwarzwurzeln, Rosenkohl, grüne Bohnen. Bei *Entzündungen der ableitenden Harnwege* und des Nierenbeckens müssen wir verzichten auf alle schleimhautreizenden Gewürzstoffe wie Paprika, Cayennepfeffer (Chillies) und Currypowder, in dem Pfeffer und Chillies enthalten sind. Aber auch Gewürzkräuter wie Nelken, Piment, Muskatnuß sollten vermieden werden. Ferner alle kohlensäurehaltigen Wasser. Meerrettich und Kresse haben vorzügliche „antibiotische" Eigenschaften im Harnwegsystem.

# Allergie

Allergische Reaktionen äußern sich vielgestaltig als Hautausschlag, Schwellung des Unterhautgewebes, Durchfall, Asthma oder Reizung der Schleimhäute. Sie sind meist Ausdruck einer Überempfindlichkeit auf äußere Reize, insbesondere Nahrungsmittel.

Bei der Nahrungsmittel-Allergie ist zu berücksichtigen, daß bei einem Kinde die Verdauungskräfte oft noch schwach sind. Der junge, zarte Organismus kann bestimmte Nahrungsstoffe noch nicht völlig abbauen. Es bleibt noch ein Rest von „Außenwelt", der als fremder Reiz die allergische Reaktion auslöst. Man spricht in solchen Fällen von Enzymschwäche. Dabei versteht man unter dem spezifischen Enzym jenen Verdauungssaft, der den Abbau der in Frage stehenden Nahrungssubstanz übernehmen sollte. Es ist einleuchtend, daß die vielen chemischen Stoffe, die sich heutzutage in der Nahrung finden, dem auf Naturstoffe eingestellten „Enzym-Spektrum" wenig entsprechen. Sie sind dadurch schwer abzubauen und bewirken oft allergische Erscheinungen.

*Allergie durch chemische Substanzen in der Nahrung*

Es können sich in den Lebensmitteln Reste von Herbiziden, Schädlingsbekämpfungsmitteln und Pestiziden finden. Ferner sind vielfach gebräuchlich: Aromastoffe, Konservierungsstoffe und Färbemittel. Die erstgenannten Substanzen häufen sich im Erdboden und in den Lebewesen an, da sie nur sehr schwer oder gar nicht abgebaut werden können. Sie haben eine zum Teil erhebliche allergene Potenz, mit anderen Worten: Sie können gerade bei Kindern heftige Erscheinungen von Allergie hervorrufen. Da in der Bundesrepublik etwa 1600 verschiedene Pestizide angewendet werden, und ein Allergietest auf derartig viele Substanzen unmöglich ist, kann der ursächliche Zusammenhang zwischen einem bestimmten Pestizid und einer Allergie nur sehr schwer nachgewiesen werden.

Zur Verhütung allergischer Erkrankungen ist die Anbauweise und Weiterverarbeitung der Nahrungspflanzen von allergrößter Bedeutung. In der biologisch-dynamischen Wirtschaftsweise werden keine chemischen Mittel verwendet. Auch bei der Weiterverarbeitung sollen keine chemischen Stoffe zugesetzt werden.

*Allergie gegen Kuhmilch*

Vor ein besonderes Problem sieht sich eine Mutter gestellt, wenn der Säugling eine Allergie gegen Kuhmilch zeigt, und sie selbst nicht stillen kann. Dann ist oft auf die Mandel-Fruchtmilch auszuweichen[22]. Die Mandelmilch läßt sich leicht aus Mandelpüree herstellen, das im Reformhaus erhältlich ist. Der Mandellösung werden Fruchtsäfte zugesetzt, dabei wird man die Angaben von Bircher-Benner, der sich auf Orangen- oder Traubensaft, Bananen- oder Apfelfleisch sowie Tomaten stützt, variieren. Säuglinge reagieren auf Orangen oft mit Hautreizungen; die Bananen sind durch die Methoden der Reifung und Lagerung ebenfalls nicht zu empfehlen. Auch die Tomate ist nicht geeignet, wenn sie auch einen hohen Gehalt an Vitaminen aufweist. Wir sollten die Fruchtmilch lieber mit einheimischen Früchten herstellen und neben dem Apfel Himbeeren und anderes Beerenobst, Karotten oder den Demeter-Kindersaft verwenden. Zum Anrühren des Mandelpürees wird man gerne Haferschleim oder Gerstenschleim nehmen.

Auch bei älteren Kindern kann eine Allergie gegen Milch auftreten. In diesem Fall ist zunächst zu prüfen, ob die Überempfindlichkeit nur gegenüber Vollmilch oder allen Milcherzeugnissen besteht. Man kann nämlich häufig beobachten, daß Sauermilch, Buttermilch oder auch Quark vertragen werden, während nach dem Genuß von Vollmilch Durchfälle und andere Magen-Darmstörungen auftreten. Auch die verschiedenen Käsesorten sind zu prüfen. Dabei sollte man jeweils nur kleine Mengen verabreichen, da allergische Reaktionen auch von der Menge des zugeführten Wirkstoffes abhängen.

Gelegentlich verliert sich eine Überempfindlichkeit gegen Milch und Milcherzeugnisse von selbst. Es läßt sich aber auch durch Gaben allerkleinster Mengen Gewöhnung erreichen (Desensibilisierung). In dem Buch von Alfred Welsch über Krankenernährung[23] ist ein Schema nach Dittmar angegeben. Diese Methode hat sich in der Praxis bewährt. Das Verfahren sieht auf den ersten Blick etwas umständlich aus; aber wird eine Mutter die Mühe scheuen, um zu erreichen, daß ihr Kind ein so wertvolles Nahrungsmittel wie die Milch wieder zu sich nehmen kann?

Nach dem Schema ist an jedem Tag 1 Teelöffel einer frisch zubereiteten Milchlösung nachstehender Verdünnung einzunehmen, wobei 4 Tage lang bei der gleichen Konzentration zu bleiben ist.

| *Milchmenge* | *Wassermenge* |
|---|---|
| 1 Teelöffel | 1000 ml |
| 1 Teelöffel | 500 ml |
| 1 Eßlöffel | 1000 ml |
| 1 Teelöffel | 1 Tasse |
| 1 Eßlöffel | 500 ml |
| 1 Teelöffel | ½ Tasse |
| 1 Eßlöffel | 1 Tasse |
| 1 Teelöffel | ¼ Tasse |
| 1 Eßlöffel | ½ Tasse |
| 1 Teelöffel | 2 Eßlöffel |
| 1 Eßlöffel | ¼ Tasse |
| 1 Teelöffel | 1 Eßlöffel |
| 1 Eßlöffel | 2 Eßlöffel |
| 2 Teelöffel | 1 Eßlöffel |
| 1½ Teelöffel | ¼ Tasse |
| 2 Teelöffel | ⅓ Tasse |
| 3 Teelöffel | ½ Tasse |
| 4 Teelöffel | ⅔ Tasse |
| 2 Eßlöffel | 1 Tasse |

Die Milchmenge wird dann langsam bis zu 2 Tassen Milch täglich gesteigert.

*Allergie gegen Getreideeiweiß*

Die Unverträglichkeit von Getreideeiweiß ist von hoher praktischer Bedeutung, weil das Getreide wie die Milch schwer entbehrlich ist. Der Eiweißkörper, welcher die Allergie auslöst, ist das Gliadin im Kleber von Roggen- und Weißmehl, das Avenin des Hafers und Hordein der Gerste.

Das Krankheitsbild der Unverträglichkeit von Getreideeiweiß ist auch als Sprue bekannt und äußert sich in schweren Magen-Darmstörungen, Gewichtsabnahme und Blutarmut.

Mit einer kleberfreien Diät können wir beim Kind die Erscheinungen zur Ausheilung bringen. Müssen wir dabei gänzlich auf das Getreide verzichten? Nein: Reis, Hirse und Mais, sowie Buchweizen sind kleberfrei. Auch Sojamehl wird als pflanzliches Eiweiß in diesen Fällen gut vertragen.

*Allergie gegen andere Nahrungsmittel*

Beim Auftreten allergischer Erscheinungen wird die Mutter herauszufinden suchen, gegen welche Nahrungsmittel das Kind überempfindlich ist. Es kann nach dem Genuß von Fisch, Krustentieren wie Krebsen oder nach Eiern eine Nesselsucht auftreten.

Auch gegen Früchte ist eine Überempfindlichkeit nicht selten. An erster Stelle stehen die Erdbeeren. Dann folgen die Citrusfrüchte, wobei eine Allergie entweder gegenüber dem Fruchtfleisch oder gegen die aetherischen Öle in der Schale vorliegen kann. Wir müssen aber auch an Restbestände von chemischen Mitteln denken. Hier sind auch die Bananen zu nennen.

Kakao, Schokolade und ihre Erzeugnisse verursachen häufig Allergien. Auch gegen Genußmittel, wie Kaffee, Tee und Mate, sowie gegen Cola-Getränke sind manche Kinder empfindlich. Diese Getränke werden wir überhaupt unseren Kindern besser vorenthalten.

*Zur Besserung der Reaktionslage durch Diät*

Wenn die enzymatische Schwäche auch meist einer spezifischen Eiweißsubstanz gilt, so empfiehlt es sich doch, die Sekretion der Verdauungssäfte insgesamt zu fördern, was wir mit Gewürzkräutern wie Salbei, Kümmel oder auch Gemüsesäften erreichen.

Die allergische Reaktionsweise insbesondere der Haut kann durch Rohkost reguliert werden. Auch wird durch Hirseabkochungen, mit Ingwer gewürzt, der Kieselstoffwechsel stabilisiert. Das trägt nicht nur zur Festigung der Haut bei, sondern löst Spannungen im Zellgewebe und bessert dadurch die allergische Reaktionslage.

Zum Abschluß dieses Kapitels soll eine wenig bekannte Behandlungsmethode empfohlen werden: die Anregung für den Organismus, sich über die Haut mit dem Allergen (die Substanz, die die Allergie auslöst) auseinanderzusetzen. Wie machen wir das? Nehmen wir ein einfaches Beispiel. Es liegt eine Allergie gegen Getreideeiweiß vor. Dann geben wir jeden 2. Tag ein Bad mit Kleie. Wir können das auch mit einem Leibwickel aus Getreidebrei in Angriff nehmen. Das gleiche läßt sich mit Milch praktizieren. Ein halber Liter Milch auf ein Bad genügt. Es wird bei dieser Begegnung mit dem Allergen der Organismus mit dieser ihm antipathischen Substanz vertraut gemacht, bis er sie schließlich auch über den Verdauungsweg duldet.

# X Ernährung und Zahngesundheit

Die Zahngesundheit unserer Kinder wird von Jahr zu Jahr schlechter. Wie das baden-württembergische Gesundheitsministerium mitteilt, ergaben Reihenuntersuchungen in den Kindergärten das erschreckende Ergebnis:
Von 3 Kindern hatten 2 bereits durch Zahnfäule (genannt Karies) zerstörte Zähne! In den Schulen beobachtet man das stufenweise Ansteigen dieser Zahnkrankheit, bis in den Oberklassen schließlich der Zahnarzt 100 Schüler untersuchen muß, will er auch nur einen einzigen mit einem vollständig zahngesunden Gebiß finden.

Daneben haben Fehlstellungen der Zähne und Kieferverformungen ein solches Ausmaß erreicht, daß nunmehr bald die Hälfte der Kinder davon erfaßt ist.

In dieser Situation sollten wir uns das zentrale Problem bei der Entstehung der Karies immer wieder ins Bewußtsein rufen: Die Ernährung.

Wie groß der Einfluß der Ernährung auf die Zahngesundheit ist, zeigen eindrucksvoll die Untersuchungen des amerikanischen Zahnarztes Weston A. Price, die er auf seinen Reisen durch alle Erdteile durchführen konnte. Er verglich dabei die Ernährungs- und Lebensgewohnheiten noch „zahngesunder" Naturvölker mit denen der „zahnkranken" Industrieländer: Mit dem Grad der Abkehr von der angestammten, im Lande selbst gewachsenen, naturbelassenen Kost und dem Übergang zur sogenannten Zivilisationskost nahmen sofort die Gebißschäden zu[24a]. So wiesen isoliert lebende, kariesfreie Eskimos, nachdem sie Mehl und Zucker als Geschenk erhalten hatten, bereits 5 Wochen später Karies auf[24b].

Heute findet man in den Ländern mit dem höchsten Lebensstandard wie in den USA und Schweden den schlechtesten Gebißzustand. Wenn dagegen die üppige Ernährung eingeschränkt wird, geht die Karies zurück. Schulärztliche Untersuchungen während des 2. Weltkrieges in Basel zeigten einen Rückgang der Karies bei Schulkindern um 50%, als der Verbrauch von Süßwaren eingeschränkt und mehr Vollkornprodukte verzehrt wurden.

Wie muß eine Nahrung beschaffen sein, damit sich das Gebiß gesund entwickelt und widerstandsfähig bleibt? Bei der Beantwortung dieser

Frage sind zwei Wege zu beachten: von innen über das Blut und von außen über den Speichel.

## Der Mineralgehalt der Nahrung

Ein harmonisches Gleichgewicht der verschiedensten Mineralien und Spurenelemente findet sich im vollen Korn. Bei einer Ernährung mit Vollgetreide ist niemals ein Defizit und eine Störung des Gleichgewichts zu befürchten, und damit auch kein Zusatz einer speziell wirkenden Substanz, z.B. Fluor, nötig. Wenn auch über diese Substanz die unterschiedlichsten Meinungen vorliegen: Einigkeit besteht darin, daß Karies keine Fluor-Mangelkrankheit ist. Bei „richtiger, vernünftiger Ernährung" kann vermieden werden, es künstlich zuzusetzen.

Durch die Anbaumethoden mit chemischen Düngern leiden unsere Nahrungspflanzen an einem Mangel an Mineralien (siehe die Untersuchungsergebnisse von Schuphan[25]. Es ist eine Ursache für die Entstehung der Karies in dem Mangel der üblichen Marktware an Mineralien zu sehen. Hinzu kommt dann noch die Raffinierung der Getreideprodukte.

## Kräftiges Kauen und gesunder Speichelfluß

Zur gesunden Entwicklung des Gebisses ist ein kräftiges Kauen dringend notwendig. Die heutige raffinierte Zivilisationskost bietet den Zähnen meist nicht den nötigen Widerstand oder setzt unphysiologische Kaureize. Mit der Kautätigkeit hängt der Speichelfluß zusammen. Ein kräftiges Kauen bewirkt ein reichliches Fließen des Speichels. Auch aromatische Reize, wie sie durch Gewürzkräuter gesetzt werden, regen die Speichelsekretion an. Ebenfalls lassen psychische Faktoren wie Lust und Interesse am Essen den Speichel fließen. Der Speichel enthält in sich alle Mineralstoffe in Lösung, die sich im Zahnschmelz zur festen Kristallstruktur verdichtet haben, und übernimmt die Aufgabe, nach Bildung der Zähne den Schmelz noch nachzuhärten. Auf diesen Härtungsprozeß ist der Zahn auch später ständig angewiesen.

Das feine Wechselspiel zwischen der Schmelzoberfläche und dem Speichel kann nur funktionieren, wenn das richtige chemische Milieu in der Mundhöhle herrscht, d.h. die richtige Abstimmung zwischen sauer und alkalisch.

## Die gefährliche Säurung

Eine saure Reaktionslage des Speichels hemmt die Mineralisierung der Zähne. Außerdem bildet sich eine Mundflora, welche zur Gärung führt; ein weiterer Schrittmacher für die Karies.

Wodurch entsteht die Säurung des Mundspeichels durch die Nahrung? In erster Linie durch Genuß von raffinierten Kohlenhydraten und Zucker. Die Säurung kann je nach der Verdauungsaktivität des Speichels innerhalb von 30–45 Minuten wieder normalisiert werden. In dieser Zeit haben sich aber häufig schon Ansätze einer Karies gebildet.

Es ist eine allgemein bekannte Tatsache, auf die auch in diesem Buch wiederholt hingewiesen wurde, daß durch die Zufuhr von Weißmehlprodukten und Süßwaren der Zuckerstoffwechsel blockiert wird. Es fehlt das Vitamin $B_1$, das im natürlichen Verband an das Kohlenhydrat gekoppelt ist, um die Reaktionskette beim Abbau des Traubenzuckers zu Ende zu führen. So kommt es zur Anhäufung von sauren Stoffwechsel-Endprodukten wie Milchsäure, Brenz-Traubensäure u.a. Eine Übersäuerung im Blut selbst wird durch Pufferung verhindert; in verschiedenen Geweben führen jedoch die sauren Zwischenprodukte zu einer sauren Reaktionslage. Das kann sich auch auf den Mundspeichel auswirken.

## Zucker und Zahnkaries

Die schädigende Wirkung von klebrigen Süßigkeiten ist allgemein bekannt. Die im Zahnbelag haftenden Zucker- und Mehlreste vergären durch Bakterien des Mundes. Der Schmelzpanzer ist gegen die sauren Gärungsprodukte, welche unter den Belägen entstehen, ungeschützt.

Wie unheilvoll für die Zähne ist das „Betthupferl"! Es mag als süße Belohnung für das willige Schlafengehen trösten, die klebrigen, durchzuckerten Zahnbeläge aber wirken sich zur Nacht besonders verheerend aus (s. Kapitel XI, S. 172 f)[18a].

Was ist zu tun? Putzen und Spülen der Zähne nach dem Essen entfernt die „Säurefabriken" – eine Ursache der Karies wird damit aufgehoben. Auch der Genuß eines Apfels hilft in dieser Richtung, wenn auch ungenügend. Darum kann er die Zahnbürste nicht ersetzen. Wir müssen die Nahrung so wählen, daß kein saures Speichelmilieu entsteht. Ein kräftiges Brot, Frischkost, Morgenmüsli, Schrotbreie und andere Vollkornspeisen, Nüsse, ein Apfel oder eine gelbe Rübe, Quark und Käse sowie andere Milchprodukte bilden die Grundlage für eine Ernährung, durch die die Zähne gesund bleiben. Auf jeden Fall Vermeidung des raffinierten Zuckers mit allen konzentrierten Schleckereien.

Dabei brauchen wir auf das Süße keineswegs zu verzichten. Die Natur schenkt es uns in den Früchten und im Honig. Wir können die Speisen süßen mit Trockenfrüchten, Südfrüchten, Sirup und Malz u.a. Doch nur in Lösung verdünnt; in konzentrierter Form sind diese Produkte für den Zahnschmelz genauso schädlich wie jede konzentrierte Schleckerei auch.

Manche Kinder haben ein ausgesprochenes Bedürfnis nach Süßigkeiten. Oft läßt dieses nach, wenn mehr Vollkornspeisen gegessen werden. Sonst sollte die Mutter dem Verlangen des Kindes nachkommen und Zwischenmahlzeiten reichen mit süßen Früchten, Bioghurt, Milch-Mix-Getränken, Fruchtsäften (s. S. 162) oder süßen Quarkspeisen. Mit Phantasie wird es ihr gelingen, dem Kinde das Schlecken von Zuckerwaren abzugewöhnen. Und vielleicht wird ein Kind auch darauf verzichten, wenn man ihm klarzumachen versteht: Zucker ist der Hauptfeind der Zähne.

Die Zähne sind in gewisser Weise ein Gradmesser der allgemeinen Gesundheit. Wenn sie heute bei unseren Kindern in so erschreckendem Maße erkranken, sollte uns dieses ein Aufruf sein, gegen die Schädigung, welche den ganzen Menschen bedroht, vorzugehen. Wohl auf keinem anderen Gebiet haben wir derartige Möglichkeiten, wie auf dem der Ernährung. Wenn sich alle Verantwortlichen des Ernstes der Lage bewußt sind und gemeinsame Willensentschlüsse fassen, sollte es gelingen, gleichsam in letzter Minute der verheerenden Erscheinungen Herr zu werden.

# XI Kleine Nahrungsmittelkunde

Um mit der Nahrung umgehen zu können, müssen wir ihre Eigenart kennen. Davon war schon in den verschiedenen Kapiteln die Rede. Doch werden die Mütter und Betreuer der Kinder es begrüßen, wenn wir zusammenfassend einzelne Grund-Lebensmittel eingehender charakterisieren. Wir wollen dabei, unserem bisherigen Vorgehen getreu, von dem Wesen der Produkte ausgehen.

## 1. Das Getreide

Das Wort Getreide ist abgeleitet aus dem mittelhochdeutschen Wort „getregede", das will heißen: das Getragene.

Durch die intensive Wurzelkraft, mit der es das Erdreich durchdringt und sich in ihm verankert, knüpft sich eine innige Verbindung zur Erde. Einige Zahlen können das deutlich machen: Wenn wir die Wurzelhärchen einer Getreidepflanze aneinanderstücken, ergibt sich eine Länge von 2 km. Für eine Pflanze, die außerhalb eines Verbandes steht, werden gar Zahlen bis zu 40 km angegeben. Und denken wir nun an ein ganzes Feld: Viele Tausende von Kilometern an Wurzelhärchen, wir kommen mit ihnen mehrfach um das Erdenrund.

Im Gegensatz zu den artverwandten Gräsern, die sich mit ihren Wurzeln flach und horizontal ausbreiten, gliedert sich die Wurzelbildung des Getreides in das Schwerefeld der Erde ein und strebt in die Tiefe. Der Roggen erreicht Regionen bis zu 1,50 Metern. Dort ist die Erde im Winter warm und ungeheuer lebendig. Es herrscht ein intensives Bodenleben, an dem das Getreide teilnimmt.

Damit wird uns eine erste Eigenschaft des Getreides deutlich: Das starke *Sich-Verwurzeln in der Erde* und die Aufnahme von Mineralien.

Ein weiteres Merkmal, durch welches das Getreide sein Wesen ausdrückt, ist die *Bildung des Halmes*. Dieser gliedert sich, zusammen mit den schlanken Blättern, ganz in die vertikale Richtung ein. Bemerkenswert sind die statischen Verhältnisse. Bei einer Höhe des Halms von 1,20 m und einem Durchmesser von 4 mm errechnen wir eine Verhältniszahl von

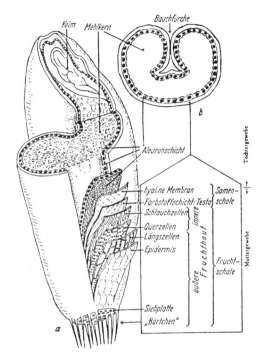

Schematischer Bau des Weizenkornes
(Nach Kollath in „Getreide und Mensch", Bad Hombug v.d.H. 1974)

300 : 1. Das bedeutet, auf bauliche Anschauungen übertragen, einen Turm von 1 m Dicke und 300 m Höhe. Welcher Architekt könnte ein derartiges Bauwerk errichten? Und zudem noch: Der Halm trägt mit der Ähre ein Mehrfaches seines Gewichtes. Denken wir an diese unvergleichliche Statik, wenn sich die Halme mit den Ähren im Winde wiegen, und auch an die ursprüngliche Wortbedeutung: „Das Getragene"!

*Die Ähren* sind die Krone der Getreidepflanze. Sie werden schon früh veranlagt, während die Pflanze noch ganz der Wurzeltätigkeit hingegeben ist. Da finden wir, im Bereich des frühen Sprosses und noch der Erde anliegend, eine feine Spindel. Zarte Blattanlagen umhüllen sie und tragen sie mit zunehmendem Wachstum im Frühjahr nach oben. Wir können dann die Ähre bald im Innern des Halms und der Blattanlagen tasten, bis schließlich die Stunden kommen, in denen sie sich nach oben zum Licht hin durchschiebt.

Wenn dann die Halme und die Blätter ausgewachsen sind, naht die Zeit des Blühens. Und wieder überrascht uns ein Wunder: Die Ähren erblühen nicht unabhängig voneinander, einige früher, andere später – nein, das ganze Feld blüht als ein Ganzes. Und schon in wenigen Stunden ist das Geschehen vorüber. Wir müssen Glück haben, wenn wir dies erleben wollen. Beim Roggen zieht eine Wolke von Blütenstaub über das Feld, und es duftet so gut nach warmem Brot. In Norddeutschland sagt man dann: Die Roggenmuhme zieht über das Land. Vorbedingungen für das Blühen sind: eine Lufttemperatur von mindestens 12 Grad, leichtes Wehen des Windes und helle Sonne.

Auf eine Blüte mit Kelch und Krone, Farbe, Duft und Nektar verzichtet das Getreide. In den Grannen haben wir nur eine feine, haarartige Umbildung der Spreite des Blütenblattes, und auch die übrigen Blütenorgane sind verkümmert, so daß die Getreide nicht den Besuch von Insekten empfangen können und darum durch den Atem der Luft bestäubt werden.

Nach der Befruchtung beginnt die hohe Zeit der *Reife des Korns* in Sonnenlicht und Sonnenwärme. Ein zarter Goldton schimmert über dem Feld. Aber diese Tönung kündet von einem Absterbeprozeß. Die Pflanze verliert ihre saftige Grüne, Blätter und Halme welken dahin. Auch die Wurzel bildet sich zurück. Während sie im Winter fest mit der Erde verbunden war, und es uns nicht gelingen würde, sie herauszuziehen, läßt sich eine reifende Pflanze kinderleicht aus dem Boden zupfen.

Es sind 4 Stadien der Reife zu unterscheiden: Die Milchreife, in der das Korn noch weich und wenig durchmineralisiert ist, die Gelbreife, die dem Getreidefeld den Goldglanz verleiht, die Vollreife, während der geerntet wird, und die Totreife, die durch Verfahren der Trocknung erreicht wird.

In dieser Sphäre des Sterbenden konzentriert sich das Leben ganz auf das Korn. Hier sammeln sich alle Kräfte in ungeheurer Intensität. Wir unterscheiden an ihm den eigentlichen Keim, den Stärke-Mehlkörper und sieben Hüllen (s. Abbildung S. 135). Die Hüllen sind aufs feinste differenziert. Die äußeren Schichten erinnern an die menschliche Haut. Auf einen Kieselmantel, der die Signatur des Bergkristalls und der Bienenwaben trägt, folgen rhythmisch gegliederte Bereiche und dann die sogenannte Schlauchzellenschicht, deren Struktur an Drüsengewebe erinnert, ohne natürlich eine derartige Funktion erfüllen zu können. Die hyaline Zone erinnert an ein durchscheinendes Element. Die schon erwähnte Aleuronschicht setzt sich aus großen würfelförmigen Zellen zusammen, die Eiweiß, Vitamine und Mineralien enthalten.

Die gesamten Hüllen sind von Mineralien durchwirkt. Wir finden in ihnen ein Spektrum verschiedenster Substanzen, auch Edelmetalle in feinsten Spuren. Man denke nur: Gold und Silber in den Randschichten des Korns! Eiweiß, Fett und Kohlenhydrate begegnen uns in einzigartiger Komposition: Alles ist auf den menschlichen Organismus abgestimmt. So verstehen wir, daß Rudolf Steiner sagt: Das Getreide nährt den Menschen an Haupt und Gliedern. Das gilt allerdings nur für Produkte aus dem vollen Korn. Die Abtrennung der Randschichten führt zu einem erheblichen Verlust an Mineralstoffen, Spurenelementen, Vitaminen, essentiellen Aminosäuren, Fettsäuren und sogenannten Ballaststoffen. Daher sind die Weißmehlprodukte von geringem Nährwert.

Zwei Prozesse sind für die menschliche Ernährung von besonderer Bedeutung: der Kiesel- und der Zuckerprozeß. Der Kiesel zeigt uns in seiner reinsten Form, dem Bergkristall, seine Lichtbeziehung sowie seine Härte und Stützfunktion. Der Zucker verdankt seine Bildung im Blatt ebenfalls dem Licht, denn die Stärke ist kondensiertes Licht. Und im keimenden Korn wird sie zu Zucker. Auch im Menschen: wir schmecken schon beim Kauen von Getreideprodukten die Süße im Mund. Der Kiesel vermittelt Formkräfte, regt Sinnes- und Nervenprozesse an; der Zucker wirkt im menschlichen Blut. Daher hat er eine hohe Aufgabe: Rudolf Steiner schreibt in einer seiner grundlegenden Schriften[9], daß sich durch den Zucker ins Medium der Blutwärme das Ich des Menschen im Leibe verankert.

Was sich aus den Kräften des Sonnenlichtes dem Getreide eingebildet hat, erfährt so im Menschen eine Verwandlung und Auferweckung in der Sphäre des Geistigen.

Wir unterscheiden sieben Getreidearten: Weizen, Roggen, Gerste, Hafer, Hirse, Reis und Mais. Dinkel ist eine Weizenart; als Grünkern bekannt, wird er in der Milchreife geerntet und auf Holzfeuer gedarrt. Buchweizen gehört zu den Knöterichgewächsen, ist also kein Getreide, jedoch als wertvolle Körnerfrucht zu schätzen.

*Die Gerste*

Drei Tätigkeiten sind in der Gerste kräftig veranlagt: Der Kieselprozeß, der sich in der sparrigen Grannenbildung ausdrückt, der Zuckerprozeß, den man in der Malzgewinnung und Bierbrauerei nutzt, und die Schleimbildung, die im Verein mit dem Kiesel die Gerste als ein heilsames Diätmittel im Magen-, Darm und Lungenbereich hervorhebt.

Durch die Kieselprozesse wird die Gerste für das Licht aufgeschlossen. So kann sie mit der kürzesten Vegetationszeit unter den Getreiden auskommen.

Im Menschen stärkt der Kieselprozeß das Bindegewebe und die Bandscheiben der Wirbelsäule. Daher können wir mit Gerstennahrung den heute so verbreiteten Haltungsschäden besonders bei Kindern vorbeugen. Aber auch die Funktionen des Nerven-Sinnesbereiches werden durch sie angeregt und gestützt.

Die stofflichen Vorgänge im Muskel- und Nervensystem sind an den Zuckerprozeß gebunden, der in der Gerste, wie die Malzbildung zeigt, besonders kräftig veranlagt ist. Hinzu kommt in den Randschichten des Korns der reiche Gehalt an Vitamin $B_1$. Ohne diesen kann der Zucker in Muskel und Nerv nicht abgebaut werden.

Eine Abkochung von Gerste eignet sich vorzüglich zur Verdünnung der Milch für den Säugling, ist aber auch späterhin ein beliebtes Getränk, gemischt mit Fruchtsaft, oder bei Unpäßlichkeit und Erkältungen mit entsprechenden Kräuterauszügen oder Tees. Gerstenschleim ist selbst bei schweren Magen-Darmleiden verträglich. Er hat eine leicht stopfende Wirkung. Man kann mit fein geschroteter Gerste eine Aufbaudiät durchführen.

Die Gerste war in alter Zeit das Hauptgetreide der Griechen. Der Göttin Demeter wurde als Opfergabe ein Gerstenabsud geweiht. Bei Homer heißt es: Die Gerste ist das Mark der Männer. Noch in der Blüte der griechischen Kultur wurde in Attika ausschließlich Gerste angebaut. Später, als der Bauernstand entartete und die Kultur verfiel, bevorzugte man den Weizen aus Übersee.

*Der Hafer*

Im Hafer begegnen wir dem Getreide der nördlichen Breiten und des Seeklimas. Den englischen *porridge*, die Hafergrütze, kennt man in aller Welt.

Die Haferpflanze ist von einem starken Flüssigkeitsstrom durchsaftet und schließt sich vielgliedrig den gestaltenden Licht- und Wärmekräften der Sonne auf. Der Halm bleibt bei der Reife verhältnismäßig lange grün. Das glatte, relativ weiche Stroh eignet sich für Futterzwecke, da es reichlich Mineralien und sogar etwas Eiweiß enthält.

Die Beziehung zur Wärme drückt sich in einem hohen Fettgehalt des Korns aus: Im Menschen impulsiert der Hafer die aufbauenden Stoffwechselvorgänge und vermag gestörte Eiweißprozesse wieder ins Gleichgewicht zu bringen. Durch seinen Reichtum an Mineralien und Spurenelementen ist er bei den heute so verbreiteten Störungen im Mineralhaushalt eine gute diätische Hilfe. Bei Schwäche und Unpäßlichkeit von Magen und Darm wird ein Hafersüppchen mit Kräutern wohltuend empfunden. Auch dient der Hafer zur Anregung des Zuckerstoffwechsels beim Diabetiker, indem er die Prozesse im Organismus anfeuert, welche die physische Grundlage der Willensentfaltung des Menschen bilden. In diesem Sinne dürfen wir ihn dem cholerischen Temperament zuordnen.

Die jungen germanischen Völker Nordeuropas, die sich vorwiegend von Hafer ernährten und von den Römern darum geringschätzig als „Haferesser" abgewertet wurden, waren ihrem Volkstemperament nach Choleriker.

## Der Roggen

Der Roggen stammt aus dem östlichen Europa. Polen ist noch heute das Hauptausfuhrland. In Österreich heißt Roggen schlicht „Korn", das heißt, er ist dort das angestammte Getreide, so wie es in den USA der Mais ist, „Corn".

Er ist kraftvoll im Wuchs, kraftvoll auch als Nahrung. Darum verlangt er vom Menschen einen starken Einsatz der Verdauungskräfte, den nicht jedermann zu leisten vermag. Hilfreich ist in solchen Fällen das Darren der Körner. Wer aber solche Kräfte bei der Verdauung einsetzt, bekommt sie vielfältig zurück. So ist der Roggen das Getreide für den körperlich Arbeitenden und den heranwachsenden Jugendlichen. Neben der Kräftigung in den Gliedern vermittelt er auch Formkräfte, die vom Haupt ausstrahlen und Herz und Lungen stärken. Durch seinen Kaliumgehalt stützt der Roggen die Leberfunktion des Menschen.

Er steht von allen Getreiden dem Weizen am nächsten und teilt auch mit diesem die Eigenschaft, daß man aus ihm ein gutes Brot backen kann.

*Der Weizen*

Der Weizen hat den weitesten Umkreis. Er beherrscht den Weltmarkt und dient als Intensivfrucht, die auf Kunstdünger mächtig anspricht und Rekordernten liefert. Er läßt sich in der Müllerei und den Backbetrieben beliebig manipulieren, so daß Torten, Brötchen und Teigwaren aus blütenweißem Mehl die Lust am Essen in bestimmte Bahnen lenken.

Diese Entartung, die überall da auftritt, wo eine Kultur zerfällt, wollen wir überwinden und uns dem Weizen zuwenden, der von gesunden Böden stammt und als volles Korn verarbeitet wird. Aus einem feinen Vollweizenschrot können wir etwas helles Mehl für leichte Gebäcke, Torten oder Blätterteig absieben.

Weizen in rechter Weise zubereitet, ist leichter verdaulich als Roggen. Der menschliche Organismus wird durch ihn in harmonischer Weise ernährt. So sagt man auch, der Weizen sei das bevorzugte Getreide in der Ernährung des geistig tätigen Menschen. Noch einmal sei auf den Dinkel gewiesen, er ist eine sehr wertvolle Weizenart von hohem Nährwert, aromatisch und bekömmlich.

*Die Hirse*

Die Hirse zeigt einen aufgelockerten Ährenstand, wie auch Hafer und Reis. Die Körner sind von einer festen Schale eingefaßt, die durch einen Schälprozeß entfernt werden muß.

Zwei Eigenschaften machen uns die Hirse zu einem besonders wertvollen Nahrungsmittel: die Kiesel- und die Wärmebildung. Im menschlichen Organismus wird die Kieseldynamik durch die Wärme in der Peripherie geleitet und entfaltet ihre Wirksamkeit in den Sinnesorganen und der Haut. Die dadurch gegebene Stütze ist für den Menschen unserer Zeit, der starken Umwelteinflüsse ausgesetzt ist, von großer Hilfe. Auch die Durchwärmung tritt einer Zeiterscheinung entgegen: Durch die gesteigerte Intellektualität, mangelnde Bewegung und Ernährung mit Produkten, die nicht von kosmischen Wärmekräften durchwirkt sind und zudem oft Fremdstoffe enthalten, bilden sich im menschlichen Organismus Kälteherde. Die meisten Zivilisationskrankheiten wie Arteriosklerose, Rheuma und Krebs werden hierdurch mit verursacht.

Die Hirse hat den höchsten Fluorgehalt. Kollath erwähnt eine Statistik, die 0,111 mg % Fluor angibt, das ist mehr als der Hafer aufweist mit 0,025 mg %. Er findet sich im Korn der Hirse, nicht in den Schalen, die entfernt werden müssen. Dieser hohe Fluorgehalt kann zur Kariesverhütung wichtig sein.

Die ursprüngliche Heimat der Hirse ist der Süden; die Afrikaner ernähren sich vorwiegend von ihr. Sie entspricht auch ihrem sanguinischen Temperament – darauf weist uns die sprudelnde Rispenform. Bei einem alten Hochzeitsbrauch schüttete man der Braut Hirse in die Schuhe. Das sollte ausdrücken: Bewege dich in deinem Haushalt, sei regsam, lebendig und schnell!

*Der Reis*

Der Reis ist eine alte Kulturpflanze des Ostens, Saat, Pflanzung und Ernte wurden mit kultischem Ritual vollzogen. Wasser und Wärme sind die Elemente, in denen der Reis gedeiht. Im Menschen wird durch Diät mit Reis der Flüssigkeitshaushalt angeregt. Dank seiner Verbindung zur Wärme im Verein mit dem Wasser greift der Reis tief in das Stoffwechselgeschehen ein. Er ist das Getreide des Phlegmatikers (siehe Seite 90). Dieses Temperament gehört zur östlichen Kultur. Zur Entfaltung des westlichen Bewußtseins vermittelt der Reis nicht die organische Grundlage wie das unsere heimischen Getreidearten tun. Andererseits entbehrt unsere unruhige westliche Zivilisation einer kontemplativen Grundhaltung. So hat auch der Reis als Vertreter östlicher Sinnesart auf unserer Tafel seinen berechtigten Platz.

In der Diätetik wird er bei Nierenkrankheiten und zur Anregung der Flüssigkeitsausschwemmung verwendet.

*Der Mais*

Der Mais wächst im Gegensatz zu den anderen Getreiden in groben Bildungen heran. Die Staubständer finden sich in lockeren Büscheln an der Spitze der Pflanze, während die Kolben als Fruchtträger in den Blattachseln stehen.

Seinem Wuchs entsprechend vermittelt der Mais als Nahrung dem Menschen eine gewisse Schwere, die sich aber nicht körperlich, sondern im geistig-seelischen Bereich ausdrückt. Die Menschen werden fester in die irdischen Zusammenhänge hineingeführt. Das ist spürbar auf dem amerikanischen Kontinent, wo der Mais seine Heimat hat. Die Indianer zeigen deutlich die Züge des melancholischen, der Erdenschwere verhafteten Temperamentes.

Auch wir werden den Mais, maßvoll in den Speiseplan eingefügt, zu schätzen wissen. Nur sollten wir ihm reichlich Gewürze beifügen, unsere Licht- und Wärmespender.

Eine Bedeutung hat die Maisernährung bei Ernährungsstörungen mit Allergie gegen Klebereiweiß. Das Eiweiß von Mais ist in diesen Fällen verträglich (s. S. 125 „Allergie").

*Getreideerzeugnisse in Demeter-Qualität*

Speiseweizen
Speiseroggen
Sprießkornhafer[26]
Sprießkorngerste
Naturreis
Thermo-Getreide[27]: Weizen, Gerste, Roggen, auch als Grütze (Hafergrütze) und Mehl
Roggen-Vollkornbrot
Weizen-Vollkornbrot
Weizen-Vollgries
Weizenmehle (Type 405-1800)

*Backwaren*

Frischkornbrot
Rheinisches Vollkornbrot
Holzofenbrot
Leinsamenbrot
Knäckebrot
Grahambrötchen
Zwieback
Kekse

*Nährmittel*

Haferflocken
Weizen- und Gersten-Frischkornflocken
Flockenmischung
Weizen-Knusperflocken
Gersten-Knusperflocken
Teigwaren (5 Sorten)

*Kinder-Nährmittel*

Vollkorn-Säuglingsnahrung
Getreideschleim
Vollreisschleim

## 2. Die Milch

Die Milch gehört zu den urbildhaften Nahrungsmitteln. Sie ist zwar zur Aufzucht von Jungwesen bestimmt, kann aber auch in allen Lebensaltern dem Menschen zur Ernährung dienen. Wir erkennen hier wie bei Früchten und Samen ein schenkendes Prinzip in der Natur, das weit über den eigentlichen Zweck der Erhaltung der Art hinausgeht. Der Mensch durfte es sich seit Urzeiten zunutze machen.

Die Aufbaustoffe der Milch sind in einzigartiger Weise zusammengefügt und auf die Ernährung des empfangenden Organismus eingestellt. Auf Kalorien bezogen finden wir die gleiche Verhältniszahl von Eiweiß, Fetten und Kohlenhydraten wie im Getreide. Man bedenke diese wunderbare Verwandtschaft von Milch und Brot!

*Die Bildung der Milch – Milch und Blut*

Wie bildet sich die Milch im Organismus des Mutterwesens? Die Absonderung erfolgt in der Milchdrüse; doch ist der eigentliche Quellort für die Milch das Blut. Aus seinen lebendigen Bildekräften heraus entsteht die Milch.

Die Verwandtschaft dieser beiden Substanzen zeigt sich in ihrer „Isotonie". Das heißt: sie haben den gleichen Spannungszustand, der durch die Verhältniszahl der Salze zur Flüssigkeit gegeben ist. Wir können noch einen Schritt weitergehen und auch das Meerwasser mit einbeziehen. Der Chemiker steht staunend vor der Tatsache, daß Meerwasser und menschliches Blut und somit auch die Milch isotonisch sind.

Und doch sind Milch und Blut in vieler Hinsicht grundverschieden. Das Blut ist ganz verinnerlicht, es gerinnt, wenn es den Leib verläßt; die Milch hat ihre Bestimmung außerhalb des Organismus, sie soll andere Wesen ernähren. Wohl sind beide von Leben durchdrungen, aber das Blut ist Dank der Verinnerlichung Träger des Seelischen. Die Milch dagegen ist reiner „Lebensstoff" und frei von allem Seelenhaften. Sie wird zwar von einem mit Seele begabten Wesen abgesondert, steht aber gleichsam auf pflanzlicher Stufe. Das ist von weittragender Bedeutung für den Menschen, der die Milch zu sich nimmt. Und darum können wir auch in der vegetarischen Küche Milch und Milchprodukte getrost verwenden.

Wenn die Milchbildung auch an den Quell des Blutes gebunden ist, so ist sie doch eine Art Neuschaffung in den Milchdrüsen. Das drückt sich aus in der typischen Bildung des Milcheiweißes, des Casein, und des Milchzuckers, die sonst nirgends im Organismus zu finden sind.

*Die Bestandteile der Milch*

Im *Milcheiweiß*, dem Casein, lassen sich etwa 20 verschiedene Aminosäuren in reichlicher Menge nachweisen. Das deutet auf eine hohe Eiweißwertigkeit. Wir können mit der Milch das Pflanzeneiweiß in idealer Weise ergänzen. Auch die schulmäßig orientierte Ernährungswissenschaft räumt ein, daß die Eiweißkörper der Milch den höchsten biologischen Wert besitzen und dem Eiweiß des Fleisches überlegen sind. (W. Krüger in: Vollwertkost für Kranke und Erholungsuchende, Ost-Berlin 1964. VEB Verlag Volk und Gesundheit.)

*Der Milchzucker.* In einem Liter Kuhmilch sind 48 g, im Liter Frauenmilch sogar 73 g Milchzucker enthalten. Der normale Traubenzucker (die Glukose) wird im Organismus rasch verbraucht, der Milchzucker (die Laktose) dagegen ist eine stabile Form des Kohlenhydrats. Im Gehirn des Neugeborenen, das sich rasch entwickelt und an Gewicht zunimmt, werden hohe Anteile von Laktose nachgewiesen, so daß der Milchzucker für die Versorgung dieses Organs eine hohe Bedeutung gewinnt.

Der Milchzucker wirkt sich günstig auf die Darmflora aus; er kann Fäulnisvorgänge hemmen. Die Vergärung von Milchzucker zu Milchsäure durch bestimmte Darmbakterien führt zu einer milden Regulation der Darmtätigkeit und der Darmentleerung. Offensichtlich mißt die Natur dem Zuckergehalt der Milch große Bedeutung zu: Bei Mangelernährung der Mutter können Eiweißgehalt und Milchmenge sinken; der Milchzuckergehalt bleibt unverändert.

*Das Milchfett* gilt als das am besten und leichtesten verdauliche Nahrungsfett und kann selbst von der zarten Darmschleimhaut des Neugeborenen leicht aufgenommen werden. Es schmilzt bei Körpertemperatur, ist aufs feinste in der Milch verteilt und dadurch besonders gut angreifbar für die Verdauungssäfte.

*Die Mineralstoffe in der Milch.* Die Milch enthält alle Mineralsalze in harmonischer Zusammensetzung. Besonders wertvoll für die Ernährung ist das Calcium. Mit 1 ¼ Liter Milch allein läßt sich der Tagesbedarf an Calcium decken. Man hat errechnet, daß an der Calciumversorgung der Schweizer Bevölkerung Milch und Milchprodukte zu etwa 45 % beteiligt sind. Um den weitverbreiteten Kalkmangel in der Kost auszugleichen, ist daher der tägliche Genuß von Milch anzuraten.

*Vitamine und Wirkstoffe der Milch.* Von den Vitaminen der Milch haben vor allem die Vitamine A, $B_I$ und D eine Bedeutung. Allerdings schwankt der Gehalt stark nach Fütterung der Kühe und der Jahreszeit. Das Vitamin A ist an die Hülle der Milchfettkügelchen gebunden und kann einen entscheidenden Beitrag zur gesamten Vitamin A-Versorgung des Menschen liefern. Auch der Vitamin D-Gehalt ist für die Knochenbildung von Wert.

Neben den Vitaminen sind sogenannte „Bioregulatoren" in der Milch enthalten wie Fermente, Hormone, Abwehrstoffe und Spurenelemente.

Die Qualität der Milch hängt weitgehend von der Pflege und Fütterung der Kühe ab. Darum schätzen wir die besondere Güte einer Milch vom Demeterhof. Das Heu von einer Wiese, die biologisch-dynamisch bearbeitet wurde, hat ein würziges Aroma. Und welch zarter Duft entströmt auch einer frischen, sauberen Milch!

Auf der anderen Seite erscheinen aber Reste von Pestiziden und Herbiziden in der Milch. Leider zeigt man sich in den staatlichen Gesundheitsämtern durch Bakterien in der Milch stärker beunruhigt als durch chemische Stoffe. Erstere rufen leicht überschaubare akute Erscheinungen hervor, letztere bewirken im Zusammenhang einer gesamttoxikologischen Situation schleichende, weithin unerforschte und oft erst in der nächsten Generation manifeste Schäden, die viel ernster zu beurteilen sind als eine vorübergehende, von Bakterien verursachte Durchfallserkrankung.

*Die Milch ist ein sensibles Medium.* Sie nimmt Umwelteinflüsse leicht in sich auf. So teilt sich ihr ein Stallgeruch sofort mit. Sie ist auch leicht verderblich; schon Spuren von Verunreinigungen in den Gefäßen führen zur Ansammlung von Krankheitserregern. Daher ist die Forderung nach einer hygienisch einwandfreien Milch berechtigt, wenn auch die gesetzlichen Bestimmungen für die Vorzugsmilch über das notwendige Maß an Keimfreiheit hinausgehen.

Wir bewahren die frische Milch in sauberen Glas-, Porzellan- oder Tongefäßen dunkel und kühl auf, am besten wenige Grade über Null. Dabei ist zu beachten, daß die Milch – wie schon erwähnt – sehr leicht fremde Gerüche annimmt.

*Erzeugnisse aus Milch*

Die *Trinkmilch*, wie man sie allgemein heute anbietet, wird in der Molkerei gekühlt, mit Hilfe von Zentrifugen gereinigt, für etwa 40 Sekunden auf + 71–74 Grad erhitzt und erneut auf + 2 Grad abgekühlt. In ihrem Fettgehalt wird sie auf 2,5 % eingestellt. Neben diesen in den Molkereien allgemein angewendeten Verfahren gibt es Maßnahmen, die erheblich stärker in das natürliche Gefüge der Milch eingreifen. Sie sind auf den Packungen jeweils angegeben. Es ist die kurze Hocherhitzung (Uperisieren bis 150 Grad = H-Milch) oder Bestrahlung. Auch die Homogenisierung, bei der die Milch unter sehr hohem Druck durch kleine Öffnungen gepreßt wird, um das Fett gleichmäßig zu verteilen und eine Entrahmung zu verhindern, ist eine denaturierende Gewaltmaßnahme.

Jede Molkerei-Milch hat neben dem Pasteurisieren, das eine Denaturierung bewirkt, den Nachteil, daß Milch verschiedenster Herkunft durcheinandergemischt ist. Daher wäre das Ideal für den Konsumenten, die Milch direkt vom Erzeuger zu erhalten oder Vorzugsmilch von einem Hof, den er kennt. Das läßt sich heute nicht immer verwirklichen, man sollte es jedoch anstreben.

*Sauermilch.* Bei der Zubereitung von Sauermilch wird durch Gärungsvorgänge ein Teil des Milchzuckers in Milchsäure übergeführt und das Milcheiweiß zum Ausflocken gebracht. Durch Verwendung verschiedener Säurebakterien und Hefen kann man den Sauermilchprodukten bestimmte Geschmacksrichtungen geben wie Joghurt, Kefir und Kumyß. Die beiden letztgenannten Zubereitungen enthalten neben der Milchsäure etwas Alkohol (0,5–1 %).

Am einfachsten und zweckmäßigsten stellt man sich die Milch selbst zur Säurung auf. Dann säuert die Milch durch die naturgemäß anwesenden Kleinlebewesen. In Vorzugsmilch sind nur wenige Keime anwesend, die bei Kühlung reduziert gehalten werden. Das erschwert die Säurung. Nur eine bestimmte Gruppe von Mikroorganismen, die sogenannten Eiweißspalter, vertragen die Kühlung. Durch sie wird die gesäuerte Milch bitter. Wir können uns dadurch helfen, daß wir die Milch auf Körpertemperatur (37 Grad) erwärmen und an einem warmen Ort sauer werden lassen, am besten in einem Steintopf. Es empfiehlt sich auch, mit einer schon fertigen Sauermilch zu impfen.

Folgende Erzeugnisse an Milch und Milchprodukten vom Demeterhof sind im Handel (Warenbezeichnung Demeter):

| | |
|---|---|
| Vorzugsmilch | Camembert |
| Vollmilch | Steinbuscher Käse |
| Buttermilch | Quark |
| Dickmilch | Bioghurt |
| Schwedenmilch | Sauerrahm |
| Butter | Schlagsahne |
| Molke | Schichtkäse |
| Molke-Frucht | Kefir |
| | Rahmkäse |

## 3. Das Gemüse

Als Gemüse nutzen wir die verschiedenen Teile der Pflanze. Wir unterscheiden:

Wurzeln – Karotten, Möhren, Rote Bete, Schwarzwurzeln, Rettich.
Knollen – Topinambur, Kartoffeln, Sellerie.
Blattgemüse – Spinat, verschiedene Kohlarten, Salate.
Stengel – Chicorée, Rübstiel, Spargel, Lauch.

Blütensprossen – Rosenkohl, Blumenkohl, Brokkoli.
Unreife Fruchthülsen – grüne Erbsen, grüne Bohnen.
Früchte – Tomaten, Kürbis, Gurken, Zucchetti.
Die Wildkräuter schenken uns das erste Grün des Jahres. Sie enthalten wertvolle Substanzen und bereichern unsere Nahrung.

Die einzelnen Pflanzenteile haben als Nahrungsmittel für den Menschen unterschiedliche Eigenschaften. Dies wurde in dem Abschnitt „Die dreigliedrige Pflanze und der dreigegliederte Mensch" (S. 32) ausführlich beschrieben. Um den ganzen menschlichen Organismus zu ernähren, sind wir bemüht, in unserem Küchenzettel alle Teile der dreigliedrigen Pflanze erscheinen zu lassen. Wir werden beispielsweise dem Kind mit Möhrengemüse, Blattsalat und einem Getreidegericht eine abgerundete Mahlzeit bieten.

Die Pflanze baut im grünen Blatt ihre Substanz auf aus Wasser, Kohlenstoff, der Luft und einigen Mineralien. Ohne das Sonnenlicht wären diese Prozesse nicht möglich. Das Licht ist aber nicht nur ein Vermittler, es tritt in die Pflanzensubstanz selbst mit ein. So konnte Bircher-Benner, ein Pionier der vegetarischen Ernährung, sagen: die Pflanze ist kondensiertes Sonnenlicht. Was im Blattgrün geschieht, vermochte der Mensch bisher niemals zu reproduzieren, trotz raffiniertester Versuche mit modernster Technik.

Der Gehalt der Gemüse-Pflanzen an Eiweiß und Fett ist gering, und auch die Kohlenhydrate sind nicht wie im Getreide oder der Kartoffel als Stärke angereichert oder wie in den Früchten zu Zucker verwandelt. Und doch sind sie von hoher Nahrungsqualität. Wodurch? Weniger durch den Gehalt an bestimmten Substanzen – wenn wir von Mineralien absehen, die reichlich stofflich enthalten sind – als durch die Dynamik der Bildekräfte. Nicht in Eiweiß, Fett und Stärke in fertiger Form, sondern im Funktionellen liegt der Wert der Gemüse für den Menschen – also nicht in Kalorien und Nährstoffen, vielmehr in der Impulsierung von Stoffwechselprozessen. Die Vielzahl von Einzelreaktionen im menschlichen Organismus ist in wunderbarer Weise auf diese Dynamik gestimmt.

Dabei ist jedoch die Qualität der Pflanze von entscheidender Bedeutung. Ein Demeterprodukt zeichnet sich durch eine ganz andere Dynamik der Bildekräfte aus als eine mit treibendem Dünger gezogene Marktware. Das zeigt sich auch in einem höheren Mineralgehalt der Produkte.

Da unsere Kinder heute vielfach an Störungen im Mineralhaushalt und mangelhaften Ausscheidungsprozessen leiden, was sich in Müdigkeit und

Blässe kundtut, sollte die Mutter alles tun, um biologisch-dynamisches Gemüse zu bekommen.

Ein Ausdruck für Qualität ist die *Aromabildung*. Biologisch-dynamisch angebautes Gemüse hat einen besonders herzhaften Geschmack. Dieser ist nicht nur für den Genuß der Speisen wichtig, vielmehr wird der gesamte Verdauungsprozeß bis hin zur Lebertätigkeit durch ein gutes Aroma angeregt.

Im Prozeß der Nachreife, der Fermentation, der ja auch beim Dünsten und Kochen stattfindet, können sich außerdem noch neue, wertvolle und wünschenswerte Geschmackstönungen bilden.

Auch Würzen mit Kräutern kann eine heilsame aromatische Komponente hinzufügen. Doch sollte das Gewürzkraut niemals den Eigengeschmack des Gemüses überdecken.

Die *Zubereitung* richtet sich nach der Eigenart des Gemüses. Ein zartes, blütenähnliches Produkt werden wir nur kurz dämpfen oder überbrühen wie Spinat. Junge Möhren dünsten wir vorsichtig, einen Winterkohl dagegen müssen wir längere Zeit kochen.

Durch Andünsten in Öl bildet sich eine Hülle, die Aromastoffe im Gemüse hält. Wir fügen dem Öl ein wenig Wasser zu, damit die Temperatur nicht über 100 Grad steigt. Die Kochzeit bemessen wir so kurz wie möglich. Dabei richten wir uns nach dem Kostgänger. Für ein kleines Kind garen wir das Gemüse länger als für einen Jüngling in der Pubertät. Das Kochwasser niemals fortschütten! Es enthält wertvolle Mineralien. Doch nehmen wir so wenig Wasser wie möglich. Wenn das Gemüse gar ist, sollten wir es gleich auf den Tisch bringen; es verliert durch längeres Stehen erheblich an Wert.

Das gilt erst recht für das Aufwärmen. Für kleinere Kinder werden wir deshalb immer frisch kochen und außerdem grundsätzlich bemüht sein, das richtige Quantum abzumessen, damit nichts übrigbleibt.

Junges, frisches und zartes Gemüse gibt man gern als Rohkost gesondert vor dem Hauptgang. Die Sauce dazu bereiten wir aus Bioghurt, saurer Sahne, etwas Buttermilch, evtl. Apfeldicksaft, Zitrone, Öl, einer Prise Salz und Dill oder anderen Gewürzkräutern. Für empfindliche Kinder wärmen wir sie kurz im Wasserbad an. – Rohkost sollte ganz frisch bereitet werden, sie verliert bereits nach 10 bis 20 Minuten von ihrer lebendigen Kraft. Weitere Ratschläge zur Zubereitung von Gemüse siehe Kapitel „Aus der Küchenpraxis".

Zum Abschluß unserer Betrachtung über die Gemüse wollen wir noch das Wesensbild der von unseren Kindern so geliebten Möhre skizzieren.

*Die Möhre*

Mit der Familie der Doldenblütler, zu der die Möhre gehört, treten uns einige Grundmotive pflanzlichen Werdens entgegen. Was in den reich ausgestalteten Blättern durch Zusammenweben von Licht, Luft, Wasser und Erdsalzen entsteht, wird von der Wurzel mächtig angezogen und läßt diese fleischig anschwellen. Damit schenkt uns die Natur nahrhafte Wurzelgemüse wie Sellerie, Pastinake, Petersilie und vor allem die Möhre.

Die Blüten der Doldengewächse sind dagegen klein und farblos. Sie schweben kuppelförmig oder wie in einem Schirm zusammengehalten gleich einer Vielzahl von Sternen über der grünen Pflanze. Auch zu saftigen Beeren bringen es die Doldenblütler nicht. Dafür reichern sie in den harten trockenen Früchten ätherische Öle an und schenken uns aromatische Gewürze. Wer gebraucht nicht gerne Kümmel, Fenchel, Anis oder Dill!

Die Möhre legt auf Blüte und Samen weniger Gewicht. Sie sammelt ihre ganze Intensität in der Wurzel. Hier blüht sie und erreicht eine Art Fruchtcharakter; ätherische Öle werden gebildet, die Wurzel wird von aromatischen Kräften durchdrungen. Auch bringt sie ihre Verwandtschaft mit dem Licht durch eine leuchtende, gelbrote Farbe zum Ausdruck. Diese Farbtönung wird durch das *Carotin* vermittelt, einem Stoff, der seinen Namen der Karottenwurzel verdankt. Carotin tritt in der Pflanze als Blüten- oder Fruchtfarbe auf, sowie in den meisten Blättern in unmittelbarer Nachbarschaft des Licht- und Atemfarbstoffs Chlorophyll. Er wird von W. Pelikan in seiner Pflanzenheilkunde gleichfalls als „Lichtstoff" bezeichnet. Auch neuere Forschungen weisen immer deutlicher auf seine Rolle bei der Aufnahme der Lichtenergien durch die Pflanze hin. Das Carotin ist eine Vorstufe des Vitamin A, dessen Gehalt in der Möhre höher ist als in anderen Nahrungspflanzen. Bei einem Mangel an diesem Vitamin neigen die Zellen der Oberhaut zur Vertrocknung. Hiervon sind alle Schleimhäute, besonders die Hornhaut der Augen betroffen, auch das Zahnwachstum kann gestört werden, sowie die richtige Verwertung der Fettstoffe.

Vitamin A in einem Gramm Substanz:[28]

| | |
|---|---|
| Aprikose | 20 mg |
| Tomate | 20 mg |
| Salat, Spinat | 25–50 mg |
| Mohrrübe | 90 mg |

Carotin ist nur in Fett löslich und wird mit Fettbeigabe besser verdaut. Daher empfiehlt es sich, Öl zu roh geriebenen Möhren zu geben.

Neben dem Carotingehalt wird als Ergebnis der Lichtwirksamkeit *Zucker* in einer Konzentration von 6 bis 10 Prozent in der Wurzel abgelagert. Dort finden wir auch eine starke Anreicherung von *Salzen*. Das Salzprinzip liegt ohnehin im Charakter der Wurzel, ergreift aber die Möhre besonders intensiv. So ergibt die Analyse der Möhrenwurzel einen Gehalt an salzartigen Verbindungen in großer Fülle: Magnesium, Calcium, Kalium, Phosphor, Nickel, Kobalt, Eisen, Arsen, Kupfer, Jod und Mangan. – In der beträchtlichen Menge von 1–5 % ist Kieselsäure angereichert. Auch Zucker und Carotin treten in kristallisierter Form in der Karottenwurzel auf, so daß man ihnen hier einen mineralischen Charakter zuerkennen muß.

Die *Qualität der Möhre* hängt weitgehend von der Anbauweise ab, denn sie ist äußerst empfindlich gegenüber der Bodenbeschaffenheit. In einer ausgereiften Humusschicht wird sie aromatisch, süß und reich an Carotin und Salzen. Werden ihr jedoch von der Düngung her wasserlösliche Salze und Stickstoff im Übermaß zugeführt, nimmt sie auch diese bereitwillig auf, kann sie indessen nicht verarbeiten und verliert dadurch an Qualität. Wie wenig wählerisch sie in der Aufnahme von Substanzen aus der Wässrigkeit des Bodens ist, zeigt sich darin, daß sie Pflanzenschutzmittel und Insektizide aufsaugt, wo sie diese findet. Sie sammelt sie in sich an, sehr zum Schaden der Konsumenten. Daher ist Vorsicht bei der üblichen Marktware geboten.

*Wie wirkt die Möhre als Nahrung im Menschen?* Durch ihren Wurzelcharakter mit dem reichen Salzgehalt stärkt die Möhre die Prozesse in der Region des menschlichen Hauptes, in Gehirn, Nerven und Sinnen. Denn das Denken stützt sich auf eine Mineralisierung, auf einen feinen Zerfall von Eiweiß, eine Durchsalzung.

Der Aufbau des kindlichen Nervensystems wird durch Licht- und Kieselprozesse der Karotte angeregt. Vom Haupte aus werden die aufbauenden Stoffwechselprozesse menschengemäß gestaltet und durchformt, bis in die Knochenbildung hinein. Auch diese Kräfte können sich dabei dem Licht- und Wärmewirken der Karotte in der Nahrung bedienen.

Karottendiät ist ein erprobtes Mittel gegen Wurmbefall. In einer durchlichteten und durchformten Sphäre der Verdauungsorgane können Parasiten nicht gedeihen.

Das Carotin wird in der Leber zum sogenannten Vitamin A umgebaut. Diese Bildung des Lichtstoffes strömt von dort zum Auge und dient dem Menschen zur Wahrnehmung der äußeren Lichtwelt. Sie ist beteiligt bei der Bildung der Hornhaut und des Sehpurpurs. Mangel an Vitamin A führt zur Nachtblindheit. Diese ist viel verbreiteter als meist angenommen wird. Bei Autofahrern beruht eine Unsicherheit bei Nacht im Gegenlicht oft auf einem Defizit an Vitamin A in der Nahrung und kann durch Karottendiät ausgeglichen werden.

Durch das Auge wirkt das Licht bis in die menschlichen Stoffwechselprozesse. Wie der Augenarzt Hollwich festgestellt hat, wird die Blutbildung durch diese Lichtwirkung angeregt. Auch hier ist das Carotin im Spiel.

Zusammenfassend dürfen wir sagen, daß die Möhre ein Nahrungsmittel von vielseitiger Wirksamkeit im Menschen ist. Wir werden ihren Nährwert richtig einschätzen, wenn wir sie in ihrer speziellen Dynamik begreifen, die in der Wurzel zur Anreicherung von Salzen, aromatischen Substanzen, Zucker und dem Lichtstoff Carotin führt. Wir werden aber auch bedenken, daß eine solche Pflanze in ihrem Aufbau besonderer Pflege bedarf, damit sich das irdisch-kosmische Kräftespiel in rechter Weise entfalten kann.

*Von Gemüsen in Demeter-Qualität wird geliefert:*[29]

Frisch-Gemüse nach Jahreszeit
Gemüsekonserven: Brechbohnen, Junge Erbsen, Karotten, Rote Bete, Sellerie-Salat, Sauerkraut, Gewürzgurken.

## 4. Die Früchte

*Die große Obstfamilie der Rosenblütler*

Die meisten unserer einheimischen Obstarten gehören zu den Rosengewächsen, jener Familie, welche die Rose als höchsten Ausdruck von Schönheit und Harmonie hervorbringt. Nach ihr ist die ganze Gattung benannt, stellvertretend für die anderen Verwandten.

Was berührt uns so tief beim Anblick der Rose? Es ist der edle

Gleichklang zwischen Stoffbildung und Formgebung, irdischem Gegründetsein und kosmischer Durchdringung. Der feste Stiel, die klar geformten Blätter und die einzigartig gestaltete, farbige und duftende Blüte drücken dies in wunderbarer Harmonie aus. Die Wildform der Rose schenkt uns zudem mit der Hagebutte eine Frucht, die als wertvoller Vitaminträger und als Heilmittel für Nierenkrankheiten geschätzt wird.

Was uns so ausgeprägt bei der Rose entgegentritt, finden wir auch bei den anderen Mitgliedern der Rosaceen. Ob wir dem freundlichen Leuchten der gelben Potentillablüte am Wiesenrand begegnen oder der Walderdbeere, ob uns der Schwung einer Brombeerranke erfreut, oder die weiße Blütenpracht eines Kirschbaumes, oder ob wir vielleicht den Weg der Zeit in Gedanken mitgehen von den zarten Apfelblüten im Frühling bis zu den rotbackigen Früchten des Herbstes – immer ist es das gleiche Motiv: lebendige Fülle, aber gehalten in Form und Maß – und darum so urgesund wirkend (s. Pelikan[30]).

Die Rosengewächse verwurzeln sich kräftig in der Erde und bilden vielgestaltige Blätter, die zwischen runder Ausbreitung und schmalblättriger Fiederung spielen. Sie verschwenden sich im üppigen Blühen, dem reiche Fruchtbildung folgt.

Die starke Verbindung mit den Erdenkräften zeigt sich darin, daß sie Bäume bilden. Im Holz nimmt die Pflanze das mineralische Element stärker in sich hinein. Rudolf Steiner bezeichnete den Baum als aufgestülpte Erde, aus der die Äste und Triebe hervorsprießen, gleichsam ein Stockwerk höher als beim Kraut.

Da in den gemäßigten Klimazonen Wärme, Licht, Wasser und Erdhaftes harmonisch aufeinander gestimmt sind, finden wir in dieser Gegend die reichsten Entwicklungsmöglichkeiten der Rosenblütler. Nirgendwo schmecken die Äpfel so aromatisch wie in unseren Breiten.

Im Blühen und Fruchten wird die Pflanze von einer höheren Sphäre berührt, die von Rudolf Steiner wegen ihres Zusammenhanges mit dem Sternenwirken Astralsphäre genannt wurde. Das farbige Aufblühen vielgestaltiger Blüten und das Verströmen des süßen Nektars gilt nicht nur dem vegetativen Eigenleben der Pflanze, sondern ist Hingabe und Antwort auf ein Wesenhaftes des Umkreises. Im Blühen und Fruchten erleben wir einen Impuls, der von oben, aus dem kosmischen Umkreis, mit Licht und Wärme in die Pflanze einzieht.

Vom Blütengebiet aus wird der Flüssigkeitsorganismus der Pflanze zu starker Nektarausscheidung angeregt. Die Rosengewächse haben darüber hinaus die Fähigkeit, zuckerhaltige Säfte zu bilden, mit denen sie ihre saftigen und aromatischen Früchte und Beeren anschwellen lassen. Die Verbindung der Saftströmung mit der Fruchtbildung ist dadurch gegeben, daß der Fruchtknoten unter dem Blütenboden liegt. Botanisch ausgedrückt: Die Rosaceen haben einen unterständigen Fruchtknoten. Läge er wie bei den meisten Pflanzen oberhalb von Kelch- und Blütenblättern, so wäre er ganz in den Bereich von Licht und Wärme gehoben und es mangelte ihm an Säften: wir müßten mit trockenen, braunen und grauen Nüßchen oder Samenkapseln, wie z.B. beim Mohn, vorlieb nehmen.

*Steinobst, Kern- und Beerenobst*

Wenn wir den Bau des Fruchtknotens näher bestimmen, wird der Unterschied zwischen Stein-, Kern- und Beerenfrüchten deutlich.

Bei den *Steinobst*-Gewächsen ist der Fruchtknoten einfächerig und aus einem Fruchtblatt gebildet. Er steht isoliert und frei auf einem breiten kelchförmigen Blütenboden, mit dem er nicht verwachsen ist. Nehmen wir das Beispiel der Kirsche: Bei der Reifung spaltet sich die Wand des Fruchtknotens in drei Schichten: eine äußere, abziehbare Haut von auffallender Färbung (gelblich mit roten Backen oder rot bis fast schwarz), eine saftige, süße, fleischige Mittelschicht und eine zum Stein verhärtete Samenanlage. Zu den Steinobstgewächsen gehören außer der Kirsche die Pflaume, die Zwetschge, die Mirabelle, der Pfirsich, die Aprikose, die Schlehe und der Mandelbaum (s. Abb. S. 155).

Beim *Kernobst* bildet der Blütenboden einen kleinen schmalen Becher. Der Fruchtknoten ist mehrfächrig, aus 2–3 Fruchtblättern gebildet und mit dem Blütenboden verwachsen. Die Frucht geht aus Fruchtknoten und Blütenboden hervor. Der Fruchtknoten, der aus fünf Fruchtblättern zusammengesetzt ist, wird zum Kerngehäuse. In dessen fünf Fächern sind je zwei braune Samen enthalten. Der Blütenboden dagegen liefert das Fruchtfleisch. Da an der Bildung der Frucht außer dem Fruchtknoten noch ein anderer Blütenteil beteiligt ist, bezeichnet man sie als „Scheinfrucht". Wir zählen zu den Kernobstgewächsen Apfel, Birne, Quitte, Mispel, Weißdorn und Eberesche.

Als Vertreter des *Beerenobstes* betrachten wir die Erdbeere. Sie ist ganz der Umwelt geöffnet und steht damit in gewisser Weise in polarem Gegensatz zum Steinobst. Dieses konzentriert sich um einen harten großen Kern und verzichtet auf eine Beteiligung des Blütenbodens an der Bildung des Fruchtfleisches. Schon das Kernobst zeigt eine gewisse Auflockerung. Die Beerenfrüchte vollziehen noch einen weiteren Schritt. In einen saftig-fleischigen Blütenboden sind zahlreiche kleine Fruchtknoten eingesenkt, ohne Abschluß durch eine Schale, offen für die Welt.

Zu den Beerenfrüchten der Rosengewächse gehören neben der Erdbeere die Himbeere und Brombeere.

Die Stachelbeere, die rote und schwarze Johannisbeere sind Steinbrechgewächse, die Heidelbeere und Preiselbeere Glieder der Familie der Heidekräuter. Der Weinstock bildet eine eigene Familie, die Weinrebengewächse.

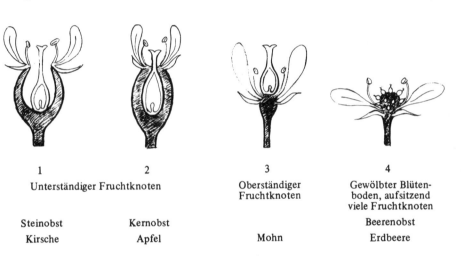

| 1 | 2 | 3 | 4 |
|---|---|---|---|
| Unterständiger Fruchtknoten | | Oberständiger Fruchtknoten | Gewölbter Blütenboden, aufsitzend viele Fruchtknoten |
| Steinobst | Kernobst | | Beerenobst |
| Kirsche | Apfel | Mohn | Erdbeere |

*Vom Gerbstoffprozeß*

Neben der Zuckerbildung spielt bei den Rosengewächsen der Gerbstoffprozeß eine eigentümliche Rolle. Die gerbstoffreichsten Organe im Pflanzenreich sind die Pflanzengallen. Sie sind zwar pflanzliche Gebilde, doch entstehen sie durch den Stich der Gallwespe. In ihnen antwortet die Pflanze auf das ihr mit dem Ei einverleibte Gift. Es entsteht ein fruchtartiges Gebilde, der Gallapfel, dessen Same gleichsam ein tierischer Keim ist. Tierisches und Pflanzliches begegnen einander, wirken zusammen. Hier entsteht die Gerbsäure. Sie ist das Werkzeug, durch welches

Tierwesenhaftes in den Pflanzenleib einwirken kann. Das Tierhafte bezeichnete Rudolf Steiner als „Astralisches". Bei der Besprechung der Rosenblütler wurde bereits von der Astralsphäre des kosmischen Umkreises gesprochen, die das Pflanzenwesen berührt, sich in Farben und Formen der Blüten und Früchte zeigt und auch in der Beziehung zur Insektenwelt. Das Tier verinnerlicht diese Sphäre durch die Ausbildung bestimmter Organe, insbesondere des Blutes. Für die Pflanze bleibt das Astrale äußerlich; dringt es in Ausnahmefällen in sie ein, wird sie für den Menschen giftig. Die Gerbsäure schiebt sich als ein Vermittlungsorgan zwischen die Astralsphäre und den Bildekräfteleib der Pflanze, und ermöglicht einen heilsamen Austausch der Kräfte.

Die Äpfel und auch andere Obstsorten der gemäßigten Zonen sind reich an Gerbsäure, und daher für den Menschen so besonders wertvoll.

*Der Wert der Früchte für die menschliche Ernährung*

In den Früchten finden wir nur einen geringen Anteil der eigentlichen Nährsubstanzen. Wer längere Zeit von ihnen allein leben wollte, würde sich kaum in Form und bei Kräften halten können. Worin aber liegt ihr Wert für die menschliche Ernährung, den wohl niemand ernstlich anzweifelt?

Die Früchte haben eine dynamische Funktion, sie regen die Prozesse an, die im Inneren des Organismus der Verwandlung der Stoffe dienen. Was befähigt sie zu dieser Aufgabe? Blicken wir noch einmal auf die Fruchtbildung bei den Rosengewächsen: Der Fruchtknoten senkt sich in den Stengelbereich. Dadurch wird der Blühimpuls, der ja, von Licht und Wärme impulsiert, im Fruchtknoten lebt, dem Saftstrom der Pflanze entgegengeführt. Und es entsteht aus dem einmaligen Zusammenwirken beider Elemente das Wundergebilde der aromatischen Frucht, wie sie uns der Apfel bietet. Er verdankt seine Farbe und Süßigkeit dem Licht und der Wärme, reinen Saft und seine herbe Würze der Erde und dem Wasser. In ihm wirken alle vier Elemente harmonisch zusammen[31].

Würziges Aroma und Süße neigen dazu, sich zu lösen und zu verflüchtigen. So gehen die Früchte auch im menschlichen Organismus leicht über ins Blut. Dort entfalten sie ihre anregende Wirkung im Wechselspiel von Leib, Seele und Geist. Sie tragen das Element reinen Lebens in eine Form, die stets bereit ist, sich mit den verschiedenen

Funktionskreisen zu verbinden. Vitamine nennen die Wissenschaftler die stofflichen Träger des Lebendigen. An ihnen sind die Früchte besonders reich.

In der Gerbsäure erkannten wir eine Substanz, die in den Früchten zwischen dem Bereich des Lebens und der Astralsphäre des Seelischen vermittelt. Daher kann auf diese Funktionszusammenhänge im menschlichen Organismus auch die Ernährung mit Früchten anregend wirken.

Durch sie wird der Organismus über das Blut veranlaßt, menschliche Substanz aufzubauen. Die eigentlichen Bausteine hierfür enthalten die Früchte weniger; diese kommen aus anderen Bereichen. Substantielles Eiweiß finden wir in den Früchten nicht, vielmehr wirkt ein Prozeß in ihnen, der den Eiweißaufbau anregt. Aber ein Vorbehalt für diese Wirksamkeit ist gegeben: Rudolf Steiner weist darauf hin[10], wie durch den Einsatz chemischer Mittel die Eiweiß-Prozesse derartig gestört werden, daß bei zahlreichen Menschen durch die mindere Qualität sogar ein Eiweißmangel zu beobachten ist. Das wurde 1924 konstatiert. Wieviel ernster ist heute die Lage und wie notwendig die biologisch-dynamische Wirtschaftsweise!

Der moderne Naturwissenschaftler wählt andere Formulierungen, um die diätetische Wirksamkeit der Früchte auszudrücken. Er sagt: Früchtediät beschleunigt und aktiviert die Erneuerungsvorgänge im Zellgewebe. Die feinen Bluthaargefäße werden von abgelagertem Eiweißmüll befreit und damit wird das Herz entlastet, der Stoffwechsel im Zellgewebe beschleunigt und die Zellatmung verbessert. Der hohe Mineralgehalt mit vorwiegend basischer Reaktion wirkt einer Übersäuerung der Gewebe entgegen. Die Säuren des Obstes oxidieren als organische Säuren gleich im Magen und führen niemals zur Säurebildung im Blut, sondern zur Alkalisierung. Der Reichtum der Früchte an Pektin und Zellulose fördert die Darmgesundung; der erkrankte Organismus wird angeregt, Störungen aus eigener Kraft von innen heraus besser zu überwinden und stagnierende Heilprozesse wieder in Gang zu bringen.

Können wir auch des Guten zu viel tun und zu reichlich Früchte verzehren? Gewiß! Dann wird der Organismus überwältigt. Er schafft nicht die Eingliederung des starken Fremdlebens, und es kommt zu Gärungen im Darm und zu Beschwernissen im Stoffwechsel. Hilfreich ist es in vielen Fällen von Verdauungsschwäche, sich nach dem Tagesrhythmus der Leber zu richten und rohe Früchte am Nachmittag und Abend zu meiden. Gedämpft werden sie auch zu späterer Stunde leichter vertragen.

# Betrachtung einzelner Früchte

Vitamingehalt einiger Obstfrüchte:

| 100 g Obst | Tagesbedarf Carotin 4000–5000 IE | Tagesbedarf 50, Vitamin C besser 125 mg |
|---|---|---|
| Apfel, je nach Sorte | 46 | 5,0–24,0 |
| Birnen | 14 | 3,0 |
| Aprikosen | 2100 | 8,5 |
| Johannisbeeren rot | – | 26,0 |
| Johannisbeeren schwarz | 240 | 160,0 |
| Hagebutten | 5000 | 400,0 |
| Zitronen | 120 | 45,0 |
| Apfelsinen | 125 | 50,0 |

Tabelle aus „Gesunde Küche", Prof. Herbert Kraus, VEB-Verlag, Berlin-Ost.

## Der Apfel (Pyrus malus)

Die bedeutendste Obstart unseres Landes ist der Apfel. Seine Heilwirkung erprobte der bekannte Diätetiker Bircher-Benner an sich selbst. Er war an Gelbsucht erkrankt und konnte tagelang keine Speise zu sich nehmen. Da gelüstete es ihn nach einem Apfel. Er saugte zunächst an einem Schnitzchen und fühlte danach ein solches Wohlbefinden, daß er drei Tage lang nichts weiter als Äpfel zu sich nahm und rasch gesundete. Diese Erfahrung veranlaßte den Arzt, Kuren mit Frucht- und Gemüsesäften in die Diätetik einzuführen. Das ist sein großes Verdienst. Auch in das nach ihm benannte Bircher-Müsli wird ein roher Apfel hineingerieben.

Der Apfel enthält eine beträchtliche Menge Eisen und Phosphor und wirkt daher blutbildend. Will man diese Eigenschaft noch verstärken, empfiehlt es sich, in einen Apfel ein oder zwei Eisennägel über Nacht hineinzustecken und ihn dann am Morgen zu verspeisen. Aber ohne die Nägel! Allbekannt und bewährt ist die heilsame Wirkung von Äpfeln bei Durchfällen. Bei dieser Kur werden am besten saure Apfelsorten auf einer Glasreibe gerieben und fünfmal am Tag verabreicht. Kleinkinder und

Säuglinge erhalten die Hälfte. Natürlich keinen Zucker oder andere Zusätze beigeben, auch keinen Honig!

Leider läßt sich eine unliebenswürdige Eigenschaft des Apfels nicht verschweigen: Er ist Gallenkranken oftmals nicht freundlich gesinnt und ruft bei ihnen Beschwerden bis zu Koliken hervor. Wir können den Apfel jedoch in solchen Fällen durch leichtes Dünsten verträglich machen.

Den Namen Pyrus malus, den der Botaniker dem Apfel gab, und dessen Stamm „malus" an das Wort „das Böse" erinnert, wenn auch keine etymologische Verbindung besteht, sehen wir in Zusammenhang mit dem Sündenfall. Diese trübe Vergangenheit soll unsere Freude an der köstlichen Frucht nicht schmälern, scheint sie uns doch vom Himmel geschenkt und ihr Genuß heutzutage erlaubt zu sein. Wir wollen sie darum aufs wärmste empfehlen.

*Die Aprikose (Prunus armenica)*

Die Frucht des Aprikosenbaumes erfreut uns durch ihre Süße und ihr duftiges Aroma. Um diese Eigenschaften ausprägen zu können, braucht sie Wärme und Sonne. Daher gedeiht sie nicht so wie der Apfel in herberen Regionen. Aber schon in der Schweiz, im Wallis reifen prachtvolle Früchte. Weitere Anbaugebiete und Ausfuhrländer sind: Kalifornien, Iran, Spanien, Südafrika, Türkei und Australien.

Die Aprikose wird als frische Frucht genossen, eignet sich aber auch gut als Dörrobst. In dem hohen Gehalt an Carotin (s. Tabelle) drückt sich die Eigenschaft aus, im Bereich des Lebendigen bestimmte Kräfte zu konzentrieren.

Im menschlichen Organismus tritt eine Vielfalt von Mangelerscheinungen auf, wenn die Kost zu wenig Vitamin A enthält (s. „Möhre", S. 150).

Eine diätetische Behandlung mit Aprikosensaft regt die menschliche Blutbildung an und fördert die Durchblutung innerer Organe.

Von der Leber wird oft Steinobst schlecht vertragen. Das gilt nicht für die Aprikose. Es empfiehlt sich jedoch, die Schale abzuziehen und vor allem gedarrte Früchte zusammen mit Quarkspeisen zu geben. Die getrockneten Früchte werden über Nacht eingeweicht und mit dem Einweichwasser verwendet. Man sollte aber beim Einkauf acht geben, daß die Trockenfrüchte nicht geschwefelt sind. Dafür wird man gerne eine unansehnliche Färbung in Kauf nehmen.

## Die Walderdbeere (Fragaria vesca)

Der Erdbeere, die im Schatten des Waldes wächst, gelingt es besonders gut, sich mit Licht- und Wärmeprozessen zu verbinden. Dazu bedient sie sich zweier Substanzen: der Kieselsäure und des Eisens. Der Kieselprozeß wirkt in der Pflanze stahlend bis an die Peripherie und öffnet sie dem Lichtwirken. Der Eisenprozeß, kaum zur substantiellen Verdichtung führend, ist mehr dynamisch tätig, indem er Kosmisches mit Irdischem verbindet.

Diesen Wärme- und Lichtprozessen kommt von der Pflanze aus ein reicher Zuckerprozeß entgegen; Zucker wird in den Blättern gebildet und strömt in die Blüten- und Fruchtregionen. Die Begegnung dieser beiden Bereiche ist für die Rosengewächse charakteristisch; in ihr entsteht die aromatische und süße Erdbeerfrucht.

Im menschlichen Organismus werden beim Verzehr eisen- und kieselsäurehaltiger Pflanzen entsprechende Prozesse angeregt: Die Blutbildung wird durch das Eisen aktiviert, die Kieseldynamik trägt den Blutprozeß bis in die Peripherie[32]. Was heißt das: Der Blutprozeß wird an die Peripherie getragen? Es bedeutet sicherlich nicht nur eine bessere Durchblutung der Haut. Dies mag auch der Fall sein, aber mehr noch: durch die Haut nimmt der menschliche Organismus wertvolle Kräfte aus dem kosmischen Umkreis auf; er wird auf dem Wege über Haut und Sinne gleichsam kosmisch ernährt. Eisen- und Kieselprozesse, durch die Walderdbeere angefacht, dienen dieser Art der Ernährung.

Die Anregung, das Blut zur Peripherie strömen zu lassen, kann bei entsprechender Konstitution mancher Menschen so stark sein, daß es nach Erdbeergenuß zu Hautausschlägen kommt.

Es wird oft auf den hohen Vitamingehalt der Erdbeere hingewiesen. Mit 100 g frischen Früchten läßt sich der Tagesbedarf an Vitamin C leicht decken.

Unsere Gartenerdbeere ist eine Züchtung aus fremdländischen Arten. Die sogenannten Monatserdbeeren schenken uns fortlaufend bis in den Herbst hinein kleine, süße und aromatische Früchte, die an Walderdbeeren erinnern.

*Fruchtsäfte – Konservierung*

Wir können mit unseren Betrachtungen einzelner Früchte nicht gleich ausführlich fortfahren. Ein ganzes Buch müßte über dieses Thema geschrieben werden. Darum wollen wir uns mit einigen abschließenden kurzen Hinweisen begnügen und noch der Orange und der Grapefruit gedenken, die im Winter, wenn bei uns wenig auf dem Markt ist, eine Lücke ausfüllen, auch der getrockneten Feigen, Datteln und Bananen. Überhaupt schätzen wir das Trocknen (Darren) als eines der besten Konservierungsverfahren auch für Pflaumen, Aprikosen, Apfelscheiben, Birnen und Heidelbeeren. Letztere haben einen wohltuenden Einfluß auf den kranken Darm bei Neigung zu Durchfällen. Nur müssen Trockenfrüchte stets vor dem Genuß, am besten über Nacht, eingeweicht werden, damit die Zellen das beim Trocknen verlorene Wasser wieder aufnehmen.

Zum Süßen von Speisen eignen sich Frucht-Dicksäfte, die im Reformhaus erhältlich sind. Demeter-*Fruchtsäfte* werden von alt und jung wegen ihrer belebenden Wirkung geschätzt. Für Kinder wurde ein besonderer Fruchtsaft entwickelt in Zusammenarbeit zwischen dem Arbeitskreis für Ernährungsforschung und der Firma Helmut Maier & Co. in Beutelsbach. Der Saft hat durch die Früchte eine angenehme, natürliche Süße. Auf Zusatz von Süßungsmitteln, auch Honig, konnte verzichtet werden. Dadurch zeichnet sich das Getränk durch eine besonders gute Verträglichkeit aus, insbesondere kommt es zu keinerlei Gärung im Darm. Er enthält verschiedene Früchte, die belebend und erfrischend wirken und sich durch ihre gute Verträglichkeit auch zur Krankenkost eignen. Er ist unter dem Namen „Demeter-Kinderfruchtsaft" im Handel.

Die Früchte sind meist zur Erntezeit in größerer Menge da, und wir stehen vor dem Problem, sie zu konservieren[33]. Wie schon gesagt: Eine gute Methode ist das Darren. Weniger gut, aber umso beliebter, ist die Tiefkühlung. Wir würden das Pasteurisieren oder Einwecken vorziehen[32] (s. S. 203).

*Die Bedeutung des Anbaus*

Es ist ein bedrohliches Zeichen der Zeit, daß vieles, was uns wert sein muß, schweren Schädigungen ausgesetzt ist. So auch die Früchte. Wirtschaftliche Erwägungen treiben zahlreiche Anbauer dazu, natürliche

Ordnungen zu verlassen und chemische Methoden hemmungslos einzusetzen. Schon auf das blanke Holz im Winter bis kurz vor der Ernte werden chemische Mittel gespritzt, etwa 10- bis 15mal. Auf diese Weise erhält man ein fleckenloses, verführerisch aussehendes Obst, mit dem man hohe Preise erzielen kann. Aber was ist es gesundheitlich wert? Es schmeckt entweder wässrig oder irritiert durch einen fremden Beigeschmack. Weil die meisten Verbraucher nichts anderes kennen, lassen sie sich durch das Aussehen täuschen und zeigen sich im übrigen resigniert. Wir können indessen keine guten Erträge erzielen, indem wir einfach auf das Spritzen verzichten und im übrigen der Natur freien Lauf lassen. Der Obstanbau erfordert viel Pflege und Sorgfalt. Auch der biologisch-dynamisch arbeitende Landwirt und Gärtner spritzt – aber keine chemischen Mittel, sondern Lösungen von Natursubstanzen wie Kiesel und andere Präparate. Er wendet viel Mühe auf, um Schädlingsbefall zu verhüten und die Bäume und Sträucher in einer harmonischen Ordnung zu halten. Er arbeitet nicht wie der chemisch orientierte Landwirt gegen die Natur, sondern im Einklang mit den rhythmischen Ordnungen des Kosmos. Seinem Einsatz verdanken wir, daß wir noch Früchte bekommen, die nicht nur prächtig aussehen, sondern auch herzhaft schmecken.

*Fruchtsäfte in Demeter-Qualität*[34]

Apfelsaft
Traubensaft
Birnensaft
Johannisbeer-Muttersaft
Sauerkirsch-Muttersaft
Heidelbeer-Muttersaft
Kinder-Frucht-Saft[35]
Apfel-Möhren-Saft
Demeter-Heidelbeeren in Gläsern, evtl. im Herbst auch frisch
Ebereschen

## 5. Die Gewürze

Die Menschen früherer Zeiten schätzten die Gewürzkräuter[36] als höchste Kostbarkeiten. Was in der mineralischen Welt Gold, Silber und Edelsteine, waren im Reiche der Pflanzen die Gewürze. Die Araber beherrschten dereinst den Landweg von Indien nach Ägypten, waren dadurch im Besitz des Gewürzmonopols und übten größte Macht aus. Auch Venedig gründete seinen Reichtum auf den Gewürzhandel.

Die Wertschätzung der Gewürze dauerte bis ins vergangene Jahrhundert. Ein Kochbuch aus jener Zeit oder gar ein mittelalterliches Kräuterbuch lassen erkennen, wie kunstvoll man damals mit den Gewürzkräutern umzugehen verstand. Diese Fähigkeit ist heute weitgehend geschwunden. Der moderne Koch kennt meist nur einige Standardgewürze, und selbst in der Diätküche wird die differenzierte Wirksamkeit der einzelnen Kräuter kaum genutzt. So klagt ein führender Ernährungsforscher unserer Zeit, Prof. H. Glatzel[37] „Die Gewürzkräuter führen ein Aschenputteldasein". Und er weist in zahlreichen Versuchen nach, daß durch Gewürze die Verdauungsdrüsen reichlichere und konzentriertere Säfte absondern und Herz und Kreislauf entlastet werden. Darum fordert er die Ernährungswissenschaftler auf, sich eingehend mit diesen Kräutern zu befassen und empfiehlt, sie in der Küchenpraxis zu beachten.

Was zeichnet die Gewürzkräuter vor anderen Pflanzen aus? – Sie reichern die Duft- und Aromastoffe in den Blättern oder Samen an, anstatt sie in den Blüten zu verströmen. Diese Stoffe erweisen sich durch ihre chemische Struktur als ätherische und schwefelhaltige Öle, Harzbestandteile, Gerb- und Bitterstoffe. Sie verdanken ihre Entstehung einer starken Sonnenwirksamkeit.

Das Gewürzkraut spricht zunächst die Sinnessphäre des Menschen an; es will geschmeckt sein. H. Glatzel weist darauf hin, daß ein Gewürzkraut, ohne Geschmackserlebnis einfach hinuntergeschluckt, keine Wirkung im menschlichen Organismus hervorruft. Beim Abschmecken der Speisen sollte das einzelne Gewürz nicht besonders hervortreten, vielmehr ein Zusammenklang aller Komponenten entstehen, bei dem das zu bereitende Gemüse, Getreide oder Obst den Ton angibt. Das Gewürzkraut unterstreicht nur gewisse Nuancen und sorgt für bessere Verträglichkeit.

Bei Kindern dosieren wir die Gewürzkräuter ohnehin zurückhaltend, denn das Kind muß erst nach und nach lernen, beim Schmecken auf Reize zu reagieren.

Neben der Wirkung auf den Organismus haben die Gewürze die Aufgabe, die Qualität der Nahrung aufzubessern. Das ist notwendig, denn unserer Nahrung fehlen oft Licht- und Wärmekräfte infolge einseitiger oder mangelhafter Bodenpflege beim Anbau der Pflanzen, oder infolge Alterung, unzureichender Verarbeitung und Konservierung. Die Beigabe von Gewürzen kann diesen Mangel bis zu einem gewissen Grade ausgleichen und eine „Heilung" der „kranken" Nahrung einleiten. Will man eine derartige Wirkung auf Gemüse, Getreide oder Früchte ausüben, muß man das Gewürzkraut noch am Ende des Kochens zusetzen, damit eine wirkliche Durchdringung geschehen kann. Man sollte allerdings bedenken, daß sich empfindliche ätherische Öle beim Kochen verflüchtigen.

Die meisten der einheimischen Gewürzkräuter gehören zu den Familien der Lippenblütler und Doldenblütler.

*Die Lippenblütler* haben ihren Namen von der lippenförmigen Blüte, die in ihrer Form ganz auf den Besuch der Biene eingestellt ist. Wir benutzen als Gewürz meist die Blätter. Es steht uns aus dieser Familie eine reiche Fülle von Kräutern zur Verfügung. Die gebräuchlichsten sind Basilikum, Majoran, Thymian, Rosmarin, Lavendel, Bohnenkraut, Zitronenmelisse, Minzen, Salbei und Ysop. Als Beispiel wollen wir aus dieser Reihe den *Majoran* näher betrachten.

Er ist eine seit früher Zeit beliebte Gewürz- und Heilpflanze und wurde bereits im alten Ägypten angebaut. Aus seiner Heimat, den südöstlich des Mittelmeeres gelegenen Ländern, kam er im Altertum nach Griechenland und Rom und fand auch schon im Mittelalter in den deutschen Gärten eine Heimat. Allerdings reicht bei uns die Kraft der Sonne kaum aus, um den Samen zum Reifen zu bringen. Auch will der Majoran behutsam behandelt und vor Frost und kalten Winden geschützt sein. So heißt es in einer alten Bauernregel, er sollte erst ausgesät werden, wenn die Buche Blätter getrieben hat. Das gilt für die Freilandkultur. Es empfiehlt sich daher, den Samen unter Glas in einer sandigen, biologisch-dynamisch behandelten Komposterde Anfang März auszuäen und die jungen Pflanzen dann erst Anfang Mai ins Freiland mit Wurzelballen umzusetzen.

Die heranwachsende Pflanze entwickelt sich zierlich und wohlgeformt. Ihr vierkantiger Stengel ist grau-grün. Die Blattknoten folgen nah aufeinander. Die Blätter sind dicht an den Stengel gezogen, sanft gerundet, eiförmig. Die winzigen Blüten stehen in einer Blütenähre zusammen, die in ihrer kugeligen Form an einen kleinen Bienenkorb erinnert. Das ganze Kraut ist von einer milden Würze durchzogen. Die Blütezeit reicht vom Juni bis in

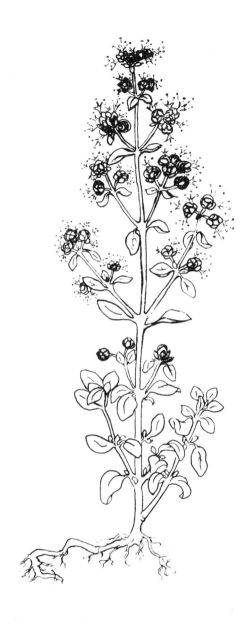

Origanum majorana
Zeichnung Elsbeth Renzenbrink

den September. Der erste Schnitt der Sprosse wird kurz vor dem Blühen vorgenommen, wobei das ganze Kraut Verwendung findet. Wenn das Kraut nicht frisch gebraucht wird, muß es an luftig-schattiger Stelle zum Trocknen aufgehängt werden. Man kann es auch auf Tüchern oder Papier ausbreiten. Die Aufbewahrung sollte in fest geschlossenen Gefäßen erfolgen, damit sich die aromatischen Duftstoffe nicht verflüchtigen.

In entsprechenden Fach- und Reformgeschäften ist Majoran in pulverisierter Form zu haben. Es empfiehlt sich, eine biologisch-dynamische Qualität, die unter dem Schutznamen „Demeter" im Handel ist, zu verlangen.

In der Küchenpraxis eignet sich Majoran vorzüglich für Getreidegerichte. Das Blühen ist bei der Getreidepflanze schwach ausgebildet, so daß sie arm an Eigenduft und Aroma ist. Darum ist für das Korn das Gewürzkraut eine gute Ergänzung. Majoran stimmt vorzüglich zur Gerste oder zum Roggen, besonders in Aufläufen oder in Bratlingen. Wer sich dabei gerne an Fleischwaren erinnern läßt, wird den Majoran besonders schätzen; denn dieser ist das Hauptgewürz der Wurstmacher und Metzger. Aber auch zu Gemüsefüllungen, Klößen, Kräutersoufflés, Kräutersuppen ist der Majoran geeignet.

Im Menschen wirkt der Majoran durchwärmend auf die Stoffwechselprozesse und macht fetthaltige Speisen leichter verdaulich, denn durch den würzigen Geschmack wird die Tätigkeit der Verdauungsdrüsen angeregt. Seine Lichtkräfte heben die Schwerekraft mancher Nahrung auf, so daß sie leichter in den Organismus eingegliedert werden kann.

Zur Familie der *Doldenblütler* gehören Kümmel, Fenchel, Anis, Dill, Kerbel und Petersilie.

Neben einer krampflösenden und wärmenden Wirkung regulieren die Gewürze der Doldenblütler den menschlichen Luftorganismus. So ist der Kümmel ein altbewährtes Mittel bei Luftstauungen im Darmbereich. Er regt darüber hinaus die Verdauungskräfte an, sich stärker mit der Nahrung auseinanderzusetzen, gleichsam besser zuzupacken. Er schärft gewissermaßen die „Verdauungs-Sinne" für die Begegnung mit der Nahrung. Anis und Fenchel haben ebenfalls eine krampflösende und entblähende Wirkung und fördern überdies die Drüsentätigkeit im Bronchialbereich, so daß sie als schleimlösende und hustenstillende Mittel geschätzt sind.

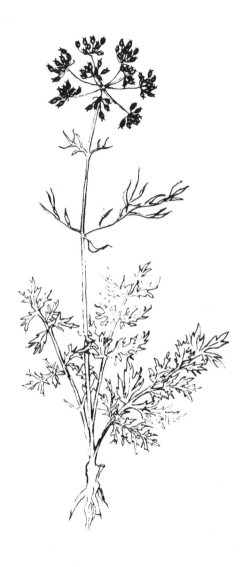

**Kümmel mit Fruchtstand**
Zeichnung Elsbeth Renzenbrink

# Übersichtstafel über einige wichtige Küchenkräuter und Gewürze:[34]

| Name | Verwendeter Pflanzenteil | Geschmack | Gebrauch in der Küche |
|---|---|---|---|
| Basilikum | Blatt, frisch oder getrocknet und pulverisiert | Frisches Blatt: mild-würzig Getrocknet: feurig-pfeffrig | Gebratene und gebackene Getreidegerichte. Wurzelgemüse. Kohlarten |
| Bohnenkraut | Blatt, frisch oder getrocknet | Frisches Blatt: mild Getrocknet: würzig bis scharf | Leguminosen wie Bohnen, Erbsen, Linsen. Einmachen von Gurken |
| Dill | Frisches Blatt und blühender Sproß | Angenehm würzig | Salatsaucen, Gurkengemüse. Mayonnaise, Quark. Rohkost |
| Kümmel | Samen, ganz oder gemahlen | Bekannter aromatischer Geschmack | Bäckerei, insbesondere Brot. Salate. Gemüse, besonders Kohlarten. Quark. Getreidegerichte |
| Liebstöckl (Maggikraut) | Kraut, frisch und getrocknet. Wurzelstock nur getrocknet und gemahlen | Durchdringend, salzähnlich | Zu allen herzhaften Gerichten in schwacher Dosis. Gemüsebouillon. Saucen. Suppen |
| Majoran | Blatt, frisch oder getrocknet | Stark würzig, mit Anflug von Bitternis | Getreidebratlinge, Klöße. Saucen. Wurzelgemüse, Gemüsefüllungen. Pikante, wurstartige Aufstriche |
| Paprika | Früchte, reif, gedörrt, gepulvert | Feurig, pfeffrig | Pikante Sauce, Klöße, Kräutersoufflé, Quark |
| Salbei | Blatt, frisch und getrocknet | Aromatisch, mild zusammenziehend | Zu fetten Speisen. 4–6 Blättchen zum Backen und Braten (rechtzeitig wieder aus der Pfanne nehmen). Omelettefüllung |
| Thymian | Blatt und Sprosse, frisch oder getrocknet | Durchdringend, scharf pfeffrig, etwas bitter | In gemahlener Form zu Linsengerichten und Käsesoufflé. Für eine Sauce bei Wurzelgemüse. Getreidegerichte. |

Aber auch in der Hand der Hausfrau sind Fenchel, Anis und Kümmel von Bedeutung. Mit ihnen macht der Bäcker das Brot schmackhaft. Der Kümmel wird zu Kohlgemüsen und Randen verwandt, ferner zu Quark und Gebäck. Auch Fenchel und Anis sind unentbehrlich beim Backen. Mit Anis würzt man gern Süßspeisen der Kinder.

Dill ist stärker wärmend als Fenchel, denn seine Heimat sind der Orient und Indien. Darum gibt man Dill an solche Speisen, die von sich aus wäßrig und kalt sind.

Der Kerbel eignet sich vorzüglich zu Suppen, Soßen, Omelettefüllungen und Käsespeisen. Der Liebstöckl, als Maggikraut bekannt, wird zu Gemüsebouillon gebraucht. Sein durchdringender Geschmack verlangt schwächere Gaben.

Am bekanntesten unter den Doldenblütlern ist wohl die Petersilie, die als frisches Kraut über Getreidegerichte, Klöße und Souffles gestreut, diesen nicht nur eine frische Farbe verleiht, sondern auch eine anregende Wirkung auf Verdauungsorgane und Nierentätigkeit entfaltet. Man sollte jedoch die Petersilie wegen ihrer oft recht starken Wirkung sparsam und fein gehackt verwenden.

Viele Doldenblütler haben ihre Heimat im Orient und an der Südküste des Mittelmeeres. In unserem heimischen Anbau nehmen sie unter den Gewürze und Heilkräutern einen breiten Raum ein. Schon im 19. Jahrhundert war die Provinz Sachsen ein Hauptanbaugebiet für den Kümmel.

*Weitere Pflanzenfamilien.* Die reiche Schar der Gewürzkräuter der Doldenblütler und Lippenblütler wird durch andere Pflanzenfamilien ergänzt.

Von den Kreuzblütlern sei der Meerrettich erwähnt. Er wirkt, möglichst frisch verrieben, mit geriebenem Apfel vermischt, oder auch als Soße, außerordentlich belebend. Die Brunnenkresse bildet ähnlich wie der Meerrettich ein schwefelhaltiges, bitteres ätherisches Öl, aber nicht in der Wurzel, sondern im Blattgebiet. Diätetisch wird die Brunnenkresse von jeher als Frühjahrskur zur Anregung bei Stoffwechselstockungen und bei allgemeiner Neigung zu Verhärtungen mit Erfolg angewandt.

Von den Borraginaceae ist der Boretsch, auch Gurkenkraut genannt, von den Compositen der Estragon und die Eberraute, von den Nachtschattengewächsen der Paprika zu empfehlen.

## 6. Die Fette

Die Fette sind ein unentbehrlicher Bestandteil unserer Nahrung. Aber auch ein fragwürdiger, denn wir können unseren Kindern schaden durch ein Zuwenig oder mehr noch durch ein Zuviel – besonders aber auch durch eine mäßige Qualität.

Welchem Fett geben wir den Vorzug? Um diese Frage beantworten zu können, wollen wir die Fette näher betrachten und ihre Eigenschaften studieren. Es treten uns zwei große Gruppen entgegen: Fette mit einem niedrigen Schmelzpunkt, also solche, die bei Zimmertemperatur flüssig sind, und andere mit einem hohen Schmelzpunkt, die festen Fette. Zur ersten Gruppe gehören die Öle und die Sahne der Milch, zur zweiten das Kokosfett und tierische Fette wie Rinder- oder Hammeltalg und Schweineschmalz.

Drückt sich nun in der Konsistenz etwas aus, das uns Hinweise geben könnte auf die Nahrungsqualität? Zunächst wohl dieses: Das feste Fett dient als sogenanntes Depotfett, das flüssige ist noch in den Stoffwechsel des betreffenden Lebewesens eingefügt, es ist biologisch aktiv.

Wir können noch weiter differenzieren und dazu die chemische Struktur der Fette betrachten. Diese sind Verbindungen von Glyzerin und verschiedenen Fettsäuren. Die Formeln der Fettsäuren können verschieden lang sein – wir sprechen von Fettsäure-Ketten. Je länger nun die Kette, desto fester das Fett, das heißt: desto höher der Schmelzpunkt. Fette mit kurzer Fettsäurekette sind flüssig, haben einen niedrigen Schmelzpunkt.

Nun drückt sich in der chemischen Struktur noch ein anderes Motiv aus, das über die Schmelzpunkte hinaus direkt für die Stoffwechselaktivität der einzelnen Fette ein Maßstab ist. Es ist die Formel der sogenannten gesättigten und ungesättigten Fettsäuren. Was bedeutet diese? Eine gesättigte Fettsäure ist in sich geschlossen, es sind alle Glieder aneinander gebunden. Bei den ungesättigten Fettsäuren sind „Arme" frei, sie sind darauf bedacht, Bindungen mit anderen Substanzen einzugehen. Der Ausdruck des Chemikers ist gut gewählt. Ein gesättigtes Wesen ist naturgemäß träge, ein ungesättigtes drängt nach Kontakten. So fügt sich auch ein Fett mit ungesättigten Fettsäuren leicht in den Stoffwechsel ein, während ein solches mit gesättigten Fettsäuren schwerer verdaulich ist.

Auch hier ist eine Beziehung zum Schmelzpunkt gegeben: ungesättigte Fettsäuren haben einen niedrigen Schmelzpunkt, die gesättigten eine feste

Konsistenz. Nun sind die Fette eines lebenden Organismus niemals einheitlich zusammengesetzt, sondern enthalten immer sowohl gesättigte als auch ungesättigte Fettsäuren. Es überwiegt nur, je nach der Wesensart des Fettes, die eine oder andere Komponente. So finden wir selbst in Fetten mit niedrigstem Schmelzpunkt auch einige gesättigte Fettsäuren, wenn auch in kleiner Menge.

Im menschlichen Organismus kommen beide Arten von Fetten vor: das feste Depotfett, mit dem die Organe ausgepolstert sind, und das biologisch aktive Fett, welches der Wärmeerzeugung im Blut dient und den Stoffwechsel impulsiert. Das letztgenannte Fett ist auch im Protoplasma einer jeden Körperzelle enthalten.

Wenn wir die bisherigen Betrachtungen überschauen, liegt es nahe, daß wir uns das Urteil bilden: Die besten Nahrungsfette sind die mit einem hohen Gehalt an ungesättigten Fettsäuren. Denn sie sind stoffwechselaktiv und werden leicht im Organismus umgesetzt. Das ist richtig; aber es wurde auch in vielen Versuchen festgestellt, daß der menschliche Stoffwechsel nicht nur auf ungesättigte Fettsäuren eingestellt ist, sondern auch eine gewisse Menge an gesättigten Fettsäuren braucht. Das heißt nun aber nicht, wir sollten uns nebenher immer ein wenig Hammeltalg oder ähnliches einverleiben, denn Fette dieser Art blockieren den Fettstoffwechsel nur und führen zu einer Erhöhung des Fettspiegels im Blut. Indessen bemerkten wir ja schon: ein hochwertiges Öl enthält – in kleiner Menge – auch gesättigte Fettsäuren. Am vorteilhaftesten ist in dieser Beziehung die Butter zusammengesetzt. In ihr sind Fettsäuren harmonisch aufeinandergestimmt, der Stoffwechselleistung des Menschen entsprechend.

Welche Nahrungsfette sind weiterhin zu empfehlen? Öle aus dem Samen von Sonnenblume, Lein, Distel, aus Nüssen oder den Früchten des Ölbaumes, der Olive. Der Raps wurde bisher wegen seines Gehaltes an der bitteren, im Menschen ungünstig wirkenden Erucasäure weniger geschätzt. In den letzten Jahren ist es gelungen, eine Rapssorte zu züchten, die keine Erucasäure enthält.

Für die Qualität der Fette ist auch die Anbauweise der Pflanze entscheidend. Außerdem ist die Art der Gewinnung des Öles aus Samen und Frucht von großer Bedeutung. Um ein gutes Öl zu erhalten, müssen wir fordern, daß es kalt gepreßt wurde, aus erster Pressung stammt, daß es nicht chemisch extrahiert und nach der Pressung nicht auf chemischem Wege geklart wurde. Es ist sehr zu begrüßen, daß es jetzt ein Demeteröl auf dem Markt gibt[34].

Das Öl sollte möglichst frisch verbraucht und unter Luftabschluß dunkel und kühl aufbewahrt werden. Wir vermeiden, es bei der Zubereitung der Speisen zu erhitzen und fügen es dem Getreide oder Gemüse erst nach dem Kochen zu. Ein empfehlenswertes Gericht ist der Leinöl-Quark, ein Rezept, das in Schlesien sehr beliebt war.

Wieviel Fett braucht unser Kind? Es ist kaum möglich, eine feste Zahl anzugeben. Der eine ist ein besserer Verwerter der Nahrung als der andere. Auch kommt es auf die Qualität des Fettes an. Schließlich ist ein Bestandteil der Nahrung gar nicht für sich allein zu betrachten; immer berücksichtigen wir den ganzen natürlichen Verband. Denn Fett kann erst richtig verwertet werden, wenn die anderen nötigen Wirkstoffe wie Vitamine, Enzyme, Eiweiße und Kohlenhydrate mit im Verein sind. Schließlich ist zu bedenken, daß Fette im Organismus auch aus Kohlenhydraten und Eiweiß-Körpern gebildet werden. Wir können aus unserem Kind mit Süßigkeiten und Weißmehlprodukten rasch ein Dickerchen machen.

Sollen wir das? Ganz sicher nicht! Denn übergewichtige Kinder sind anfälliger gegen Infektionen, weniger leistungsfähig und überstehen Krankheiten schwerer als die Dünnen. Es ist ein Irrtum, wenn eine Mutter den Wunsch hegt: „Mein Kind soll etwas zuzusetzen haben". Besonders gefährdet sind die Säuglinge: Was in der frühen Lebenszeit an Fettzellen veranlagt wurde, ist später kaum wieder fortzuschaffen.

Darum Vorsicht! Fettleibigkeit ist eine weitverbreitete Fehlentwicklung, die in den meisten Fällen durch falsche Ernährung entsteht. Denken wir daran: Ein Drittel aller Kinder unserer Wohlstandsgesellschaft ist zu dick!

## 7. Der Zucker

*Schlüsselfunktionen im Stoffwechsel*

Im menschlichen Organismus dient der Zucker mannigfaltigen Funktionen[38]. Der Stoffwechsel im Gehirn ist auf den Zuckerumsatz gegründet, dessen regelrechter Ablauf für die Bewußtseinsentfaltung notwendig ist. Die Leber bildet ihre Substanz aus Zucker, und auch die Muskulatur besonders des Herzens braucht ihn zu ihrer Tätigkeit.

Derjenige Zucker, welcher nicht bei den verschiedenen Funktionsabläufen gebraucht wird, dient der Bildung von Glykogen, einer stärkeähnlichen Substanz, auch menschliche oder tierische Stärke genannt. Diese wird in Leber und Muskelzellen angereichert und wenn nötig wieder in Zucker übergeführt. Sind die Depots gefüllt, wird der Zucker der Nahrung in Fett verwandelt. Manch einer erfährt vielleicht zu seinem Kummer – wie rasch sich eine süße Schleckerei in ein Pölsterchen umsetzt.

Der Organismus bildet seinen Zucker auch aus Fett, ja zur Not sogar aus Eiweiß. Man sieht daran, wie lebenswichtig diese Substanz für den Organismus ist.

### Der Blutzucker

Die Zuckermenge im Blut wird beim Gesunden stets konstant gehalten. Ein Absinken, wie es beim Diabetiker durch Überdosierung von Insulin auftritt, löst schockartig lebensbedrohliche Zustände mit Bewußtlosigkeit aus. Um dieses zu verhindern, sind komplizierte Regulationssysteme eingeschaltet, an denen verschiedene Drüsen mit innerer Sekretion beteiligt sind. Der Tendenz zur Erhöhung des Blutzuckerspiegels wird dagegen nur durch die Sekretion der Inselzellen des Pankreas begegnet. Sie ist für den Organismus nicht in gleicher Weise bedrohlich wie die Senkung.

### Zucker und Ich-Wesen

Der Zucker dient aber nicht nur dem Leben. Wir erfahren von Rudolf Steiner ein bedeutsames geisteswissenschaftliches Forschungsergebnis: Der Zucker ist in den organischen Zusammenhängen Träger des menschlichen Ich. Rudolf Steiner spricht von einer „Ich-Organisation", die durch das Medium Zucker in den Leib hineinwirkt: „Wo Zucker ist, da ist Ich-Organisation; wo Zucker entsteht, da tritt die Ich-Organisation auf, um die untermenschliche (vegetative, animalische) Körperlichkeit zum Menschlichen hin zu orientieren"[9].

Das Geistige braucht die Substanz, um sich im Irdischen zu verwirklichen. Durch seine Löslichkeit und feinste „Kristallisation", die in den Wärmetönungen des Blutes spielt, ist der Zucker zu dieser Aufgabe bestimmt. Denn nur an jener unermeßlich weiten Grenze zwischen dem

Stofflichen und Dynamischen, zwischen den verschiedenen Dimensionen, ist die Begegnung von Ich-Wesen und Substanz möglich.

Wir verstehen nun auch, daß eine Verminderung des Blutzuckers zu schweren Krankheitserscheinungen mit Bewußtlosigkeit führt. Das Ich kann sich nicht im Leibe halten, es findet nicht mehr den Einstieg zur Inkarnation.

In diesem Zusammenhang wird ein Phänomen bei der Resorption des Zuckers ins Blut verständlich: „Der Zucker wird an den Phosphor gekoppelt, er wird „phosphoryliert". Phosphor aber hat Verwandtschaft zum Ich. „Phosphoros" ist ein griechisches Wort und heißt „Lichtträger". Das Ich des Menschen ist geistigen Ursprungs, es ist in Lichtwelten beheimatet. Es tritt ins dunkle Erdensein als ein Lichtträger. Diese Tatsache, die das menschliche Gemüt leicht fassen kann, wurde von Rudolf Steiner bis zur naturwissenschaftlichen Aussage verdichtet.

*Zucker in der Nahrung*

Als Nahrungszucker wird allgemein das weiße, isolierte Produkt verstanden. Kein Zweifel, daß auch Rudolf Steiner dieses meinte, als er den steigenden Zuckerkonsum auf die Bewußtseinsentwicklung des abendländischen Menschen zurückführte – im Sinne unserer vorhergegangenen Betrachtungen.

Zu Rudolf Steiners Zeiten bestand indessen die Problematik des heutigen Zuckerverbrauchs noch nicht. Damals wurden täglich pro Kopf der Bevölkerung etwa 30 g verzehrt, heute sind es über 100 g (s. S. 176).

Diesen ungeheuer hohen Konsum wird kein vernünftiger Mensch für berechtigt halten: die dadurch entstandenen gesundheitlichen Schäden sind nicht mehr zu übersehen. Was im Ansatz verständlich war, ist heute zur Karikatur geworden. Unsere Aufgabe ist darum, Rudolf Steiner in seinem eigentlichen Anliegen zu begreifen. Dieses war, deutlich zu machen, daß das Ich des Menschen im Umgang mit dem Zucker Aktivität entfalten muß und sich dadurch in seine Erdenaufgaben besser hineinfindet. Dazu ist aber der isolierte Zucker weniger geeignet als Zucker im natürlichen Verband. Rudolf Steiner spricht das auch unmißverständlich in einem Vortrag vom 31. Juli 1924 (GA 354) aus. Er geht dort sogar noch einen Schritt weiter und sagt, daß der Organismus seine höchste Kraft gewinne, wenn er den Zucker aus der Stärke selbst bereite.

Eine andere Eigenschaft des Zuckers ist der süße Geschmack, der nach Angabe Rudolf Steiners die Ich-Organisation gewissermaßen am Leibe interessiert. Also brauchen wir doch den Zucker aus der Dose? Gewiß nicht! Das Süße wird uns ja durch zahlreiche Früchte, Honig, Malzextrakt, Rüben-Sirup etc. gespendet. Und je aufmerksamer wir zu schmecken lernen, desto aufdringlicher und leerer erscheint uns allmählich der Geschmack des raffinierten Zuckers.

*Zucker im natürlichen Verband oder isoliert?*

Der Zucker benötigt für seinen Umsatz im Menschen gewisse Begleitstoffe, die unter dem Namen Vitamin $B_1$-Komplex, auch genannt Nervenvitamin oder Aneurin zusammengefaßt sind. Der Name wurde deshalb gewählt, weil das Fehlen dieser Substanz Störungen im Nervensystem hervorruft.

Durch den geringen Verzehr von Getreide ist ein verbreiteter *Mangel an Vitamin $B_1$* zu beklagen; denn das Getreide ist sein hauptsächlicher Träger. Diese bedrohliche Situation wird durch Zuckergenuß weiter verschärft: durch ihn steigt der Bedarf an Vitamin $B_1$. Es läßt sich bei einer normalen Ernährung, die noch genug Vitamin $B_1$ enthält, durch zusätzliche Zuckergaben eine Hypovitaminose (Vitaminmangelkrankheit) erzeugen. Wie ist das zu erklären? Der Zucker benötigt überall im Stoffwechsel diesen Begleitstoff und verbraucht ihn. Im natürlichen Verband ist die Zuckermenge nie so groß, daß bei einer normalen Kost der Bedarf an Vitamin $B_1$ nicht befriedigt werden kann. Durch den isolierten Zucker gerät das Verhältnis von Bedarf und Belieferung völlig aus dem Gleichgewicht.

Diese Störung hat heute gewaltige Ausmaße erreicht. Das können einige Zahlen erklären: Der Verbrauch von Getreideerzeugnissen als Vitamin-$B_1$-Träger ist in unseren Bereichen erheblich im Rückgang:

1900 = 250 g pro Kopf und Tag
1960 =  97 g pro Kopf und Tag
1970 =  62 g pro Kopf und Tag
1974 =  59 g pro Kopf und Tag

Dafür steigt der Zuckerkonsum:

> 1900 = 28 g pro Kopf und Tag
> 1960 = 82 g pro Kopf und Tag
> 1970 = 95 g pro Kopf und Tag
> 1974 = 102 g pro Kopf und Tag

In dieser Situation entsteht ein verhängnisvoller Teufelskreis: Der gestörte Zuckerstoffwechsel im Nerven mit der mangelhaften Ausnutzung des Zuckers erzeugt ein Verlangen nach Süßem. Der Mensch gibt dem nach durch Genuß von raffiniertem Zucker. Das ist ständig auch bei Kindern zu beobachten. Die Folge: Steigerung des Vitamin-$B_1$-Mangels und damit Verschlechterung der Stoffwechsellage im Nerven, und wiederum wird dadurch die Sucht nach Süßigkeiten vermehrt.

Der Kreis kann nur unterbrochen werden durch Vitamin-$B_1$-haltige Nahrung, also Vollkorn und Vermeidung von Industriezucker. Dann verschwindet meist nach einiger Zeit der übertriebene Drang nach Schleckereien.

Eine sehr ernst zu nehmende Schädigung des Organismus durch übermäßigen Genuß von raffiniertem Zucker ist die *Arteriosklerose* bzw. der *Herzinfarkt*. Zwei Theorien stehen da einander gegenüber: die sogenannte Fettheorie, deren Anhänger auf die Zufuhr von Fetten das Hauptgewicht legen und die Zuckertheorie, deren Verfechter den Industriezucker als Hauptschuldigen anklagen. Beide haben in gewisser Weise recht. Denn wir wiesen bereits darauf hin: Aus Zucker wird im Organismus Fett gebildet.

Wir wollen hier kurz auf die Entstehung von Arteriosklerose und Herzinfarkt durch reichliche Zufuhr von Fabrikzucker hinweisen: Professor Yudkin, der Leiter des ernährungswissenschaftlichen Instituts der Londoner Universität, hat bei einer größeren Zahl von Männern im Alter von 45–46 Jahren festgestellt, daß der übermäßige Konsum von Fabrikzucker für die Zunahme des Herzinfarktes verantwortlich ist. Dabei hat er eine große Anzahl von Personen verglichen, die sich entweder mit viel oder wenig Zucker ernährten.

Der Zusammenhang arteriosklerotischer Gefäßschäden mit dem Zuckerstoffwechsel ist auch dadurch bewiesen, daß 70 % aller Zuckerkranken an arteriosklerotischen Komplikationen sterben, und daß 90 % aller Diabetiker, deren Erkrankung länger als zehn Jahre besteht, eine Arteriosklerose aller Gefäße aufweisen[18a].

## Zucker und Zahnverfall

Es ist nicht daran zu zweifeln, daß ein ursächlicher Zusammenhang zwischen der Ernährung mit Industriezucker, Weißmehl und Zahnkaries besteht, wie im Kapitel X, „Ernährung und Zahngesundheit" ausgeführt wurde.

### Was ist zu tun?

Zunächst wohl dieses: Den Geschmack der Süße einer Frucht immer neu bewußt erleben und die Sensibilität dafür steigern. Dann werden wir den raffinierten Zucker, wie wir bereits sagten, als aufdringlich und leer empfinden und wohl zu unterscheiden wissen zwischen ihm und dem natürlichen Aroma, wie es uns zum Beispiel der Honig schenkt.

Wie sehr die Vorliebe für den Industriezucker eine eingefahrene Gewohnheit ist, zeigen die Untersuchungsergebnisse von Prof. Julius Ozick von der Universität New York[39]. Er stellte fest, daß Flaschenkinder gegenüber den mit Muttermilch gestillten Säuglingen im späteren Leben einen erhöhten Hang nach Süßem zeigen. Das ist nach seiner Ansicht darauf zurückzuführen, daß die künstliche Nahrung Kohlenhydrate in Form von raffiniertem Zucker enthält. Dieser setzt einen Reiz, an den sich das Kind gewöhnt. Wenn nicht rechtzeitig Maßnahmen zur Umstellung getroffen werden, bildet sich ein lebenslanger Hang nach Süßigkeiten aus.

Durch das Geschmackserlebnis wird unser Ich bewußt engagiert, in die Stoffwechselprozesse einzugreifen, die unter der Schwelle des Bewußtseins verlaufen. Damit die Ich-Organisation ihre Tätigkeit durch den Zucker bis hinein in Nerven, Muskulatur, Leber und andere Organe entfalten kann, dürfen wir ihn nicht als isolierte Substanz zuführen, sondern in einem vollwertigen Naturprodukt. Das darf auch ein Kohlenhydrat sein, aus dem sich der Organismus seinen Zucker selbst bereiten muß.

Der Zuckerstoffwechsel vermag im Menschen nicht ohne den beschriebenen Begleitstoff Vitamin $B_1$ regelrecht abzulaufen. Auch im keimenden Korn kann Zucker nur aus Stärke entstehen und weiter verwandelt werden, wenn die Stoffe der Randschichten, insbesondere Vitamin $B_1$ mitwirken. Darum müssen wir dem vollen Korn in unserer Nahrung den ihm gebührenden Platz einräumen, auf daß die Zuckerprozesse in rechter Dynamik geführt werden.

Jetzt kommt noch jemand und fragt: Was ist vertretbar zum Süßen? Geben wir also eine Aufstellung, aber bedenken wir: Vorsicht mit den Konzentraten wegen der Zähne (s. S. 132):

Honig
Frucht-Dicksäfte, speziell Birnen-Dicksaft
Feigen, Rosinen, Datteln
Ahorn-Sirup[40]
Demeter-Rüben-Sirup – Demeter-Apfelkraut
Demeter-Malzextrakt[29]
Sucanat (Sucanat ist ein reiner Preßsaft aus dem Zuckerrohr, sowohl in flüssiger Form, Sirup ähnlich oder als kristalliner Zucker im Handel (Naturkostläden). In diesem sehr wertvollen Produkt sind fast alle Vitamine und Mineralstoffe des Zuckerrohrs enthalten.)

Nun tauchen noch weitere Fragen auf: *Was ist Fruchtzucker?* Ist dieser aus Früchten gewonnen? Weit gefehlt! Die Bezeichnung sagt nur etwas aus über die chemische Struktur des Zuckers. Das weiße Pulver wird durch physikalisch-chemische Manipulationen (meist aus Topinambur) gewonnen. Es ist dem Industriezucker keineswegs überlegen. Im Gegenteil: Da der Fruchtzucker im menschlichen Organismus nur in geringerer Menge vorkommt, kann eine stoßweise Zufuhr mit dem hochkonzentrierten Produkt Störungen im Stoffwechsel verursachen.

*Was ist vom braunen Zucker zu halten?* Er unterscheidet sich nur wenig von seinem weißen Bruder. Sein Gehalt an Vitalstoffen ist minimal. Daher ist es eine Illusion zu meinen, wir könnten ihn mit gutem Gewissen als ein vollwertiges Naturprodukt ansehen. Der Name Rohzucker ist irreführend.

*Und Rohrzucker?* Dieser ist aus dem Zuckerrohr gewonnen. Das Problem ist der Anbau. Wissen wir, wieviele Säcke Kunstdünger in den Sumpf geschüttet wurden? Eine weitere Frage ist die Art der Raffinierung. Und die hygienischen Maßnahmen beim Transport. Schließlich ist das Handelsprodukt fast genau so leer und isoliert wie raffinierter Rübenzucker.

# XII Ratschläge zur Küchenpraxis

In diesem Kapitel wollen wir uns den Fragen der Küchenpraxis zuwenden. Damit die vollwertige Nahrung unseren Kindern auch schmeckt und ihnen bekömmlich ist, und schließlich auch den Beifall der gesamten Tischrunde findet, muß vielerlei bei der Zubereitung beachtet werden. Alle noch so schönen Einsichten werden zunichte, wenn sich bei den Handhabungen in der Küchenpraxis Fehler einschleichen. Es fehlt vielfach an gründlichen Erfahrungen. Wir wollen uns daher in diesem Kapitel auch an Ungeübte wenden und bitten erfahrene Hausfrauen um Geduld, wenn hier manches abgehandelt wird, was sie schon längst wissen und können.

*In einem ersten Teil* wollen wir die Bereitung und Verwendung der einzelnen Nahrungsmittel behandeln. Über die Getreide liegt bereits unser umfassendes Schrifttum vor[41]. Auf das in der Küchenpraxis so wichtige Gemüse gehen wir ausführlich ein. Ebenfalls finden Milch und Milchprodukte, Früchte, Obst, die Fette und das Süßen und Würzen Erwähnung.

*Der zweite Teil* ist den Lebensstufen des Kindes gewidmet. Für den Säugling und das Kleinkind wurden ja bereits praktische Hinweise gegeben; daher können wir uns jetzt kürzer fassen. Die Mahlzeiten für das Schulkind jedoch werden ausführlicher dargestellt. Vieles läßt sich dann auch für die übrigen Altersstufen in abgewandelter Form übernehmen. Für den Jugendlichen genügte es daher, wiederum nur die Hauptrichtung anzugeben.

## 1. Die einzelnen Lebensmittel

### Das Getreide

Je nach seiner Herkunft und Beschaffenheit verwenden wir das Getreide gewaschen oder ungewaschen, nötigenfalls müssen wir es auch verlesen.

Dem Aufschließen der Körner dienen verschiedene Verfahren:
1. Das *Vorquellen* des Getreides durch Einweichen in Wasser. Das *Kochen* und das anschließende *Nachquellen*.

2. Das *Zerkleinern* der Körner mit Hilfe von *Schrot*mühlen[42]. Das Mahlgut ist immer frisch zu verwenden. Wir weichen es ein wie die ganzen Körner, kochen es und lassen nachquellen. Dabei sind kürzere Zeiten notwendig.
3. Das *Darren*. Hierdurch wird das Getreide leichter verdaulich.

Zubereitung von Getreide:

| Pro Person rechnet man folgende Getreidemengen: | |
|---|---|
| Hafer | 40 ccm–50 ccm |
| Grünkern | 40 ccm–50 ccm |
| Buchweizen | 45 ccm–65 ccm |
| Reis, Vollreis | 50 ccm–60 ccm |
| Hirse | 30 ccm–40 ccm |
| Weizen | 40 ccm–45 ccm |
| Dinkel | 40 ccm–45 ccm |
| Gerste | 35 ccm–40 ccm |
| Roggen | 30 ccm–40 ccm |

| | Vorquellen | Wasserverhältnis | Kochen | Nachquellen |
|---|---|---|---|---|
| Buchweizen* | | 1:1,7–1,8–2 | 10–15 Minuten | 30 Minuten |
| Hirse | | 1:2,5–3–5 | 10–15 Minuten | 15–20 Minuten |
| Hafer | | 1:1,8–2 | 45–50 Minuten | 2–3 Stunden |
| Grünkern | | 1:1,8–2,5 | 45 Minuten | 2 Stunden |
| Reis | | 1:1,8–2 | 30–60 Minuten | 2–3 Stunden |
| Reis schwimmend | | 1:4–5 | 60–75 Minuten | |
| Gerste | 3–10 Stunden | 1:3–5 (Püree) | 1–1½ Stunden | 3–6 Stunden |
| Dinkel | 3–10 Stunden | 1:2,2–2,5 | 1–1½ Stunden | 2–3 Stunden |
| Weizen | 6–10 Stunden | 1:2,5–2,7 | 1–1½ Stunden | 3–4 Stunden |
| Roggen | 6–10 Stunden | 1:2,8–3,5 | 1–1½ Stunden | 6–12 Stunden |
| *Thermo-Grütze*[27] | | | | |
| Roggen | | 1:2,3–2,5 | 10 Minuten | 30–40 Minuten |
| Gerste | | 1:2,5–4,5 | 10 Minuten | 30–40 Minuten |

*) Vor dem Kochen überbrühen, kalt nachspülen; Brühwasser wegschütten.

## Vorquellen – Kochen – Nachquellen

Wir weichen das Getreide 5–10 Stunden in Wasser ein. Das Einweichen ist nicht erforderlich bei Hirse, Buchweizen, Hafer, Dinkel und Reis. Im Einweichwasser wird das Getreide dann gekocht. Dabei ist ein Grundprinzip zu beachten: Immer bei schwächster Hitze eben wellen lassen! Die Körner müssen sich aufschließen und umstülpen. Beim Kochen gut zudecken, damit nicht zu viel Wasser verdunstet! Oft umrühren, sonst bleiben die oberen Körner trocken und dadurch hart (Kochzeiten s. Tabelle).

*Salzen:* Das Salz lösen wir in Wasser auf und fügen es kurz vor dem Garwerden des Getreides zu. Sonst zieht das Salz nicht in die Körner ein. Diese schmecken dann außen salzig und innen fade. Salzen wir zu früh, bleiben die Körner hart.

Das *Nachquellen* geschieht im Thermosgefäß, in einer Kochkiste oder im Wasserbad.

*Gewürz*samen setzen wir schon beim Kochen zu oder noch besser: Wir machen eine Abkochung von den Samen und würzen dann damit. Ganze Samen sonst im Mullsäckchen mitkochen. Gewürzkräuter dagegen fügen wir erst zum Nachquellen bei. Vor dem Anrichten nochmals abschmecken, evtl. gemahlene Gewürze sowie Fett noch hinzugeben.

*Das Zerkleinern des Getreides* geschieht durch Schroten in verschiedener Stärke von grober grützeartiger bis zu mehlfeiner Struktur. Dazu gehört in jeden Haushalt eine Schrotmühle, entweder als Handmühle, oder elektrisch getrieben. Das Mahlwerk besteht aus Steinen verschiedener Qualität, Stahl oder Plastik. Wir bevorzugen Mühlen mit niedriger Umdrehungszahl. Die gekochten Getreidekörner können wir auch in einer Passiermaschine zerkleinern und bis zu einer dem Kartoffelschnee ähnlichen Masse weiterverarbeiten als Püree, Creme mit Früchten oder als Backlinge.

Für das *Darren* wird das Getreide mit wenig Wasser (10–20 % seines Volumens) befeuchtet und gut zugedeckt stehengelassen bis das Wasser aufgesogen ist (3–10 Stunden). Dann breiten wir die Körner auf einem Backblech dünn aus und erhitzen sie ca. 60 Minuten bei einer Temperatur von etwa 80 Grad, so daß sie würzig duften und eine leichte Goldtönung annehmen. Wir müssen uns aber vor einer Röstung mit Braunfärbung hüten. Durch das Darren wird das Getreide leichter verdaulich, da eine Dextrinierung eingeleitet wird. Gedarrtes Getreide können wir geschrotet auch ungekocht zum Müsli für Jugendliche und Erwachsene verwenden. Es ist anzunehmen, daß Schrot von gedarrtem Getreide längere Zeit haltbar ist.

*Weiterverarbeitung des Getreides*

Das Getreide läßt sich in vielfältiger Weise weiter verarbeiten zu schmackhaften und bekömmlichen Gerichten wie Aufläufen, Backlingen, Schnitten, Bratlingen, Klößen, Pizza, mit Gemüse vermischt überbacken, Suppen, Puddings und verschiedenen Arten von Gebäck (siehe unsere Rezeptsammlungen). Man kann es mit allen Sorten von Gemüse und Früchten kombinieren. – Eine Kombination mit Eiern hat sich jedoch in geschmacklicher Hinsicht und wegen der Bekömmlichkeit nicht als günstig erwiesen. Dagegen ist Quark ein gutes Bindemittel, z.B. bei Klößen unter Zuhilfenahme von Hafer- und Weizenflocken. Schrot von Buchweizen, Dinkel, Roggen und Weizen benutzen wir zum Binden von Backlingen, Bratlingen, Suppen und Saucen.

Zum Lockern und Treiben eignet sich Mineralwasser. Ferner ist als Triebmittel das Backferment „Erbe"[43] für kuchenartiges Gebäck, Dampfnudeln, Pizza, Brötchen, Brotstollen und Früchtebrot zu empfehlen. Weitere Treibmittel zum Backen: Honig-Salz, Buttermilch, Molke und Quark.

Bei Gebäckherstellung verwenden wir *Teige* aus *Vollkorn* (Schrot wird jeweils frisch in der Getreidemühle gemahlen).

Auch meinen wir immer Vollreis, möglichst von Demeterqualität, wenn wir den Reis empfehlen.

Die menschengemäßeste und daher auch bedeutendste Art der Weiterverarbeitung von Getreide ist das *Brotbacken* (s. S. 224).

## Die Gemüse

*Herrichten – Putzen*

Das wertvolle Demeter-Gemüse sollten wir mit großer Sorgfalt herrichten: kalt waschen bzw. bürsten und nur verdorrte oder angefaulte Teile auf den Kompost geben. Alles andere sparsam putzen: Wurzelgemüse wie Möhren, Pastinaken, Petersilienwurzel, Teltower Rübchen mit dem Messerrücken abkratzen. Dieses abgekratzte Material sowie Wurzeln und Schalen von Sellerie, Kohlrabi, Zwiebeln, Gurken, Kürbis – gesondert Rote-Bete-Schalen – zähe Kohlstrünke, Blätter von Lauch, Kohl, Salat, harte Stengel von Kräutern, alle diese sogenannten „Abfälle" kochen wir zu einer herzhaften, durch den Kaliumgehalt stark basisch wirkenden Gemüsebrühe etwa 30–40 Minuten, bis sie weich sind. Auch kochen wir einige Gewürzkräuter mit, beispielsweise Thymian, Kümmel und Lorbeer oder Bohnenkraut, Majoran und Basilikum. Erst nach dem Abseihen übergeben wir das nun Übrigbleibende dem Kompost.

Gewaschenes, geputztes und besonders das zerkleinerte Gemüse dürfen wir nicht dem Luftsauerstoff aussetzen, ebensowenig wie wir es vom Wasser auslaugen lassen wollen, um Vitaminverlust zu vermeiden. Daher gilt grundsätzlich: *Vor* dem Zerkleinern waschen. Haben wir es dann zerschnitten, bedecken wir es gleich dicht mit einem nassen Tuch oder hüllen es in einen leichten Ölfilm ein. Dadurch entweichen auch weniger Aromastoffe.

Bei Blattsalat und Blattgemüse schonen wir den zarten Fettfilm, indem wir warmes Wasser sowie einen heftigen Wasserstrahl vermeiden. Leider erleben wir immer wieder, daß Lauch und Endiviensalat in geschnittenem Zustand gewaschen werden. Sehr versandeten Lauch muß man allerdings von oben her ein Stück aufschlitzen, um die Erde herauszuspülen. Endiviensalat sollte man bei starker Verschmutzung entblättert waschen, aber die wertvollen Bitterstoffe erhalten. Endiviensalat, der nicht aus biologisch-dynamischem Anbau stammt, entbehrt allerdings meist der milden Süße, so daß man den Kern ausstechen und vielleicht für kleine Kinder den Kopf in *unzerschnittenem* Zustand kurze Zeit in lauwarmes Wasser legen muß. Immer sollte man versuchen, durch eine Sahne-Sauce mit ein wenig Honig und milden Gewürzen wie Anis, Dill, Pimpernell, Boretsch oder Äpfeln, Orangen einen Ausgleich zu schaffen. Auch Zwiebel, eine Spur Knoblauch und Senf sind geeignet, sowie im Herbst, in ihrer eigentlichen Reifezeit Tomaten.

Wann werden wir das Gemüse zum Kochen aufsetzen? Sofort nach dem Putzen! Dann ist wichtig, die jeweilige Garzeit zu beachten, also nicht zu früh, aber auch nicht zu spät aufsetzen; keinen Dampfdrucktopf, keinen Aluminiumtopf, nur absolut einwandfreie Emailletöpfe benutzen. Am besten einen festschließenden Silitstahl-, einen Chromargan- oder Jenaer

Glastopf oder auch einen schönen irdenen Kochtopf – wie es sie leider nur noch selten gibt!

Im allgemeinen *dünsten* wir das Gemüse möglichst unzerschnitten in ganz wenig Wasser mit Öl. Weiteres Öl, Butter oder Sahne fügen wir erst nach dem Kochprozeß hinzu, um es zu schonen. Der geringe Ölzusatz am Anfang bildet einen leichten Fettfilm, eine Schutzhülle um das Gemüse, so daß es aromatisch bleibt und zart wird. Die Wassermenge soll möglichst gering gehalten werden, da Wasser Vitamine, Mineralstoffe, Spurenelemente, Fermente und Aromen auslaugt, es soll nur eben vor dem Anbrennen bewahren. Sachte Kochen, heftiges Kochen macht schwer verdaulich, auch verdunstet zu viel Wasser! Im Dampf-Turmtopf (nicht Dampf-Drucktopf) ist keine Gefahr des Anbrennens; jedes der 5 Glasgefäße kocht im Wasserbad. Man kann auch für bestimmte Diäten ganz ohne Fett und ohne Wasser darin garen. J. C. Somogy (vom Institut für Ernährungsforschung, Ruschlikon, Zürich) hat im Versuch nachgewiesen, daß bei dieser Art des Dünstens der Gehalt an Vitamin C am besten erhalten bleibt, im Gegensatz zum Dampf-Drucktopf und dem Garen in Wasser nach alter Methode, wodurch am meisten zerstört wird.

Das Hinzufügen jeweils passender Gewürze unterstützt das Aroma und trägt zur besseren Bekömmlichkeit bei. Dazu sind viele Anregungen gegeben in den Rundbriefen, im Heft „Die Zubereitung von Getreidegerichten", sowie in der Broschüre „Vom Wert der Gewürze".

Wird eines der Kinder später zum Essen erwartet, so ist es besser, die Speisen nach dem Garen rasch abzukühlen und kurz vor der Mahlzeit aufzuwärmen, anstatt sie warm zu halten. Die Rohkost wird möglichst frisch zubereitet.

Im Folgenden wollen wir uns mit den verschiedenen Gemüsearten beschäftigen und mit ihren Verwendungsmöglichkeiten in der Küche. Wir beginnen mit der Vielfalt der Blattgemüse.

Blattsalate und Rohkost werden wir am Schluß unserer Betrachtungen über die Gemüsearten ausführlich behandeln.

*Gemüsearten*

Wir verwenden *Blattgemüse* aus der Familie der
 Gänsefußgewächse: Spinat, Melde, Mangold,
 Lattichgewächse: Salate,

Kreuzblütler: Kohlarten,
Doldenblütler: Fenchelknolle.
*Wurzelgemüse* größtenteils aus der Familie der
Doldenblütler: Möhre, Pastinake, Petersilienwurzel, Sellerie,
Korbblütler: Schwarzwurzel, Topinambur,
Kreuzblütler: Steckrübe, Meerrettich, Kohlrabi, Teltower Rübchen, Mairübchen,
Gänsefußgewächse: Rote Bete.
*Weitere Gemüse* aus der Familie der
Zwiebelgewächse: Zwiebel, Knoblauch,
Gurkengewächse: Gurken, Kürbis, Zuchetti, Melone,
Schmetterlingsblütler: Hülsenfrüchte: Erbsen, Bohnen,
Nachtschattengewächse: Tomate, Paprika, Aubergine, Kartoffel.

Ein wichtiges *Blattgemüse* ist der *Spinat* (Familie der Gänsefußgewächse). Unter den frischen Gemüsen weist er den höchsten Eiweißgehalt auf. Nur ausgereifte getrocknete Leguminosen wie Linsen, Erbsen, Bohnen übertreffen ihn darin wesentlich. Die Blattgemüse – wie auch die meisten Salate – gehören zu den Starkzehrern. Als solche sind sie leider bei der heutigen Massenproduktion erheblichen Düngergaben ausgeliefert, deshalb müssen wir uns beim Einkauf besonders um Demeter-Qualität bemühen.

Den *Spinat* dünsten wir möglichst ohne Wasserzugabe im eigenen Saft etwa 10–20 Minuten. Man sollte nicht auf den bereits zusammengefallenen Spinat wieder frischen geben; dadurch kocht der erste zu lange – lieber zwei Töpfe benützen. Der Eigengeschmack des Spinats soll erhalten bleiben; es genügt wenig oder gar kein Salz. Mit gehackten Mandeln und etwas Sahne kann man notfalls seine Herbheit mildern und ihn gleichzeitig anreichern. Zurückhaltende Zugabe von gehackten, rohen Brennesseln, von Petersilie, Boretsch und einer Prise Anis erhöhen den Eisengehalt und verfeinern das Aroma. Zur Abwechslung ist auch Basilikum angebracht. Mit weißen Mandelsplittern oder frischem Petersiliengrün bestreut kann er hübsch angerichtet werden. Eisen und Oxalsäure findet man konzentriert gerade im rötlichen Wurzelhals und in der Wurzel. Oxalsäure wirkt belebend auf die Bauchspeicheldrüse. Leider werden die Pflanzenteile aus Unkenntnis meist weggeworfen. – Die Zugabe von Butter oder Milch wird häufig nicht gut vertragen; Oxalsäure und Buttersäure rebellieren im Magen, während Öl, Mandeln und Sahne eine gut bekömmliche Ergänzung sind.

Spinat gekocht, durchgedreht und erneut in einer Mehlschwitze erhitzt, ist eine veraltete Form der Zubereitung und nicht zu empfehlen. Der hohe Vitamin-A-Gehalt und C-Gehalt des Spinats verträgt das nicht! Sollte unbeabsichtigterweise ein gekochter Spinatrest übrig bleiben, so kann dieser – wenn es Demeter-Spinat ist – abends oder anderntags noch unbesorgt verwendet werden, vorausgesetzt, daß er rasch abgekühlt und kalt aufbewahrt wird. Bei Demeter-Spinat, der mit mildem ausgereiftem Kompost gedüngt wurde, ist die Bildung giftiger Stickstoffverbindungen nicht zu befürchten. Deshalb kann man ihn kurz schonend, möglichst im Wasserbad, erwärmen, mit Petersilie oder Schnittlauch aufwerten, anderenfalls in einer Suppe oder in Plinsen verarbeiten. Kleinkindern, die gekochten Spinat ablehnen oder ihn nicht vertragen, kann man einen gedünsteten oder roh geriebenen Apfel, sowie Getreideschrot- oder Flockenbrei daruntermischen. Spinat wird oft zu konzentriert gegeben!

Andere sehr schmackhafte Spinatgerichte bieten eine angenehme Abwechslung in der Frühsommerzeit, die manchmal ein Überangebot an Spinat bringt. – (Demeter-Spinat schmeckt auch nicht gleich bitter, wenn er zu schießen beginnt!) – Für diese Zeit des reichen Angebots einige Anregungen:

1. *Spinatblätter in Pfannkuchenteig* ausgebacken. Teig aus Weizenfeinschrot oder Buchweizenmehl herstellen.
2. *Gedünsteter Spinat in Buchweizen-Pfannkuchen* gewickelt (Teig-Rezept ohne Ei siehe Rezeptheft).
3. *Spinat-Backlinge oder -Bratlinge* aus Flocken, Reis, Schrot oder aus gekochtem, durch den Wolf gedrehten Getreiderest mit roh hineingeschnittenem Spinat.
4. *Spinat-Soufflé*, ein Ei-Spinat-Gericht mit Schrot.
5. *Spinat-Pudding* (hierbei wird allerdings der Spinat im Teig länger erhitzt als beim einfachen Dünsten, siehe Rezept Mangold-Pudding).
6. *Spinat in Quarkblätterteig gebacken* (s. Rezept).
7. *Reisküchlein mit Spinat* (Für 3 bis 4 Personen als Hauptgericht, dazu eine Salatplatte):
   1½ Eßlöffel Nußbutter oder Öl, eine kleine Zwiebel (gehackt) und 2 bis 3 Eßlöffel Wasser einige Minuten dünsten. 200 g Demeter-Naturreis hinzufügen und kurz mitdünsten. 500 bis 550 ccm Wasser oder Gemüsebrühe heiß dazugeben, 20 Minuten kochen, salzen und 1 bis 2 Stunden in der Kochkiste ausquellen lassen. 80 bis 90 g rohen Spinat waschen und gut abgetrocknet fein hacken. 100 bis 120 g

trockenen Quark, 3 Eßlöffel = 35 g geriebenen Emmentaler Käse mit dem Spinat zusammen gründlich vermischen und mit Basilikum und Curry abschmecken. Mit gut geölten Händen Frikadellen oder Backlinge formen, im Backofen bei 250 bis 275 Grad in 20 bis 30 Minuten von beiden Seiten backen oder in der Pfanne braten. Letzteres ist schwerer verdaulich.

*Melde*, wilde oder kultivierte Gartenmelde kann ebenso verwendet werden wie Spinat und ergibt ein besonders mildes Gemüse, hat aber nicht den Eisengehalt des Spinats; man kann sie vorteilhaft mit jungen Brennesseln und Petersilie mischen.

*Brennessel-Gemüse* (vor der Blüte zu ernten) ist ein sehr wertvolles eisen- und schwefelhaltiges Gemüse: Im Verhältnis 1:1 mit jungem Giersch (Geisfuß) zusammen gekocht, rasch durchgedreht und mit vorher bereitetem Haferflockenbrei gebunden, mit Milch, Sahne oder Butter abgerundet, mit Petersilie oder gedünsteten Zwiebeln abgeschmeckt ist es sehr beliebt.

*Neuseeländer Spinat* ist wie Spinat zu verwenden. Er hat den Vorteil, daß er im Sommer nicht schießt. Er enthält keine Oxalsäure wie der Spinat.

*Mangold* ist ein Blatt- und Stielgemüse aus der Familie der Gänsefußgewächse, das in jedem Boden gedeiht, aber für verrotteten nahrhaften Kompost dankbar ist und ebenfalls nicht leicht schießt. Die Blätter sind gegenüber dem Spinat etwas derber, haben auch nicht den Eisengehalt wie der Spinat. Sie vertragen schon eher das Durchdrehen nach kurzem Kochen und werden danach gleich mit etwas glattem heißem Haferbrei gebunden. Der wärmende sämige Haferbrei mit seinem süßlichen Geschmack ist eine gute Ergänzung zu dem „kühlen" Mangold. Öl, Gewürze wie Muskat, Basilikum, Petersilie oder auch Liebstöckl sowie Salz, Milch oder Sahne runden das Gemüse ab. Manche lieben auch eine angedünstete Zwiebel, Majoran und Petersilie als Gewürz, sowie ein Stückchen Butter zum Schluß.

*Mangold-Rouladen* lassen sich aus den großen *Blättern* gut herstellen, gefüllt mit Grünkern- oder Roggenfüllung, überbacken mit geriebenem Schweizer Käse und saurer Sahne (s. Rezept).

*Mangold-Stielgemüse*. Die starken, breiten Stiele des Stielmangolds haben wenig Eigenaroma. Deshalb dünsten wir gern fein geschnittene Zwiebeln oder rote Paprikaschoten mit den geschnittenen Stielen an, fügen zuletzt klein geschnittene rote Tomaten hinzu, würzen mit etwas

Ingwer, und geben schließlich durch etwas Fenchel und Anis eine fruchtige Note. Auch Löffelkraut wäre ein Vitamin-C-haltiges, wärmendes Gewürz hierfür, der Majoran ebenfalls. Wir runden ab mit etwas Muskat, süßer Sahne, Butter, und überstreuen beim Anrichten mit dunkelgrüner Petersilie. *Mangoldstiele in Pastetenteig* in Förmchen gebacken sind eine hübsche, sättigende Beilage, garniert mit einer Tomatenscheibe und Petersiliengrün. Hierfür werden die Mangoldstiele klein geschnitten mit Zwiebeln angedünstet, dann entweder mit geriebenem Käse oder mit gemahlenen Nüssen sowie etwas geriebenem Vollkornzwieback – oder Flocken – gemischt, in die mit Teig ausgelegten Pastetenförmchen gefüllt, und mit Teig oder Tomate bedeckt gebacken.

Käse und Quark sind eine gute Eiweißergänzung zum Mangold, wie z.B. in dem Rezept „Rouladen", oder in Form eines Käsegebäcks als Beilage zu den vorher angeführten Gemüsen: siehe Rezept „Käsegebäck" (Mürbteig), „Käsehörnchen", „Reibeisenkeks", „Käselinchen" u.a., auch „Toast aus Weizenvollkornbrot mit Ananas und Käse" oder „Hirse-Pfitzauf mit Käse". Dasselbe Rezept läßt sich auch mit Roggengrütze herstellen als nahrhafte, kräftige Beilage vor allem für Jugendliche.

*Kohlgewächse*

Eine besonders reiche Auswahl an ganz anders gearteten Blattgemüsen bieten uns aus der Familie der *Kreuzblütler* die *Kohlgewächse*. Sie sind ausgesprochene Starkzehrer, darum müssen wir wieder besonders bemüht sein, sie aus Demeter-Anbau zu beziehen.

Um das Wesen dieser Nahrungspflanzen zu verstehen, wollen wir einige der bekanntesten „Familienmitglieder" betrachten, darunter einige Wildkräuter. Ihre unausrottbare Lebenskraft und Fruchtbarkeit sogar auf fast toten Böden zeigen uns Wiesenschaumkraut, Ackersenf, Hederich, Scharbockskraut, Jerichorose, Knoblauchraute, und vor allem das Hirtentäschel, das an einer einzigen Pflanze etwa 60 000 Samen erzeugen kann!

Andere fallen auf durch scharfen Geruch und Geschmack: Senf, Gartenkresse, Brunnenkresse, Löffelkraut, Meerrettich, Rettich, Radieschen. Sie sind fast alle gleichzeitig Heil- und Gewürzpflanzen.

Die eigentlichen Gemüsepflanzen sind: Blumenkohl, Rosenkohl, Rübstiel, Grünkohl (Sprossenkohl, Krauskohl), Wirsing, China- oder Spitzkohl, Weißkohl, Rotkohl, Kohlrabi, Rettich, Kohlrübe oder Steckrübe, auch Wrucke genannt.

Alle diese sehr verschiedenartigen Pflanzen haben eine ungeheure Lebenskraft, eine erstaunliche Verwandlungsfähigkeit. Sie verbinden sich mit den Erdenkräften, mit dem Wässrigen, den Salz- und Eiweißprozessen, aber sie lassen sich nicht von ihnen überwältigen – wenn nicht der Mensch durch falsche Kulturmaßnahmen sie allzutief in die Stofflichkeit zwingt! Diese lebensstarken Pflanzen ziehen aus dem Kosmos den Schwefel heran – Sulfur, sol ferro = ich trage die Sonne – sie durchdringen sich mit ihm, mit Wärme und Licht. Ihre Blätter, die durch das wässrigerdhafte Element zu runden, üppigen Formen neigen, erhalten unter diesem Einfluß gewellte, aber noch nicht ausziselierte Bildungen.

Unter Einwirkung von Licht und Wärme entstehen auch die runden, ölhaltigen Samen von Raps und Senf in verhältnismäßig rauhem Klima – Voraussetzungen, unter denen gerade die wertvollen, hochungesättigten Fettsäuren entstehen. Die Vielgestaltigkeit dieser Familie wird durch den Schwefel bewirkt, was Rudolf Steiner im landwirtschaftlichen Kurs (GA 327) etwa so ausspricht: Schwefel ist der Stoff, mit dem sich der schaffende Geist die Finger benetzt, um im Irdischen wirken zu können.

Allerdings erleben wir den Schwefel beim Kochen des Kohls von einer ganz anderen Seite, nämlich im wenig angenehmen Duft; in einigen Vertretern der Familie aber auch als scharfen, stoffwechselbelebenden Geschmack – Rettich, Meerrettich, Senf – oder als durchwärmende Kraft in den ätherischen Ölen. In lieblichen Duft verwandeln ihn die Gartenblumen Reseda, Levkoje, Goldlack.

Diese schwefligen, ätherischen Öle wirken bei Erkältungskrankheiten befreiend auf Kopf- und Atmungswege (*Senf*-Fußbäder); durch Senfwikkel werden hitzige Entzündungsherde abgeleitet. Senfpflaster auf den Kehlkopf haben schon so manche Blinddarmentzündung vor einer Vereiterung bewahrt, und Lungenentzündungen wurden schon oft durch Meerrettich-Umschläge – ohne Penicillin – geheilt. Stirn- und Kieferhöhlenkatarrhe lassen sich durch Kauen von Meerrettich – sowie Umschläge mit ihm – günstig beeinflussen.

Der *Meerrettich* unterstützt die Leber bei der Gallebildung ebenso wie Radies und Rettich.

*Löffelkraut* ist hilfreich bei der Fettverdauung. Durch seinen hohen Vitamin-C-Gehalt ist es als Mittel gegen Frühjahrsmüdigkeit geschätzt. Es hat die Fähigkeit, träge verlaufende Eiweißprozesse, die sich in Müdigkeit und Schwere zeigen, mit Hilfe der Licht- und Wärmekraft des Schwefels zu durchfeuern und in Fluß zu bringen. Welch wichtiges Gewürz im täglichen Salat, sowie für die Kräuterbutter auf dem Schulbrot – besonders für die Jugendlichen!

In den *Gemüsepflanzen dieser Familie* sind durch die Verwandlungskraft des Schwefels alle nur möglichen saftig-stofflichen Stauungen, Ausbeulungen, Aufplusterungen entstanden. So ist aus der zarten Blüte ein recht massiver *Blumenkohl* geworden, aus der Knospe ein *Rosenkohl*. Charakteristisch ist die Stengel- und Blattbildung beim *Grünkohl*, dessen vielfach gewellte Blätter ihm auch den Namen Krauskohl eingebracht haben. Weniger massiv ist dagegen der *Rübstiel*. Vielgestaltig im obengenannten Sinne sind auch die Blätter von *Chinakohl, Spitzkohl, Wirsing, Weißkohl* und schließlich dem festen eisenhaltigen *Rotkohl*. Durch Stauungen an Stengel, Wurzelhals und Wurzel sind Kohlrabi, Radies, Rettich, Meerrettich und endlich die sehr erdhafte *Steckrübe* (Bodenkohlrabe oder Wrucke) entstanden.

Rückblickend auf die Vertreter der Kreuzblütler, die wir hier betrachtet haben, können wir staunend feststellen, wie der Schwefel „Sol ferro" die Sonnen-Marskräfte von oben in den wärmenden Ölen der Samen über den zarten Duft der Blüten (Levkojen, Reseda, Goldack, Raps), durch Blatt- und Stengelregionen bis hinab in den mineralischen Bereich der Wurzel trägt. Ein stofflicher Niederschlag hiervon zeigt sich im hohen Vitamin-C-Gehalt des Grünkohls (115 mg%), Rosenkohl (68 mg%) und Merrettichs (110 mg %).

Als charakteristische Merkmale der Kreuzblütler erlebten wir ihre unverwüstliche Lebenskraft, tiefes Durchdringen irdischer Materie mit kosmischen Licht-Wärmekräften: massive Stoffansammlungen werden immer wieder wohl gerundet geformt.

Wie sieht nun die Verwendung dieser Nahrungspflanzen in der Küchenpraxis aus? Wir sind bemüht den *Kohlkopf*, Rosenkohl oder Blumenkohl in seiner Ganzheit zu belassen, dünsten ihn behutsam in möglichst wenig Wasser mit ganz wenig Öl, das den Kohl wärmend umhüllt und zart erhält. Zu starkes Feuer macht schwer verdaulich, Kochen soll den langwährenden Reifeprozeß der Pflanze fortsetzen! *Geeignete Gewürze* helfen uns, mit der Stofflichkeit – Eiweiß, Zellulose – fertig zu werden und damit Blähungen zu verhüten. Da finden wir sogleich Helfer aus der Familie der Kohlgewächse selbst: den feurigen Senf mit seinen ätherischen Ölen, dessen ganze Körner wir mitkochen, das

Rapsöl und – geeignet für Saucen – den Meerrettich, den wir aber nicht mitkochen, sondern erst ganz zuletzt zufügen und durchziehen lassen. Beim Reiben soll er sofort in Milch gerieben werden, sonst verliert er rasch mit seinen ätherischen Ölen den größten Teil seines Vitamin-C-Gehaltes. Auch viele andere Blüten- und Blattgewürze helfen, den Kohl zu „durchlichten".

Geeignete *Gewürze* für das Kochwasser des *Blumenkohls* sind: Senfkörner, die beim Kochen so weich werden, daß man sie gut mitessen kann, Blüten von Kamille und Holunder, gemahlene Fenchelkörner, etwas Salz. Um das reine Weiß des Blumenkohls zu erhalten, verwenden wir keinen Kümmel und keine Pfefferminze, und setzen dem Kochwasser vielleicht etwas Molke oder Zitronensaft zu. Den fertigen Blumenkohl übergießen wir mit Butter oder richten ihn mit einer Sauce aus Blumenkohlwasser, Weizenfeinschrot, Milch und Sahne an, die wir abschmecken mit Zitronensaft, Muskat und Butter.

Eine *Blumenkohlsuppe* aus dem Kochwasser des Blumenkohls binden wir mit Weizen- oder Gerstenfeinschrot, Milch, Sahne, und schmecken sie mit Ysop oder Estragon und mit Butter ab. Die Blumenkohlstrünke können geschält gut mitgegessen werden, ebenso die zarten Blätter, die durch ihren Gehalt an Magnesium und Vitamin C besonders wertvoll sind.

Zur Abwechslung können wir den *Blumenkohl* auch in einer Auflaufform mit Käse *überbacken,* oder ihn in Pfannkuchenteig aus Feinschrot getaucht in schwimmendem Öl ausbacken. Den Teig würzen wir mit Fenchel, Muskat oder Salbei, etwas Löffelkraut.

*Blumenkohl* ist auch *gekocht als Salat* sehr beliebt, mit Haselnüssen, einer Quark-Bioghurt-Sahnesauce, Zitrone, etwas Senf, gemahlenem Fenchel ein wenig geriebenem Ingwer oder auch Estragon, der eine herzhafte Note gibt.

*Blumenkohl roh als Salat* sollte nur in sehr kleinen Portionen gegeben werden, in kleinsten Röschen oder gerieben mit Bioghurt-Rahmsauce, Basilikum (Pfefferkraut), einer Prise Anis oder Fenchel, Nüssen, Molke oder Zitronensaft, evtl. einer Spur Honig.

*Kohlrabi* wird in Streifen oder Scheiben geschnitten in wenig Ölwasser gedünstet unter Zugabe von gemahlenem Fenchel, Senfkörnern, Dill, Holunderblüten oder Liebstöckl, auch einmal mit stoffwechseldurchwärmendem Majoran, mit Butter oder Sahne abgerundet, mit den fein gehackten zarten Kohlrabiblättern – die ebenso wie die des Blumenkohls

Magnesium- und Vitamin-C-reich sind – und mit Petersilie angerichtet. Auch Basilikum oder Muskat sind geeignete wärmende Gewürze für Kohlrabi. Zur Abwechslung kann man ihn mit Sesamsalz überstreuen. Kohlrabi schmeckt *mit Hirse-Nuß-Füllung* in einer Auflaufform gebacken sehr pikant.

*Kohlrabi – als Rohkost*-Vorspeise vor einem Blattgemüse z.B. – reiben wir mit Äpfeln und mischen mit gemahlenen Haselnüssen. Mit einer Bioghurt-Sahne-Sauce angemacht, mit etwas Thymian oder Anis gewürzt – auch Liebstöckl ist geeignet – wird er schmackhaft und erfrischend.

*Rettich* ist – ebenso zubereitet – eine besonders stoffwechselbelebende Rohkost (Leber, Galle).

Viele Sorten von *Blattkohl (Chinakohl, Wirsing, Weißkohl)* können gut als kleine *Rohkost*-Vorspeise gegeben werden in Ölsauce mit Zitrone, Apfelsaft oder Molke, oder in Bioghurt-Sahne-Sauce. Der Kohl muß sehr fein gehobelt und mürbe gestampft werden, ehe er in die Sauce kommt. Gewürzt mit Meerettich, Apfel und Basilikum ist er recht erfrischend und entschlackend.

*Wirsing* ist, solange es ihn im Herbst noch gibt, wegen seines Blattgrüns dem Weißkohl vorzuziehen. Wir dünsten ihn ebenso wie *Weißkohl* möglichst wenig zerteilt und in der geringsten Menge Ölwasser, und setzen wahlweise verschiedene Kräuter hinzu: Kümmel, Fenchel, Senf, wenig Pfefferminze, auch Melisse, Brennessel, Gundermann, Johanniskraut, Blätter der Walderdbeere und Brombeere in kleinen Mengen; an Blütendrogen: Kamille, Kastanie, Holunder, Schlehe, Hornschotenklee, Primel. Sie alle helfen, aus dem „Dickkopf" ein liebliches Gemüse zu bereiten.

Gern werden bei *Weißkohl* und *Rotkohl* auch Äpfel mitgekocht, um seine massive saftige Stofflichkeit ins Fruchtige zu heben; Säuerlich-süß zieht uns so recht in die Stoffwechselprozesse hinein. Das kann noch ein Nachtisch mit Apfelmus und Preiselbeeren, oder ein gedünsteter Apfel mit Preiselbeeren gefüllt, unterstützen.

*Kohlrouladen* mit einer pikanten Füllung aus Grünkern, Roggen, oder aus Buchweizen sind, schön geformt, appetitanregend für die Jugendlichen.

Ähnlich wirkt ein *Kohlpudding*, im Wasserbad gekocht. Das langsame Kochen in der Umhüllung ist für den Kohl recht vorteilhaft.

Wir können den Kohl auch in Quarkblätterteig hüllen. Vorher dünsten wir ihn gut gewürzt, schneiden ihn anschließend in dicke Scheiben und backen ihn im Backofen; so ist der Kohl ansehnlich und schmackhaft! Der Teig sollte ebenfalls gut gewürzt sein.

*Grünkohl,* Krauskohl, der aller Winterkälte trotzt und erst durch den Frost recht schmackhaft wird, ist besonders wertvoll durch seinen hohen Gehalt an Vitamin A und C, aber auch an Magnesium und Eisen. Seine Lichtbeziehung drückt sich darin aus. Er braucht als Ergänzung reichlich Öl, Fenchel- und Senfkörner; ist er sehr herbe, kochen wir einige Feigen mit. Den Grünkohl kann man in feine Streifen geschnitten dünsten, oder im Ganzen dünsten und dann durch den Wolf drehen, mit etwas Haferbrei und Sahne oder Milch binden. Ein wenig Muskat oder Majoran mit Basilikum ergänzen ihn gut und erleichtern die Verdauung.

Was geben wir *als Ergänzung zu Kohlgerichten?* Kräftige Jugendliche werden gern „Roggen in der Puddingform" oder Roggengrütze dazu essen. Etwas leichter bekömmlich ist Roggen- bzw. Gersten-Thermogrütze, kräftig gewürzt mit Zwiebeln, Majoran, Bohnenkraut und Basilikum.

Grundsätzlich paßt zu *einem wohlgeformten Kohl* ein formloses Getreidegericht wie Gerstenpüree, ergänzt durch „Krosse knusprige Gerstenschrot-Backlinge", ebenso Klöße aus Roggen, Hirse oder Thermogrütze.

Dagegen gehört als Ergänzung zu *einem ungeformten Kohl* – Grünkohl, Bayrisch Kraut – ein geformtes Getreidegericht: Backlinge (Frikadellen), Pfitzauf, herzhafter Pudding in der Form gekocht, Klöße, knuspriges Gebäck wie Kümmelschnitten, Käsegebäck und dergleichen.

*Rosenkohl* wird gedünstet und gewürzt mit wenig gemahlenem Anis, Fenchel, Muskatblüte, abgerundet mit Milch, süßer Sahne oder Butter. Drogen der oben angeführten Wildkräuter sind in kleinen Gaben auch eine gute Ergänzung.

*Weißkohl* oder Sauerkraut mit Äpfeln ergeben, gut gewürzt, einen delikaten Belag für Pizza.

Den am meisten erdverhafteten Vertreter dieser Familie, die *Kohlrübe, Steckrübe* oder *Wrucke,* können wir ab und zu den Jugendlichen auch geben; wir sollten ihr aber wärmende Gewürze beifügen. Um etwas von ihrer Schwere zu nehmen, schneiden wie sie in Streifen oder hobeln sie in dünne Scheiben, karamelisieren ein wenig Zucker, den wir mit einer Spur Wasser ablöschen, gießen eine kleine Menge Rapsöl zu und dünsten sie gar mit gemahlenem Kümmel, wenigen Nelken, Majoran und etwas Thymian. – Dicke Scheiben der Steckrüben können angedünstet und gewürzt in

Pfannkuchenteig oder Quarkblätterteig gebacken werden. Schmackhaft ist es auch, die Scheiben der Kohlrübe zu dünsten, zu würzen, dann in mittelfeines Schrot gedrückt (paniert) in der Pfanne zu braten. Dazu paßt eine Beilage von frischem Sauerkraut- oder Feldsalat, als Frucht-Nachtisch ein Bratapfel.

*Die Wurzelgemüse*

Neben der Vielfalt der Blattgemüse dürfen wir nicht vergessen, täglich mindestens bei einer Mahlzeit die mineralische Komponente – außer in Form von Getreidegerichten – auch als Wurzelgemüse und Wurzelrohkost zu berücksichtigen. Hier ist neben vielen anderen Mineralstoffen der Kiesel von ausschlaggebender Bedeutung. Seine Aufgabe wurde schon bei dem Getreide erwähnt, insbesondere bei Gerste und Hirse.

Die Wurzelgemüse Möhren, Sellerie, Pastinake, Petersilienwurzel stammen aus der Familie der Doldenblütler; Rote Bete gehört den Gänsefußgewächsen an; Teltower Rübchen, Mairüben und Rettich zählen zu den Kreuzblütlern, den Kohlgewächsen. An der roten Farbe und dem süßen Aroma besonders der *Möhre* und Roten Rübe können wir, wie schon früher erwähnt, wahrnehmen, wie diese Pflanzen ihre mineralstoffreiche Wurzel im dunklen Erdreich durchdrungen haben mit lichten Blüten-Fruchtprozessen. Statt zu Stärke verdichtet, finden wir die Kohlenhydrate in diesen Wurzeln teilweise in Zucker umgewandelt. Diese Tendenz wollen wir weiter unterstützen durch das Würzen beispielsweise der *Möhren* mit Fenchel- und Kümmelsamen, mit Sellerie, Petersilie, wärmendem Dill oder Thymian. Abgesehen vom Thymian gehören auch diese Gewürze zur Familie der Doldenblütler, wie auch Liebstöckel (Maggikraut), Anis, Archangelika und Giersch, der im Zusammenhang mit dem Spinat erwähnt wurde.

Charakteristisch für die Doldenblütler ist der hohle, mit Luft gefüllte Stengel, der die Blüten-, später Samendolden schirmartig, oft einer Sternenkuppel gleich trägt, von Licht und Luft durchströmt.

Betrachten wir die Blätter, angefangen bei der recht massiven Pastinake über Sellerie, Archangelika, Liebstöckel, Möhre, Petersilie, Anis, Kümmel, Fenchel bis Dill – so sehen wir zuerst breitere saftige Formen, allerdings auch schon geschlitzt, gesägt, und enden dann beim Dill mit seinen zarten, Hnadelförmigen, strahligen Blättern, ganz von Licht und

Wärme durchwoben. Die Wurzel, die bei dieser Pflanzenfamilie mehr oder weniger stark die Form einer Rübe ausgeprägt hat, enthält neben Zucker salz-würzige Schleimstoffe, wie wir es besonders bei Sellerie, Petersilien- und Liebstockwurzel, vor allem aber bei der dickfleischigen, weißen Pastinake finden.

An der Gestalt dieser Pflanzen läßt sich manches ablesen von ihrer Wirksamkeit auf den menschlichen Organismus. Lichtkräfte aus dem Kosmos greifen ordnend in den Wasserhaushalt, den Drüsenorganismus ein, ebenso werden die Luftprozesse geordnet. Die Würz- und Heilpflanzen dieser Familie haben lösende Wirkung bei Verkrampfungen, Verschleimung, Blähungen, Harnverhaltung – die Drüsentätigkeit wird angeregt – bei der stillenden Mutter kommt die Milchbildung in Fluß.

Ein leider viel zu wenig bekanntes Wurzelgemüse dieser Familie ist die *Pastinake*, deren Anbau durchaus in größerem Umfang möglich wäre. Früher wurde sie in Westfalen statt der Kartoffel angebaut und gegessen. Im Geschmack ähnelt sie Sellerie und Petersilienwurzel. Ihr fast schwammiges Fleisch wird leicht welk, daher ist eine gute Winterlagerung nötig. Die Pastinake ist geeignet als Mischgemüse im Eintopf mit Möhren, Lauch (Porree), Sellerie, Petersilienwurzel, in Gemüsesuppe, als Backlingsgrundlage, aber auch als Rohkost mit Äpfeln, Nüssen und etwas Sellerie. Während Sellerie von manchen Kindern abgelehnt wird, ist die milde Pastinake meist recht beliebt; sie läßt sich leicht zubereiten und ist gut bekömmlich. Farblich belebt man sie vorteilhaft durch Möhren und grüne Petersilie.

Die *Rote Bete* wird als Gemüse gerne ergänzt durch Äpfel, reichlich wärmendes Öl, hitzigen Meerrettich und Samengewürze wie Kümmel, Anis, Piment, Koriander und etwas Nelke.

*Mairübchen* und *Teltower Rübchen* würzen wir mit Fenchel, Anis, auch etwas Malz oder karamelisiertem Zucker.

*Die Schwarzwurzel,* die unter ihrer schwarzen Haut eine so schöne weiße, süßliche Pfahlwurzel birgt, braucht eine Auflockerung durch Fenchelsamen, Anis, Senfkörner. Sofort nach dem Putzen legen wir sie in Milch- oder Essigwasser, um das Braunwerden zu verhüten, und kochen sie ebenfalls in Milch- oder Essigwasser unter Zugabe der genannten Gewürze. Als *Salat* wird sie in einer Zitronen-Sahne-Nuß-Sauce angemacht, als *Gemüse* in einer zarten, milchigen Vollkorn-Sauce (Weizen, Gerste), abgeschmeckt mit Zitrone und Sahne. Restliches Gemüse läßt sich gut mit Vollreis in einer *Auflaufform* überbacken. Auch als *Rohkost* schmeckt sie, in der eben erwähnten Salatsauce mit Anis, Dill, evtl. Basilikum bereitet, vorzüglich. Die Schwarzwurzel zeichnet sich aus durch ihren Eisen- und erstaunlich hohen Phosphorgehalt.

Aus der Familie *der Zwiebelgewächse* wollen wir den *Lauch* oder *Poree*, als Gemüse und auch Suppengewürz, nicht unerwähnt lassen. Jugendliche und Kinder lieben ihn wegen seines mild-süßen Geschmacks, den wir durch etwas Fenchel noch unterstützen. Auch wirkt der Fenchel – wie die anderen Gewürze aus der Familie der Doldenblütler – regulierend im Stoffwechsel, besonders bei Neigung zu Blähungen. Lauch geben wir in zweierlei Form: als ganze Stangen mit Butter übergossen oder mit Käse überbacken; als Gemüse, geschnitten in einer milchigen Sauce aus Feinschrot (Weizen oder Gerste) mit Fenchel, Muskat und einigen Rosinen abgeschmeckt. In dieser Form wird er von Kindern sehr gerne gegessen. In Quarkblätterteig gehüllt gebacken bildet er – wie auch Sellerie und Äpfel im Teig – eine knusprige Beilage. Auf Pizzateig (Quarkblätterteig) mit Käse-Sahne-Guß wird er zum Festessen! Der Lauch stärkt unsere Widerstandskraft im Winter durch seinen Gehalt an Vitamin A und C, Phosphor und Eisen.

Zu dieser Familie gehören auch *Zwiebel* und *Knoblauch,* beides stoffwechselanregende, ziemlich derbe Gewürze. In der üblichen Weise gebraten sind sie recht schwer verdaulich, gedünstet dagegen besser verträglich. Gern reibt man roh eine Spur Knoblauch oder Zwiebel an Salate, Saucen, Suppen, Bratlinge usw. Um die unverdaulichen Häute zurückzulassen, kann man sie durch eine kleine Knoblauchpresse quetschen. *Zwiebeln,* im Ganzen gedünstet mit Kümmel, Majoran, Basilikum gewürzt und in Sahne-Sauce angerichtet, ergeben ein pikantes *Gemüse,* das besonders Jugendlichen zusagt. Es ist eine gute Beilage zu Rote-Bete-Gemüse.

Der *Knollenfenchel,* als Doldenblütler eigentlich in die Nähe der Möhre gehörend, für kleine Kinder und schwache Konstitution ein ideales zartes Gemüse, ist, gedünstet mit Butter, angerichtet mit einer milchigen Getreide-Nuß-Sahne-Sauce und mit dem Grün der eigenen Blätter bestreut, ein leicht verdauliches Gemüse von mildem Aroma. Als Gewürz nehmen wir Fenchelsamen. Für die Großen kann man ihn gedünstet in der Auflaufform mit Käse überbacken. Die Stengel und Schalen ergeben, mit etwas Muskatblüte gewürzt, eine feine Suppe.

*Topinambur* aus der Familie der Korbblütler, eine Verwandte der Sonnenblume, hat nicht nur für Diabetiker eine Bedeutung. Sie ist durch ihre milde Süße in Form von Rohkost wie auch gekocht als Gemüse oder Salat bei Kindern recht beliebt.

Die Familie der Leguminosen, der Hülsenfrüchte, Schmetterlingsblütler, liefert uns im Sommer grüne *Bohnen* und zarte *Erbsen*. Darunter auch die *Zuckerschoten*, von denen man die ganze Hülse essen kann, da sie keine harte Innenhaut haben. Wie ihr Name sagt, sind sie zuckersüß. Gedünstet, mit gemahlenem Fenchel, Petersilie oder Dill bestreut, mit Butter abgerundet, ergeben sie ein zartes, leicht verträgliches Gemüse.

Die *grünen Bohnen* mit ihren falterähnlichen Blüten halten ihre Frucht im grünen Blattbereich zurück. Wir genießen sie vorwiegend im noch saftigen, unausgereiften Zustand. Sie sammeln in Gemeinschaft mit Bakterien Stickstoff aus der Luft in ihrer Wurzelregion und bilden dann auf der Grundlage dieses – durch tierische Kleinlebewesen gewonnenen – Luft-Stickstoffs reichlich Eiweiß aus, das an die menschliche Verdauungsorganisation einige Anforderungen stellt. Wir ergänzen Bohnen deshalb gern mit Birnen und Kräutern wie Bohnenkraut, Dill, Basilikum, Löffelkraut, Petersilie, evtl. auch etwas Majoran. *Bohnen, welche die milchsaure Gärung* durchgemacht haben, erleichtern uns die Verdauungstätigkeit sehr. Auch eine säuerliche Sauce (Molke, saure Sahne) kommt uns in dieser Hinsicht entgegen. Daher reichen wir vor einem Bohnengemüse auch gern eine Sauerampfer- oder Buttermilch-Suppe. Ein belebender Nachtisch wäre ein Rhabarberkompott, ein Preiselbeergetränk (Oxalsäure, Gerbsäure). Wie alle grünen Blätter enthalten die grünen Hülsen der Bohnen das wertvolle Magnesium. Wichtige Magnesiumspender sind dann auch die *getrockneten Bohnen, Erbsen und Linsen*. Beachtlich ist ihr Gehalt an Phosphor, Eisen und Eiweiß. So sind sie im Winter besonders für Jugendliche ein wichtiges Gemüse, gern auch als dicke Suppe oder als Backlinge verarbeitet. Äpfel oder Backpflaumen sowie Gewürze aus der Familie der Dolden- und Lippenblütler, auch Senf, helfen, ihr etwas schweres Eiweiß zu verdauen, ebenso die Säure von Zitrone, Apfelessig oder Molke, Sauerampfer, Rhabarber, Preisel- und Heidelbeeren (Oxalsäure).

*Gurkengewächse:* Zucchetti, Gurken, Kürbis, Melonen, schenken uns in unreifem und reifem Zustand wässrig-saftige Früchte, die während ihrer Wachstumsperiode auch viel Wärme aufgenommen haben. Sie sind besonders „leber-freundlich". Die Leber, das wärmste Organ, die größte Verdauungsdrüse, hate ihre besondere Aufgabe im Flüssigkeitsorganismus des Menschen. *Roh* genießen wir die *Gurke* als *Salat* mit Öl oder Sahne-

Sauce und Gewürzen angemacht, wahlweise Dill, Estragon, Ysop, Boretsch, Zitronenmelisse, evtl. Petersilie. Als Rohkost können wir auch den *Kürbis* verwenden mit Äpfeln, gewürzt mit Ingwer, Anis, Fenchel oder im Müsli mit Äpfeln, Zitrone, Rosinen und Aprikosen und geschlagener Sahne. *Gedünstet* ergeben sowohl die *Gurken* als auch der *Kürbis* ein sehr pikantes *Gemüse*. Als solches kann man auch „*Gebackene* Kürbisscheiben", kräftig gewürzt, in Feinschrot paniert, bezeichnen. Aus den Schalen und dem Inneren des Kürbis läßt sich eine gute Suppe zubereiten, „mild und voll" oder „herzhaft pikant".

Ähnlich leicht und mild ist eine „*Gurkensuppe*", pikant dagegen das Gericht „*Geschmorte* Gurken mit *Getreidefüllung* (Grünkern)".

Für den Winter, wo die Auswahl an leichten Gemüsen meist sehr gering ist, können wir *Senfgurken* einlegen oder aus dem Reformhaus beziehen. In einer Dill-Sauce aus Vollkornschrot, Wasser, Milch und getrockneten Dillspitzen sind sie ein bekömmliches Gemüse. – *Gewürzgurken* lassen sich in Getreidesalaten, in Füllungen verwenden; als Brotbelag sind sie oft schon bei den Kleinen sehr beliebt. – Den milchsauer eingelegten *Kürbis* sollten wir als Beilage auch nicht vergessen. *Zucchetti* verarbeitet man wie Gurken: als Gemüse oder als Pizzabelag; als Salat sind sie allerdings ungeeignet.

Alle diese wäßrigen Gemüse haben nur wenig Eigenaroma, sie belasten nicht, wirken angenehm erfrischend. Zucchetti und Kürbis sind nahezu fade; man könnte sie als die „Phlegmatiker" unter den Gemüsen bezeichnen. Durch Zugabe von hitzigen Gewürzen wie Ingwer, Paprika, Dill, Majoran, Basilikum, Zwiebel, Piment und Nelke bekommen sie erst eine pikante Note.

*Melonen*, die ebenfalls viel Wärme für ihr Wachstum gebrauchen, ergeben einen sehr saftigen erfrischenden Nachtisch und eignen sich fürs Abendbrot im Sommer; auch sie sind besonders heilsam für die Leber.

Aus der Familie der *Nachtschattengewächse* haben wir nur wenige Nahrungspflanzen: Tomate, Paprika, Aubergine, Kartoffel; dafür aber entstammen ihr die meisten Giftpflanzen, darunter auch viele Arzneipflanzen. Erst in der Neuzeit, etwa seit dem 17./18. Jahrhundert haben sich diese Nahrungspflanzen – von Amerika kommend – bei uns in Europa eingebürgert.

Für die *Tomate* ist charakteristisch eine gewisse ungeformte, treibende Substanzbildung. Ihr üppig wucherndes Kraut bedarf einer Stütze; gleichsam eigenbrödlerisch und egoistisch gedeiht sie am besten auf ihrem eigenen Mist, auf grobem, unreifem Kompost oder auf unverrottetem Mist. Der unangenehm riechende Saft der gedunsenen Stengel bewirkt bei leichten Hautverletzungen an den Fingern häufig Eiterung. Die niedrig wachsende buschige *Feldtomate*, die sich ohne Pfahl halten kann, kleine glattrunde süße Früchte trägt – gegenüber den großen, oft grob gewellten aromaarmen Sorten mit dem qualligen Fruchtfleisch – hat das Massige, das Stoffprinzip, bis zu einem gewissen Grade überwunden. So verlockend die rotleuchtende Tomate erscheint, sollten wir doch mit ihrer Verwendung in der Küche zurückhaltend sein, besonders da, wo ein Organismus nicht harmonisch von Formkräften beherrscht ist. Besonders sollten wir sie nur in der Jahreszeit verwenden, in der sie bei uns natürlich reift. Durch ihren hohen Gehalt an Provitamin A (Carotin) und C, durch ihre saftige Frische und leuchtende Farbe ist sie allerdings sehr beliebt. Sie eignet sich als *Brotbelag* oder als *Salat* mit wahlweise Dill oder Petersilie, Basilikum, Estragon, Eberraute, Ysop, Zwiebel, auf *Pizza* (aus Vollkorn-Mürbeteig oder Quarkblätterteig), sowie als farbliche Ergänzung und Vitaminanreicherung im Gurken- und Kürbisgemüse, oder auch als *Sauce* und *Suppe* bereichert sie unseren Speisezettel. Wir sollten sie jedoch mit Maßen genießen.

Die *Aubergine*, die fleischige lila Frucht, die man meist mit Schale verwenden kann, erinnert im Geschmack an weiches, fast fades Kalbfleisch. Deshalb muß man sie gut würzen, „durchlichten" z. B. mit Dill, Petersilie, Majoran oder herzhafter Zwiebel, Tomate, Paprika, Curry, wenn man sie als Gemüse dünstet. Weiter kann man sie in große Scheiben schneiden, mit Majoran oder Curry kräftig würzen, in Gerstenfeinschrot panieren und in Öl wie Schnitzel braten. So vorbereitet kann die Aubergine mit Tomaten zusammen schuppenförmig geschichtet in einer Auflaufform mit saurer Sahne und geriebenem Käse überbacken oder auch als ganze Frucht mit einer würzigen Getreide- oder Hirse-Nuß-Füllung in der Auflaufform gebacken werden. So vielfältig läßt sie sich zubereiten – aber auch bei diesen Nachtschattengewächsen gilt es, Maß zu halten!

Der *Paprika* mit seiner aufgeblasenen leuchtend roten oder gelben Frucht, einem hohen Gehalt an Vitamin A und C, bringt, aus der südlichen Zone kommend, stoffwechselbefeuernde Kräfte mit. Die grüne, nicht voll ausgereifte Paprikafrucht wird häufig schwer vertragen (Aufstoßen), obwohl sie auch schon recht vitaminreich ist; man sollte die reife Frucht verlangen. Als Gewürz in Backlingen, im Kürbisgemüse, auf der Pizza oder mit einer Getreidefüllung in der Auflaufform gebacken oder auch milchsauer eingelegt, findet sie mancherlei Verwendung in unserem Speiseplan. – Der feurig scharfe *Cayenne* hat die aufgeblasene Frucht zur schmalen, fast dürren saftlosen Hülle zusammengezogen, die nur sparsamst als pikantes Gewürz verwendet werden darf in Salaten, Aufläufen, Backlingen oder im Quarkaufstrich.

Die *Kartoffel* zeigt in zunehmendem Maße Degenerationserscheinungen, teilweise bedingt durch die heute üblichen „Kulturmaßnahmen". Auch ist man geneigt, sie nicht mehr in dem Umfang wie bisher als zeit- und zukunftsgemäßes Nahrungsmittel anzusehen, nachdem Dr. Steiner, wie bereits ausgeführt, ihre Wirkung auf das menschliche Bewußtsein hervorgehoben hat. Soweit man sie zur menschlichen Ernährung verwendet, möchte man von Wärme, Licht und Luft durchströmte Gewürze hinzufügen: Kümmel, Dill, Petersilie, Basilikum, Majoran; man sollte sie durch Meerrettich, ein andermal durch Äpfel ergänzen (siehe das Gericht „Himmel und Erde"). Ihr Sättigungswert ist von kurzer Dauer, daher bedarf sie unbedingt der Ergänzung durch Eiweiß, wie beispielsweise Quark – während beim Getreide nicht unbedingt oder nur in geringer Menge eine Eiweißzugabe erforderlich ist; außerdem braucht sie eine Zugabe von Öl.

## *Die Frischkost*

Zu Beginn der Mittagsmahlzeit geben wir gern ein Täßchen *Gemüsebrühe* (wie S. 182 als Abkochung der sogenannten Abfälle beschrieben, mit Suppenklößchen darin) oder eine leichte aromatische Suppe, um den Gesamtorganismus an der Nahrungsaufnahme oder -verarbeitung zu interessieren, ihn zu durchwärmen, ohne in aber zu belasten. Die leichte Suppe stört nicht die von Kollath beschriebene günstige Wirkung der Rohkost zu Beginn der Mahlzeit.

Dann folgt der *Salat bzw. die Rohkost*, die, wenn wir sie sorgfältig zubereiten, noch alle Fermente und Vitamine enthält, die Tätigkeit der inneren Drüsen, Schleimhäute, Blutgefäße anregt, die Zellatmung unterstützt, die Widerstandskraft des Organismus stärkt. Kleine appetitliche Portionen genügen.

Wenn irgend möglich, sollte man täglich ein wenig grüne Blätter roh genießen. Wo keinerlei Salat zu haben ist, kann man *Keimsprosse* von Getreide aus dem Biosnaky (Keimgerät; im Reformhaus erhältlich), *Senf*,

*Kresse, Petersilie, Schnittlauch* aus dem Blumentopf, notfalls getrocknete *Brennessel* und *Kräuter* genießen. Ein wenig roher feingehackter *Grünkohl, Rosenkohl* bietet sich auch an als Chlorophyllspender. Im zeitigen Frühjahr gibt es dann die ersten *Wildkräuter als Salat:* Scharbockskraut mit hohem Vitamin-C-Gehalt, das durch seine Heilkraft gegen Skorbut bekannt ist, Brennessel, Löwenzahn, Giersch, Sauerampfer, Schafgarbe, Gänseblümchen und vieles mehr. In einer Quark-Leinöl- oder Quark-Bioghurt-*Sauce* sind kleine Gaben dieser Wildkräuter oder auch der feingehackte rohe Grünkohl eine wohltuende Anregung. Die *Brunnenkresse* gedeiht in fließendem Wasser und schenkt uns im zeitigen Frühjahr von ihrer erstaunlichen Lebenskraft.

Die *Garten-Salate* aus der Familie der Lattichgewächse können uns mit etwas Winterschutz das ganze Jahr zur Verfügung stehen. Zuerst im Frühjahr der überwinterte *Feldsalat*, Rapunzel, mit seinem hohen Vitamin-C-Gehalt, als bester Eisenspender – er übertrifft damit den Spinat um das 7fache! Gleichzeitig haben wir meist noch vom Vorjahr frisch angetrieben den *Chicorée*, der in Demeter-Qualität nur ganz milde Bitterstoffe enthält, die auf die Leber und den Gesamtstoffwechsel so anregend wirken; wir sollten sie bei der Zubereitung keinesfalls mit warmem Wasser auslaugen! Nur wenn uns keine Demeter-Qualität zur Verfügung steht, müssen wir vielleicht den Strunk ausstechen. Aber wir können auch versuchen, mit unserer „Küchenkunst" eine ausgleichende *Sauce* zu bereiten: saure oder geschlagene süße Sahne mit etwas Zitrone, Honig, 1 Prise Anis, Zitronenmelisse, Dillspitzen oder Schnittlauch, dazwischen wahlweise: in Zitronensaft geschnitzelte Äpfel, geriebene Möhre, Orange nat., einige grob gemahlene Mandeln oder Nüsse, bzw. Nußmus. – Ein andermal kann man sie herzhaft würzen mit wenig Zwiebel, einer Spur zerdrücktem Knoblauch oder gutem Senf ohne Konservierungsmittel. Zwiebel und Knoblauch sind leichter bekömmlich, wenn man sie fein geschnitten durch eine kleine Knoblauchpresse (Mini-Kartoffelquetsche) drückt, wobei die unverdaulichen Häute zurückbleiben.

Eine Quark-Öl-Sauce wäre für *Chicorée* auch geeignet. Für zarte Blätter ist sie aber etwas schwer, es sei denn, man richtet sie nur auf, nicht in der Sauce an. Dagegen kämen in Frage: Zitronen-Öl-Sauce oder Sauerkrautsaft-Öl-Sauce, mit Salatkräutern, notfalls mit Kräutersalz gewürzt.

In der Reihe der Salate folgt jahreszeitlich die *Gartenkresse* aus dem Frühbeet oder dem Blumenkasten am Fenster. Sie ist so zart, daß man sie sehr behutsam kalt wäscht, die anhaftenden Samen abschwemmt und mit feinem Sieb wegfischt, sie gut abtropfen läßt, unangemacht anrichtet oder nur durch etwas Zitronen-Apfelsaft oder Zitronen-Honigwasser zieht, damit sie nicht zusammenfällt durch eine fettige Sauce.

Es folgen *Kopfsalat*, evtl. *Melde, Komfrey (Beinwell)*, später *Sommerendivien, Zuckerhut, früher Kohl* als fein gehobelter Salat in *Ölsauce* mit Senf oder Löffelkraut, mit Majoran oder etwas Kümmel, gemahlenem Fenchel und Anis. Gleichzeitig liefert uns der *Spinat* auch einen feinen Salat, den wir in Sahnesauce bereiten. Es folgt die *Winterendivie* mit beachtlichem Vitamin-C-Gehalt, die wir nicht wässern, sondern direkt in die vorher bereitete Sauce schneiden. Für alle Salate gilt: nach dem Waschen gut abtropfen lassen, im Sieb auf Tüchern oder im Tuch schleudern, um nicht die Sauce zu verwässern. *Feldsalat*, auch *Rapunzel* oder Nüßchen genannt, beschließt mit *Chicorée* den Jahreskreis. Für Feldsalat ist eine *Öl-Zitronen-Sauce* mit etwas Apfelsaft gesüßt, mit Nußmus angereichert, bei den Kleinen sehr beliebt; Größere lieben ihn im allgemeinen mehr mit Schnittlauch, etwas Zwiebel oder Knoblauch und Senf.

Eine reiche Auswahl von *Salatkräutern* kann der Besitzer eines Gartens oder Balkonkastens frisch zur Verfügung haben; andere können im Abonnement biologisch angebaute Frischkräuter oder getrocknete Kräuter beziehen. *Salatkräuter* sind: Zitronenmelisse, Pimpernell, Boretsch, Estragon, Ysop, Dill, Schnittlauch, Löffelkraut, Eberraute, Basilikum oder Pfefferkraut, Anis, Fenchel, Salbei, Majoran, Petersilie, Senf – letztere etwas derbere Gewürze. Eine Anleitung, welche Gewürze zu welchem Salat passen, ist in unserem Rezeptheft zu finden.

Einem gesunden Instinkt folgend, werden alle Salate und alle Rohkost mit Öl oder fetthaltigen Milchprodukten angemacht, da unser Organismus nur mit Hilfe des Fettes das Provitamin A verwerten kann (Wärme-Licht-Prozeß). *Zum Säuern* haben wir außer Zitrone sauersüßen Apfelsaft, Molke, Bioghurt, Dickmilch, Buttermilch, saure Sahne, Sauerkrautsaft und Demeter-Apfelessig; *zum Süßen*: Apfelsaft, Sucanat, Mandeln, Nüsse oder Nußmus und Honig; *zum Würzen*: die genannten Kräuter, Kräutersalz, auch Senf, Meerrettich, Zwiebel, Knoblauch – möglichst frisch, notfalls als Pulver.

Sehr zu empfehlen sind *Salate aus milchsauren Gemüsen*. Darunter versteht man Gemüse, welche die sogenannte „milchsaure Gärung" durchgemacht haben, eine naturgemäße Art der Konservierung, wodurch das Gemüse einen hohen gesundheitlichen Wert erhält und in Steintöpfen besonderer Art oder in Schraubgläsern ohne Erhitzungsprozeß und ohne Konservierungsmittel für Monate haltbar gemacht wird. Man kann es nach genauen Rezeptangaben selbst herstellen. Es wirkt anregend auf die Zellatmung, reinigend auf den Stoffwechsel, unterstützt die Abwehrkräfte und hilft bei Schäden durch Antibiotika die Darmflora wieder zu regenerieren. Das bekannteste milchsaure Gemüse ist das Sauerkraut, außerdem gibt es noch Bohnen, Gurken, Gemüse-Allerlei, Zwiebeln, Rote Bete. Sie alle kann man, so wie sie aus dem Steintopf kommen, mit Kräutern nachwürzen – Bohnen auch einmal mit saurer oder milder süßer Sahne. – Für festliche Gelegenheiten können wir „Getreidesalate" in vielen Variatonen mit milchsaurem Gemüse herstellen, in fröhlicher Farbensymphonie mit verschiedenen pikant abgeschmeckten Saucen. Als Getreide eignen sich dafür vor allem die feinkörnigen, weichen Arten: Hafer, Grünkern, Reis, Hirse und Mais in der Milchreife. – Die vielbeschäftigte Hausfrau wird es begrüßen, daß man solche Salate *vor*bereiten kann. Im Sommer lassen sich Getreidesalate auch als sättigendes Mittagessen zum Ausflug mitnehmen. Dazu schmecken Vollkornbrötchen, Flachbrot, Kümmel- und Sesamschnitten oder Knäckebrot.

*Wurzel-Rohkost,* die besonders das Nerven-Sinnes-System und die Hautfunktion unterstützt, geben wir gern in Verbindung mit Nüssen. Besonders geschätzt ist die Möhre mit ihrem hohen Kiesel- und Provitamin-A-Gehalt (Augen!).

Jede Wurzelrohkost erfährt eine gute Ergänzung durch das Fruchtelement des Apfels, sowie durch Öl oder Sahne. Zusammenstellung: Möhre-Apfel-Nuß, Rettich-Apfel-Nuß, Rote Bete-Apfel-Nuß, Sellerie-Apfel-Nuß, Pastinake-Apfel-Nuß, Möhre-Sellerie-Petersilwurzel-Apfel-Nuß, Schwarzwurzel-Nuß.

# Obst

Aus der Sicht der Hausfrau – nicht des Botanikers – bezeichnen wir als Obst folgende Gruppen von Früchten:
1. *Beerenobst:* Erdbeeren, schwarze und rote Johannisbeeren, Stachelbeeren, Weintrauben, Garten-Heidelbeeren, Himbeeren, Brombeeren
2. *Kernobst:* Äpfel, Birnen, Quitten

3. *Steinobst:* Kirschen, Mirabellen, Pflaumen, Zwetschgen, Pfirsiche, Aprikosen, Reineclauden
4. *Rankgewächse:* Melonen
5. *Wildfrüchte:* Heidelbeeren, Preiselbeeren, Moosbeeren, Himbeeren, Brombeeren, Hagebutten, Schlehen, Ebereschen, Sanddorn, Holunder
6. *Südfrüchte:* Weintrauben, Zitrusfrüchte wie Zitronen, Orangen, Mandarinen, Pampelmusen; Bananen, Feigen, Datteln

Im *Handel* wird das Obst nach Preisklassen sortiert. Diese Unterscheidung hat mit echter *Qualität* nichts zu tun. Leider lassen sich viele Hausfrauen täuschen und meinen, sie hätten mit einer teureren Ware eine hochwertigere Qualität. Der Wertmaßstab bezieht sich jedoch nur auf Aussehen und Größe. Bei den heutigen Züchtungen wird auf Höchsterträge und Großfrüchtigkeit das meiste Gewicht gelegt. Diese Tendenz geht auf Kosten lebenswichtiger Inhaltsstoffe. Zum Beispiel werden ertragreiche Erdbeersorten mit „guten Arbeitseigenschaften" auf den Markt gebracht, das heißt: sie lassen sich gut pflücken, sind aber in geschmacklicher Hinsicht wertlos. Man züchtet also im Hinblick auf den Vorteil des Erzeugers und führt den Verbraucher hinters Licht. – Und dann die chemischen Spritzungen gegen Schädlinge und Pilzbefall! Manche Hausfrauen geben sich dem kindlichen Glauben hin, durch gründliches warmes Waschen der Früchte die Rückstände der chemischen Mittel beseitigen zu können. Das gelingt nur zu einem geringen Teil. So ist es wiederum dringend erforderlich, nach Demeter-Obst Ausschau zu halten.

Allerdings ist die Transportfrage von Demeter-Obst noch nicht an allen Orten zur Zufriedenheit gelöst. Äpfel sind noch am leichtesten zu transportieren, während das Beerenobst nur kurze Wegstrecken übersteht und gegen Wärme und Feuchtigkeit äußerst empfindlich ist. Vielleicht ist es in vielen Fällen möglich, wenigstens biologisch angebautes *Beerenobst* evtl. aus einem Hausgarten zu erwerben. Es sollte sogleich verlesen, kurz kalt gewaschen und je nach dem Säuregrad mit gelöstem Honig gemischt und zugedeckt bei 4–10 Grad kühlgestellt werden. So hält es sich gut einige Tage und steht einem beispielsweise für das morgendliche Müsli zur Verfügung.

*Beim Zurichten* aller Obstsorten gilt ähnliches wie beim Gemüse: nicht vom Wasser auslaugen lassen, besonders die Beeren; Kernobst und Trauben nur dann warm waschen, wenn sie nicht biologisch angebaut wurden oder durch Transport verschmutzt sind, ansonsten sollte man den Fettfilm schonen. Schalen und Kernhaus von Demeter-Obst möglichst mitessen (Jodgehalt); wir schälen nur, wenn die Schale zu hart ist. Äpfel und Birnen legt man dann sogleich in leicht verdünnten Zitronensaft oder Molke, um das Braunwerden durch Einwirken des Luftsauerstoffs zu verhüten. Schalen und Kernhaus werden mit Gewürzen ausgekocht und dann als Tee oder für Saucen zu Obstauflauf verwendet.

*Das Lagern* von Kernobst geschieht am besten in einem Keller – ohne Heizungsrohre, ohne Zementboden – bei einer gewissen Luftfeuchtigkeit und Temperatur von +3 bis +4 Grad. Auf dem Hausboden, auf überdachtem Balkon, kann man Äpfel in Heu, Häcksel, oder zwischen Holzwolle in Kisten verpackt bis −3 bis −5 Grad Außentemperatur halten, wenn man sie notfalls nachts noch zudeckt.

*Das Konservieren* des Obstes kann in diesem Rahmen nur kurz angedeutet werden; ausführlicher ist es im Ernährungs-Rundbrief Nr. 19 behandelt worden. Wir empfehlen die Wärmeverfahren, besonders das Dörren, das eine Fortführung des Reifeprozesses darstellt. Dörrobst ist besonders wertvoll. Aber auch ein sorgfältiges Sterilisieren unter genauer Beachtung der Temperatur- und Zeitangaben ist zu empfehlen, aber ohne Zucker, gesüßt nur mit einigen sehr süßen Südfrüchten wie Datteln und Feigen; oder wir süßen erst kurz vor dem Gebrauch mit Honig, Malz, Sirup oder Birnen-Dicksaft.

Statt Gelee und Konfitüre kann man *Fruchtmark* in Weckgläsern sterilisieren und zum Verzehr mit Feigenmark und dergleichen süßen. Manche Beeren lassen sich auch trocknen und später verwenden wie Dörrobst: zum Müsli, als Kompott oder im Auflauf. Preiselbeeren halten sich dank ihres Gehaltes an Gerbsäure ganz ohne Zucker in kaltem Wasser, fest verschlossen in Flaschen oder Schraubgläsern. Schlehen, nach dem ersten Frost geerntet, ergeben einen köstlichen Saft.

*Südfrüchte* sind meist durch den Demeter-Wirtschaftsbund bzw. das Reformhaus in biologischer oder Demeter-Qualität zu erhalten. Bananen werden leider unreif geerntet und künstlich nachgereift. Auch nehmen sie in den Plantagen starke Kunstdüngerlösungen auf, wodurch selbst die ausgereifte Trockenbanane jetzt fragwürdig wird.

Im Zusammenhang mit dem Obst sollen die *ölhaltigen Früchte*, Nüsse, Mandeln, Cashewkerne, Paranüsse, Oliven, erwähnt werden, sowie Sesamsamen, Sonnenblumenkerne, Leinsamen, Mohn, Kürbiskerne. Sie bedeuten eine wichtige Ergänzung zu vegetarischer Getreidekost. Auch sie verlangen eine kühle und luftige Lagerung, besonders sobald sie geschält sind, da sie sonst ranzig werden. Gemahlen sollte man sie sofort verbrauchen, damit sie dem Luftsauerstoff nicht länger ausgesetzt sind.

## Milch und Milchprodukte

Diese wertvollen Nahrungsmittel wurden bereits im vorigen Kapitel auch im Hinblick auf die Küchenpraxis dargestellt. Wir können uns daher auf einige Besonderheiten beschränken: Die Herstellung der *„Schwedischen Langmilch"* soll hier noch angeführt werden, weil sie so oft selbst von Milchallergikern vertragen wird. Bei Magen- und Rachenkatarrhen ist sie heilsam, und nach Angabe von Dr. M. Schmidt-Burbach auch ein geeignetes Vorbeuge- und Heilmittel gegen Schäden, die durch Einnehmen von Antibiotika verursacht wurden.

Eine *Kultur der Schwedischen Langmilch* (in manchen Reformhäusern und in Apotheken erhältlich) wird in ein Steingutgefäß gegeben und mit der zwei- bis vierfachen Menge frisch gemolkener oder im Wasserbad auf *35 Grad* erwärmter Milch aufgefüllt, mit einer Gabel leicht durchgerührt. Das Gefäß wird bei *18–20 Grad*, jedoch *nicht über 22 Grad*, da sonst die Keime zerstört werden, aufgestellt und locker, also nicht luftdicht, abgedeckt. *Nach 12–24 Stunden*, je nach Temperatur und Wetter, ist die Langmilch zum Gebrauch fertig. Vom oberen Teil, wo die sauerstoffhungrigen Langmilchmikroben sitzen, wird die neue Kultur weggenommen und wieder in einem neuen Topf mit Milch angesetzt. Die zum Verbrauch bestimmte Milch kann mit einem Schneebesen, evtl. mit Obst „kurzgeschlagen" werden. Übrige Langmilch wird kühl gestellt. Die „Tætmjölk" verträgt die verschiedensten Zusätze und gestattet auf diese Weise mannigfache Geschmacksabwandlungen. Aus ihr können mit Lab auch Quark, Weich-, Schnitt- und Hartkäsesorten hergestellt werden.

Auch *Quark* können wir selbst herstellen, indem wir die gesäuerte Milch weiter warm stellen bei ca. 28–30 Grad, sodaß das Eiweiß sich von der Molke trennt. Stellen wir die Milch *zu* warm – was im Wasserbad nicht so leicht passiert – so wird das Eiweiß körnig und trocken, läßt sich aber noch mit Öl und Kräutern verrührt als Brotaufstrich verwenden. Es ist aber weniger leicht verdaulich. Das gedickte Eiweiß lassen wir auf einem Emaille-Durchschlag oder einem Tuch im Drahtsieb abtropfen. Wollen wir den Quark recht trocken haben, beschweren wir ihn und pressen ihn gewissermaßen aus. Die Molke, die viel Mineralstoffe enthält, verwenden wir entweder als Getränk mit ca. ¼ Obstsaft vermischt, evtl. mit etwas Birnendicksaft oder Honig gesüßt, oder wir fügen sie einer Buttermilchsuppe bei. Auch für Sauerampfersuppe, Rote-Bete-Gemüse, säuerliche Saucen und zum Säuern von Bohnen für Bohnensalat eignet sie sich gut.

Wer *Quark* und Molke nicht sauer haben möchte, kann das Milcheiweiß durch Zusatz von Labessenz (in der Apotheke erhältlich) ausfällen, d.h. zum Stocken bringen: 2 l Milch auf 25 Grad erwärmen, 6–8 Tropfen Lab in etwas Wasser verdünnt zugeben, verrühren, und zugedeckt bei 22 Grad stehen lassen. Innerhalb von ½ bis 5 Stunden ist die Milch gestockt. Wir können die Molke durch ein Sieb mit einem Tuch abtropfen lassen. Von 2 l Milch erhält man etwa 250–300 g Quark.

Aus Quark, der gut ausgepreßt ist, kann man als Brotaufstrich selbst sehr schmackhaften *Kochkäse* herstellen: 500 g Quark und ca. 1 gestrichener Teelöffel doppelkohlensaures Natron – beides vermischt einige Tage an der Luft (mit Fliegenschutz!) stehen lassen, bis der Quark glasig ist. Mit etwas Milch, Butter, Salz, Kümmel unter Rühren langsam kochen, abschmecken und in eine mit kaltem Wasser ausgespülte Schüssel geben, erkalten und erstarren lassen, kühl und trocken aufbewahren.

Auf die Verwendung von Quark zu Nachtischgerichten, pikanten Saucen, Gebäck, Aufläufen, Backlingen, Kuchen usw. kann hier nicht weiter eingegangen werden. Viele Rezepte für süße und würzig-salzige Gerichte sind zu finden in unserem Rezeptheft und dem Kochbuch.

## Das Fett in der Küchenpraxis

Fette sind leicht verderblich. Unter Einwirkung von Sauerstoff, Licht, Bakterien und Schimmel entstehen Zersetzungen, die nicht nur den Geschmack nachteilig verändern, sondern auch gesundheitsschädlich sind. Alle Fette sollen daher kühl, dunkel, unter Luftabschluß und unter Vermeidung direkter Berührung mit Metall aufbewahrt werden.

Beim *Einkauf* von Streichfetten ist das Haltbarkeitsdatum zu beachten. Die Aufbewahrung geschieht im Keller, Kühlschrank oder falls ein solcher fehlt, unter Zuhilfenahme der Verdunstungskühle im irdenen Topf, schwimmend in öfter erneuertem Wasser, bedeckt mit einem nassen Tuch.

Bei der Wahl der Fette achten wir auf gute Qualität (s. S. 170). Wir können aber auch das Fett im natürlichen Zusammenhang belassen und die Samen frisch gemahlen verwenden. Die kleine Leinsamen-Mohn-Mühle tut hier gute Dienste. Wir verwenden in dieser Weise: Leinsamen, Sesam, Sonnenblumenkerne, Kürbiskerne, Bucheckern, Nüsse und Mandeln und streuen sie zum Beispiel über Müsli, Dickmilch und Flocken; sowohl über süße als auch würzige Getreidegerichte. Warum soll man eigentlich die winzigen Mengen des kostbaren Weizenkeimöls erst herausgelöst, mit anderem Öl gestreckt, aus der Flasche genießen, wenn man es doch im vollen Korn in bester natürlicher Konserve haben kann? – Und noch dazu viel billiger!

In Butter, Nußmus, Mandelmus, Sesampaste, Nuß- und Mandelfetten stehen uns die Streichfette zur Verfügung, die bei der Verarbeitung wohl am wenigsten verändert worden sind; sie erlitten keinen Kälteschock, keine Härtung, keinen Austausch der Fettsäurereste usw. So manche Mutter wird hier einwenden: wer kann sich diese teuren Streichfette leisten? Ob wir hier nicht auch in mancher Hinsicht umdenken und umdisponieren könnten? Lieber weniger, aber gut, gesund und voll auswertbar! Muß denn auf die gute Butter immer noch ein teurer Belag? (Siehe dazu einige Anregungen unter „Brotaufstrich", S. 226).

Außer den Streichfetten stehen uns noch die kaltgeschlagenen Öle zur Verfügung als besonders leicht verdauliche Fette. Vielleicht könnten wir beim Fettverbrauch mehr zu Gunsten der Öle disponieren? Ein Magerquark mit Öl und etwas lauwarmem Wasser angerührt, gut mit Kräutern abgeschmeckt, bedarf keiner Butter auf dem Brot. Gibt man in den morgendlichen Brei etwas Öl, so ist er durchaus sättigend. – Mittags sparen wir nicht mit Öl am Salat, am Gemüse und am Getreide. Wenn wir das Öl nach dem Kochen zusetzen, werden die in ihm enthaltenen Vitamine A und D sowie die ungesättigten Fettsäuren am meisten geschont.

Um jedoch die Gemüse aromatischer und zarter zuzubereiten, gibt man ein klein wenig Öl zugleich mit etwas Wasser anfangs zum Andünsten in den Kochtopf; dadurch wird das Öl nur bis zum Siedepunkt des Wassers erhitzt, im Gegensatz zum Bratvorgang, bei dem das Fett den höchsten Hitzegrad erreicht. Auch beim Backen wird das Fett, da es im Teig mit Wasser verbunden ist, nie so heiß wie in der Pfanne. Wenn wir also Fett bester Qualität schonend verwenden, nutzen wir es voll aus und brauchen weniger, da wir nichts durch Überhitzen zerstören.

Ein weiteres, auch küchentechnisch sehr beliebtes Fett haben wir in der süßen und sauren Sahne. Die süße Sahne ist besonders wärmeempfindlich. Sie muß unbedingt kühl und gegen Luft gut verschlossen aufbewahrt werden, zumal sie sehr leicht andere Gerüche annimmt. Man sollte sie frisch verbrauchen. Für Salat-Saucen benutzen wir vorwiegend saure Sahne (mit 10% Fettgehalt). Zur Wurzelrohkost eignet sich gut süße, womöglich geschlagene Sahne.

Jedes Gericht, jede Suppe, Brei, Sauce usw. erfährt eine Abrundung durch Rahm – aber immer erst ganz kurz vor dem Anrichten beifügen; er soll nicht gekocht werden! Die gekaufte Sahne wird allerdings schon in der Molkerei durch Erhitzen auf 120–150 Grad unter Hochdruck sterilisiert. Das gilt gleichfalls für den Rahm, der zur Herstellung von Butter verwendet wird.

## Das Würzen

Dieses macht erst das Kochen zu einer Kunst. Wir haben im vorigen Kapitel auf die Bedeutung der Gewürzkräuter und ihre Anwendung in der Küche hingewiesen. Weitere Einzelheiten zu bringen, ist im Rahmen dieses Buches nicht möglich. In dem Rezeptbuch sind Anregungen zum Würzen gegeben.

## Salzen

Der Verbrauch von *Kochsalz* ist mit durchschnittlich 12–15 g pro Tag allgemein zu hoch. Eine Tagesmenge von 4–6 g reicht für die Bedarfsdeckung eines durchschnittlich arbeitenden Menschen vollkommen aus. Ein großer Salzverbrauch bedeutet eine unnötige Belastung des Organismus.

Einen günstigeren Einfluß hat das *Voll-Meersalz*, das durch Eindampfen von Meerwasser gewonnen wird. Es stellt ein vielseitiges Gemisch von mehr als 30 Elementen dar und wirkt dadurch auf den Mineralhaushalt des Organismus besser als das reine Speisesalz.

## Süßen ohne Industriezucker

Alle biologisch-dynamisch erzeugten Produkte wie Gemüse, Obst, Getreide, einschließlich der Milch, erfreuen uns mit einer erhöhten milden

Süße infolge der stärkeren Durchdringung mit kosmischen Kräften. Ernährt man sich mit ihnen, so verfeinert sich allmählich der Geschmack; man kann beim Kauen selbst den Zucker aus der Getreidestärke bilden und es genügt einem meist die natürliche, unverwässerte Süße der frischen oder getrockneten Frucht, die man zuweilen in der Küche verstärken kann. Dabei stehen uns Dicksäfte von Birne und Apfel zur Verfügung. So können wir durch geeignete Mischungen verschiedener Früchte, durch Ergänzung mit Mandeln, Haselnüssen gewissermaßen „süßen", oder auch neutralisieren durch Milch und Sahne. Honig, Demeter-Gerstenmalz-Extrakt, Demeter-Rübensirup oder Sucanat (flüssig) helfen uns bei der Bereitung von Süßspeisen. Wenn die Früchte wirklich ausreifen konnten, sind sie in frischem Zustand fast alle in sich ausgeglichen, süß genug, vornehmlich in Verbindung mit Milch, Flocken, Quark etc.

Auch mit Hilfe einiger Gewürze können wir eine süße Geschmacksnote erreichen: Fenchel, Anis, Sternanis, Vanille, Süßdolde.

## 2. Gerichte für die Altersstufen – Rezepte
## Die Säuglingszeit

*Getränke für die stillende Mutter*

*Milchbildungstee* (Weleda)
mit kochendem Wasser aufbrühen, ziehen lassen.

*Anistee*
1 Teelöffel Anissamen auf ½ l Wasser, 10–15 Minuten kochen lassen, abseihen.

*Fencheltee, Kümmeltee*
1 Teelöffel Fenchel- bzw. Kümmelsamen auf ½ l Wasser, 10–15 Minuten kochen lassen, abseihen.

*Kerbeltee*
Kerbel mit kochendem Wasser überbrühen, 5–10 Minuten ziehen lassen, abseihen.

*Gerstenwasser*
150 g Demeter-Gerste waschen, in 1 ½–2 l Wasser über Nacht einweichen, mit dem Einweichwasser ca. 1 ½ Stunden kochen lassen, absieben und den Sud mit Elixier oder Fruchtsaft und evtl. einer Prise Salz mischen. Wenn abgekühlt, evtl. mit Honig süßen.
*Abwandlung:* 2 Feigen oder Datteln mitkochen; sie geben dem Getränk eine natürliche Süße.

*Roggenwasser*
wird genauso hergestellt, jedoch genügen 100 g Demeter-Roggen.

*Hafertrunk*
100 g Demeter-Hafer waschen und mit 1½–2 l Wasser ca. 1 Stunde schwach kochen, absieben, abschmecken mit Fruchtsaft, Honig oder Elixier, evtl. einer Prise Salz.
*Abwandlung:* wie bei Gerstenwasser.

*Reiswasser*
50 g Demeter-Reis in 1 l Wasser ca. 1 Stunde kochen und absieben. Gut abschmecken mit Elixier, z.B. von Schlehe, Sanddorn, Hagebutte oder Birke, evtl. einer Prise Salz.

*Hirsegetränk*
50 g Demeter-Hirse waschen, mit 1 l Wasser ca. 30 Minuten kochen, absieben und Sud abschmecken z. B. mit Aprikosensaft, einer Prise Salz.

*Säuglingsnahrung (s. S. 54 ff.)*

Bei der Bereitung der Säuglingsnahrung ist Sorgfalt und große Sauberkeit notwendig. Wir nehmen zum Kochen der Speisen einen kleinen Kochtopf, der nur für die Säuglingsnahrung bestimmt ist.
  Flasche und Sauger müssen gut gereinigt und sachgemäß aufbewahrt werden. Die Flasche nach der Mahlzeit mit kaltem Wasser durchspülen und frisches Wasser einfüllen. Einmal täglich mit Hilfe einer Flaschenbürste und heißem Sodawasser reinigen, gut nachspülen. Mit dem Hals nach unten aufbewahren.
  Die Sauger täglich einmal auskochen, nach jeder Mahlzeit gut kalt

ausspülen und in einem Glas mit Deckel aufbewahren, das auch des öfteren mit ausgekocht werden muß.

Zum Süßen ist „Sucanat" zu empfehlen (s. S. 178) oder milder Blütenhonig.

*Gerstenwasser zu ½ und ⅔-Milch*
(Mengenverhältnis s. Tabelle IV S. 60)
2 Eßlöffel Demeter-Gerste waschen und mit 1 l Wasser über Nacht einweichen, mit dem Einweichwasser 1 ½ Stunden kochen lassen, durch ein Haarsieb gießen und mit dem entsprechenden Milch- und Honig- bzw. Zuckeranteil mischen.

*Gerstenschleim zu ½ und ⅔-Milch*
(Mengenverhältnis s. Tabelle IV S. 60)
2 Eßlöffel Demeter-Gerstenflocken in 1 l Wasser über Nacht einweichen, 10–15 Minuten kochen lassen, durch ein Haarsieb geben und mit dem Milch- und Honig- bzw. Zuckeranteil mischen.

*Haferschleim* (Mengenverhältnis s. Tabelle IV S. 60)
2 Eßlöffel Demeter-Haferflocken, 1 l Wasser, 15–20 Minuten kochen lassen, durch ein Haarsieb geben, mit Milch- und Honig- bzw. Zuckeranteil mischen.

*Weizenschleim* (Mengenverhältnis s. Tabelle IV S.60)
2 Eßlöffel Demeter-Weizenflocken in 1 l Wasser über Nacht einweichen, mit dem Einweichwasser 15–20 Minuten kochen lassen, durch ein Haarsieb geben und mit Milch- und Honig- bzw. Zuckeranteil mischen.

*Vollkornnahrung aus Weizen- oder Gerstenschrot*
2 Eßlöffel feinst geschrotete Demeter-Gerste (evtl. zweimal durch die Mühle) über Nacht mit 1 l Wasser einweichen und morgens 15–20 Minuten kochen, durch ein Haarsieb geben und mit Milch- und Honig- bzw. Zuckeranteil mischen.

*Malzsuppe*
2 Eßlöffel sehr fein geschrotete Demeter-Gerste in ¼ l Wasser über Nacht einweichen, 10–20 Minuten kochen lassen, ¼ l Milch dazugeben, kurz aufkochen und 1–2 Teelöffel Demeter-Malzextrakt dazugeben.

*Malzsuppe – andere Art*
2 Eßlöffel Demeter-Weizenmehl 1050 in ¼ l kochendes Wasser mit dem Schneebesen ohne Klumpen einrühren, 15–20 Minuten kochen lassen, nach dem Kochen ¼ l Milch dazugeben und mit 1–2 Teelöffel Demeter-Malzextrakt abschmecken.

*Vom 6. Monat an wird Getreidebrei* mit aufgenommen. Dieser kann mit rohem Obst wie geriebenen Äpfeln, Erdbeeren, Himbeeren, Brombeeren usw. gegeben werden oder mit dem Kompott dieser Früchte. Man sollte immer das Obst der entsprechenden Jahreszeit nehmen.

Für Gemüsezugaben eignen sich besonders Möhren, Spinat, Blumenkohl. In der ersten Zeit alles durchpassieren.

Auch ältere Kinder essen diesen Brei gerne; will man für sie mitkochen, bereitet man gleich eine größere Menge jeweils im Verhältnis von ca. 1:3 bis 1:4 Schrot zur Flüssigkeit.

*Gerstenschrotbrei*
2 Eßlöffel fein geschrotete Demeter-Gerste in Wasser einweichen (ca. 3 Stunden), mit dem Wasser ca. 5 Minuten kochen und nachquellen lassen. Danach so viel Milch zufügen, daß der Brei die richtige Konsistenz hat. Mit Gemüse oder Obst geben. Gegebenenfalls bei Gemüse ohne Milch zubereiten und mit etwas Butter und zarten Gewürzen abschmecken.

*Weizenschrotbrei*
2 Eßlöffel feinen Demeter-Weizenschrot in Wasser einweichen (ca. 3 Stunden), kurz aufkochen und nachquellen lassen, am besten im Wasserbad, Milch nach Bedarf zugeben, evtl. mit Gemüsepüree oder Obstbrei reichen.

*Hirsebrei*
1 Tasse voll halb Wasser, halb Milch zum Kochen bringen, ca. 2 Eßlöffel Hirse einlaufen lassen und 20 Minuten kochen, nachquellen lassen.

Wenn die größeren Kinder Hirsebrei mitessen wollen, in 1 l Flüssigkeit (halb Wasser, halb Milch) ca. 180 g Hirse 20 Minuten kochen.

*Mandelmilch* (nach Bircher-Benner)
aus frischen Mandeln selbst herstellen. Mandelmilch ist besonders leicht

verdaulich und nahrhaft (Eiweiß, Fett). Das Eiweiß der Mandeln vertragen manche Kinder leichter als das der Kuhmilch (Milchschorf).

1½ Eßlöffel Mandeln brühen, schälen, fein mahlen, dann im Porzellanmörser zerreiben, 1 Teelöffel Honig unterrühren, 150 ccm lauwarmes Wasser tropfenweise zugeben, alles durch ein Teesieb passieren, Reste nochmals im Mörser verreiben und hinzufügen.

*Mandelmilch – andere Art*
1 Eßlöffel Mandelpüree „Nuxo" (aus dem Reformhaus) und 1 Teelöffel Honig mit dem Schneebesen verschlagen, 150 ccm lauwarmes Wasser tropfenweise zugeben, 50 ccm Obstsaft (bewirkt leichte Eindickung).

*Heidelbeer-Suppe* (heilsam bei Durchfall)
1 Eßlöffel getrocknete Heidelbeeren 6 Stunden einweichen in ¼ l Wasser, 10–15 Minuten leise kochen, durch ein Haarsieb oder Tuch geben, dann mit 1 Teelöffel Gerstenfeinschrot (vorher Kleie absieben) oder Reismehl 10 Minuten kochen, 20 Minuten nachquellen lassen, evtl. mit etwas Anis abschmecken.

## Das Kleinkind

Wie gerne kommt das Kind zur Mutter in die Küche, es will nicht nur zusehen, sondern mithelfen.

Das Alter der Nachahmung, der vertrauensvollen Hinwendung zum Erwachsenen, aber auch der ersten Selbstbehauptung und Eigenaktivität stellt uns vor verantwortungsvolle Aufgaben: Gehen wir immer so mit den Nahrungsmitteln um, daß das Kind Ehrfurcht empfinden kann vor den Wachstumskräften der Natur, Liebe zu den Pflanzen und Tieren, Dankbarkeit gegenüber dem Landmann, dem Müller, dem Bäcker? Eine positive, frohe Stimmung ist schon die halbe Ernährung; wie duftet dann alles so gut und wie schmeckt es! Da wollen die kleinen Hände mittun, im Wasser, im Teig manschen, oder gar einen Teig zu Klößchen formen, vielleicht eine Zwetschge darin verstecken oder Teighäufchen aufs Backblech setzen, mit einem Sahnehäubchen und einer Nuß verzieren – Teig ausrollen, einen Apfel hineinwickeln, zur Adventszeit Sterne ausstechen, Monde, Häschen und vieles mehr, oder süße dunkle Kugeln formen und in weißen Kokosflocken wälzen. Die Mutter kann sich vieles ausdenken und auch im Rezeptheft finden, was dem Nahrungsbedürfnis des Kindes und auch seinem Tätigkeitsdrang in diesem Alter entspricht.

*Einige Beispiele:*
Hirse- oder Grießklöße, auch mit einer Zwetschge oder Aprikose gefüllt,
Roggen-, Grütze-, Grünkern-Klöße, Suppenklößchen,
Zwetschgen in Mürbeteig gewickelt und in der Auflaufform gebacken
Weizenschrot-Apfelklöße,
Apfelstrudel,
Apfeltaschen aus Quarkblätterteig (Apfelscheiben werden in Taschen versteckt),
Quarkblätterteig zu Plätzchen ausgeschnitten, wahlweise mit Sesam, Nüssen, Majoran, Kümmel oder Käse bestreut,
Obstkuchen aus Mürbeteig, belegt mit Äpfeln, Rhabarber, Zwetschgen,
Apfelcharlotte aus Mürbeteig, dazu echte Vanillesauce,
Hafer-Nuß-Plätzchen, mit Sahne und Nüssen verziert,
Roggen- oder Hafer-Frucht-Häufchen,
Aufläufe aus ganzen Körnern, am besten Roggen, Hafer, Vollreis oder Hirse mit Obst oder Gemüse gemischt,
Gerstenschrot-Backlinge aus Flocken oder gekochten, durch den Wolf gedrehten Körnern.

Das Kochen von ganzen Körnern können wir dem Kind zum Erlebnis werden lassen: Wenn sie so sachte „sibbern" und dann in der Kochkiste oder einem eigens dafür hergerichteten hübschen Korb recht mollig eingepackt werden, die ganze Nacht behaglich darin ruhen dürfen, bis sie morgens ihre braunen Mäntelchen öffnen und der weiße Mehlkern herausschaut: Ob es süß schmeckt, wenn wir lange genug kauen? Die Mutter sagt, dann merken wir, daß da Zuckerkörnchen drin versteckt sind! – In diesem Alter sollte das Kauen wirklich *erübt* werden, auch am Vorbild der Erwachsenen; später ist es sehr viel schwerer! Welche Vielfalt bietet sich dafür an: Möhren, Nüsse, Krusten, knusprige Vollkornbrötchen und Brotrinden!

Andererseits dürfen wir der Verdauung des kleinen Kindes noch nicht zu viel zumuten, insbesondere an Rohkost und ganzen Körnern; denn hier geht es darum, allmählich die Bewältigung der Erdenstoffe zu erlernen.

*Morgens* und *abends* geben wir, wie später auch für das Schulkindalter angeführt:

Getreide-Suppen, dazu „Schnellbrötchen", knuspriges Brot, Butter, Quark.

Getreide-Breie mit Milch, Apfelstückchen und süßen Früchten.

Apfelgrütze, Rhabarbergrütze, z.B. aus Thermo-Gerstengrütze hergestellt.

Flocken- oder Quark-Müsli, leicht angewärmt, vielleicht mit etwas weniger rohem Obst als bei den größeren Kindern (Rezept s. unter „Schulkind").

*Zum Mittag* herzhafte, aber nicht scharf gewürzte Grütze. Zum Ausquellen genügend Wasser an das Getreide sowie auch an die Grütze geben (s. Tabelle). Lieber zu viel als zu wenig, und sachte kochen, so daß nichts verdampft. Buchweizen, Hirse, Reis sind leicht verdaulich und sehen hübsch aus, entweder mit Gemüse gemischt oder geformt wie ein Napfkuchen, bzw. aus Tassen gestürzt. Gerstenpüree ist ein besonders mildes Getreidegericht, dazu sollte es ein „geformtes" Gemüse und etwas Knuspriges geben wie „Hafernußhäufchen", „Gerstenschrothäufchen mit Sesamhäubchen" oder „knusprige Backlinge" aus beliebigem Getreideschrot. Ein ganzer Teller warme Suppe vor dem Hauptgericht wird für das Kleinkind meist zu viel sein, es genügt eine halbe Tasse *Gemüse- oder Kräuterbrühe* zum Anregen und Durchwärmen vor der Rohkost. – Eine sättigende Getreide-Gemüsesuppe bieten wir als Vorspeise an, wenn ein warmes Obstgericht folgt wie Apfeltaschen, Zwetschgenklöße mit Obstsaft, Zwetschgenkompott, Apfelklöße, Hirseklöße und Backobst oder Kompott, Obstauflauf, Apfelstrudel usw. – Ein wenig Salat oder verschiedenartige Wurzelrohkost sollte es möglichst einmal täglich geben, mittags vor dem Hauptgericht oder im Sommer nach der warmen Gemüsesuppe zum *Getreidegericht* anstelle von gekochtem Gemüse mit einer rohen Quark-Öl-Kräuter-Sauce oder einer Kräutersauce, gekocht aus Vollkornmehl mit Wasser und Milch je zur Hälfte, und gewürzt wahlweise mit Kerbel, Dill, Petersilie, Thymian, Majoran oder gemischten Kräutern, auch Wildkräutern. Man kann auch zum Getreide eine Sauce aus Schrot, Wasser, Milch, Nußmus, Zitrone und süßer Sahne geben.

Besonders wichtig ist für das kleine Kind das tägliche *Gemüse*. Wir bevorzugen leichte Sorten, sowohl Blatt- als auch Wurzelgemüse: Spinat, Neuseeland-Spinat, Brennessel-Giersch, Melde, Mangold, Fenchelknollen, Möhren, Pastinaken, Topinambur, Gurken, Kohlrabi, Rübstiel, Blumenkohl. Die übrigen Kohlarten wird man dem Kleinkind seltener geben, und dann möglichst in Verbindung mit vielen Äpfeln und mit Blüten- und Samengewürzen, die ihn aus seiner Erdenschwere herausheben und dem kosmischen Bereich näher bringen, dem das Kleinkind noch so nahe steht. Bei Möhren und besonders bei Pastinaken kann man durch Fenchelkörner, Kümmel, durch Liebstöckel, Petersilie oder etwas Thymian den Blüten-Frucht-Prozeß unterstützen.

Zur *Abendmahlzeit* sind leichte, süße, lösende Gerichte geeignet, sämige Getreidesuppen mit Honig, Sirup, Malzextrakt, dazu Honigsalzbrot; oder auch Getreidebrei mit gekochtem Obst, im Sommer Müsli, Dickmilch mit Obst und Knusperflocken (siehe Rezept für das Schulkind).

Als Brei schmackhaft und bekömmlich sind Thermogrützen mit Kompott oder Saft, Apfelgrütze mit Milch, Rote Grütze, Rhabarbergrütze.

Fett und Käse kann man für den Abend nicht sehr empfehlen; man gibt sie lieber zum Vesper, wenn die Kinder vom Spiel im Freien heimkommen.

## Das Schulkind

Wir erinnern uns: Für diesen Lebensabschnitt steht im Vordergrund die Entwicklung und Pflege des rhythmischen Systems; Atmung und Blutkreislauf setzen sich in ein rechtes Verhältnis zueinander; es ist die Zeit eines erhöhten Bewegungsdranges und einer besonders regen Tätigkeit der Sinne, die sich die Umwelt erobern, und entscheidend vorangetrieben wird der Aufbau der Knochen, des Stützgewebes und der Zähne. Dies alles erfordert seitens der Ernährung Anregung und stoffbildende Grundlage, besonders durch verschiedene Mineralien: Magnesium, Calcium, Eisen, Phosphor, Fluor, Kiesel, Kobalt usw.

Wir bevorzugen Blattgemüse wie Spinat, Mangold, Brennessel, Blatt-Salate; auch Wurzelgemüse dürfen wir nicht vernachlässigen. Grundlage der Ernährung bilden – wie schon oft erwähnt – die Körnergerichte, bevorzugt aus Hirse, Hafer, Reis, Buchweizen. Gerste und Roggen gibt man vor allem in Form von Schrot oder Grütze, auch als Thermo-Grütze mit ihrem Malzgeschmack.

Eine wichtige Ergänzung sind Nüsse, Mandeln und wärmespendende Öle sowie Sahne und Milchprodukte. Selbstverständlich ist auch für dieses Alter ausreichender Obstgenuß sehr wichtig. Da sollten wir nicht vergessen die Hagebutten mit ihrem besonders hohen Gehalt an Eisen, Phosphor, Calcium, Vitamin A und C; auch nicht das Beerenobst: Brombeeren, Johannisbeeren, Himbeeren, Waldbeeren und die blutbildenden Aprikosen.

Aufgrund dieser Überlegungen wird es uns nicht schwerfallen, für das Mittags- und Abendessen unseres Schulkindes selbständig Gerichte zusammenzustellen, auch unter Heranziehung dessen, was für das Kleinkind ausgeführt wurde und ergänzt durch einige Anregungen für den Jugendlichen im letzten Abschnitt.

Im Folgenden geben wir noch Hinweise und Rezepte vor allem für das hier so wichtige Frühstück und das Schulbrot mit Hinweisen auf das Brotbacken.

*Zum Frühstück vor der Schule:*

*Hafer-Flocken-Müsli* nach Bircher-Benner
1 gestr. Eßlöffel Haferflocken – oder andere Getreideflocken – in
3 Eßl. kaltem Wasser 12 Stunden einweichen
1 Eßl. Zitronensaft
3 Eßl. Milch, Bioghurt oder saure Sahne
200 g Äpfel – oder anderes frisches Obst nach Jahreszeit – kurz vor der Mahlzeit grob raffeln,
½–1 Eßl. grob gemahlene Haselnüsse oder Mandeln.

Nach Belieben einige klein geschnittene eingeweichte Datteln, Feigen oder Honig, Malzextrakt zum Süßen. – Einen Teil des Obstes kann man austauschen mit 50–100 g entkernten Hagebutten, klein geschnitten und einige Stunden mit Honig durchzogen. So wird das Müsli noch gehaltvoller.

*Müsli aus Flocken (Hafer) mit Dickmilch*
Auf ¼ l Dickmilch
3 schwach gehäufte Eßlöffel Haferflocken
Leinsamen, möglichst frisch geschrotet,
evtl. 1 Eßlöffel gedarrten Sesam oder gemahlene Nüsse,

100–200 g Äpfel, Birnen, Zwetschgen, Hagebutten (geschnitten und einige Stunden mit Honig durchzogen) oder anderes Beerenobst je nach Jahreszeit.
Zum Süßen: Malzextrakt, Honig, Sucanat, evtl. einen Frucht-Dicksaft.
Alles mischen, frisch verspeisen.

*Schrot-Müsli von gekochtem Schrot* für 1 Person
10–15 g mittelgrobes Gerstenschrot = 1 gehäufter Eßlöffel, in der 3fachen Menge
Wasser 10 Minuten leise kochen, ½ Stunde nachquellen lassen.
100 g kleingeschnittenes Obst der Jahreszeit entsprechend,
wenn gesüßt werden muß, klein geschnittene Datteln oder Rosinen.
5 grob gehackte Haselnüsse,
Dickmilch oder Frischmilch,
nach Belieben mit Zitronensaft und Honig abschmecken.
Frisch essen!

*Warmer Getreidebrei* abwechselnd aus mittelgrobem Weizen-, Dinkel-, Gerstenschrot oder Thermo-Grütze, für Größere besonders Roggenschrot.
240 g Schrot auf
1 l Wasser für 4–6 Personen Schrot eingeweicht oder trocken ins kochende Wasser quirlen, 10 Minuten köcheln, 30 Minuten nachquellen, oder abends aufkochen und über Nacht im Thermo-Gefäß (Kochkiste) nachquellen. Würzen mit Salz, Anis, Fenchel, evtl. Koriander und wenig Kümmel.
1 Eßlöffel Öl pro Person nach Bedarf hinzufügen.
30 g kleingeschnittene Datteln oder Feigen mit ausquellen.
300–400 g Äpfel darüber reiben,
einige Nüsse obenauf,
lauwarme Milch dazu reichen.

*Hirsebrei* (frische Hirse ist nicht bitter, also nicht brühen!)
Pro Person
30 ccm Hirse in die
4fache Menge kochendes Wasser rühren, 5–10 Minuten leise kochen,
20–30 Minuten nachquellen,
warme Milch zufügen, evtl.

eingeweichte Trocken-Aprikosen und kleingeschnittene Datteln mit ausquellen lassen, mit etwas
Salz, Anis, Fenchel würzen,
geriebene Äpfel und einige
geriebene Nüsse und Mandeln darüber streuen. Statt Frischmilch schmeckt auch Bioghurt oder Sahne dazu. Bioghurt oder Dickmilch sind für Jugendliche und Erwachsene leichter verdaulich. Kinder haben genug Absonderung von Labferment im Magen, um ungesäuerte Milch zu verdauen.

*Quarkspeise mit geriebenem Schwarzbrot* (auch fürs Abendbrot geeignet)
Quark mit
warmem Wasser und
etwas Öl oder Dickmilch cremig rühren,
geschlagene Sahne unterziehen,
geriebenes Schwarzbrot lebkuchenartig abschmecken mit Gewürzen: Anis, Fenchel, Koriander, Zimt, Vanille, Prise Nelken,
grob gehackte Mandeln als Verzierung vorbereiten. In Schälchen schichtweise Brösel,
eingemachte Preiselbeeren oder anderes aromatisches Obst mit der Quarkcreme abwechselnd einfüllen. Mit
gehackten Mandeln überstreuen.

*Weitere Frühstücksgerichte* sind: Weizen- oder sämige Roggenschrotsuppe, Roggenmusmehlsuppe mit Backobst, Gerstenflocken- und Gerstenschrotbrei, Haferflockenporridge, Roggenschrotbrei, Weizenflockenbrei, Weizenschrotbrei, Dinkelschrotbrei, Grünkern- und Buchweizen-Grütze.

*Getränke zum Frühstück:*

*Milch*
$1/8$ bis $1/4$ l(=Liter) pro Kind roh und leicht angewärmt.
Bei Abneigung und Schwerverträglichkeit der Milch gibt man

*Demeter-Malzkaffee,* zur Hälfte oder $1/4$ mit Milch gemischt, oder
*Vogels Früchte-Kaffee „Bambu"* (Reformhaus) mit Milch, oder

*Löwenzahn-Kaffee,* der 10 Minuten kochen muß (besonders heilsam für Leber und Magen) mit Milch.

Auch *Tee* aus einheimischen Kräutern in verschiedenen Mischungen wird gern genommen als leichte, anregende Durchwärmung am Morgen:
Fenchel mit etwas Thymian,
Kamille, Marienblatt,
Apfelschalen-Tee mit Fenchel und Anis,
Queckenwurzel-Tee (besonders eiweißreich).
(Andere Mischungen siehe Warenkunde.)

*Getränk aus Thermo-Gerstenmehl*
In ½ l kochendes Wasser
25–30 g Thermo-Gerstenmehl einquirlen, 15–20 Minuten kochen, mit
½ l Milch auffüllen, würzen mit
1 Prise Salz und evtl. etwas Malzextrakt. Dies ist auch abends sehr beliebt, ein guter Ersatz für Kakao, der recht träge macht und deshalb als Schulfrühstück nicht zu empfehlen ist – höchstens für arge Zappelfritzen und Sanguiniker, mit ein wenig Zitronensaft „erleichtert" und mit Honig gesüßt.

*Warme Milch mit Demeter-Sirup*
1 Prise Salz, 1 kleine Prise Muskat.

*Warme Milch mit Demeter-Malzextrakt* – ist auch nachmittags und abends ein beliebtes Getränk.

*Getränke zur Zwischenmahlzeit und zum Abendbrot:*

*Schüttelmilch*
Vollmilch mit Obstsaft oder Zitronensaft im Schüttelbecher geschüttelt oder verquirlt. Die feinflockige Gerinnung ist bekömmlich.

*Obstsäfte* sollten wie Milch als Nahrungsmittel angesehen werden. In einem Glas Apfelsaft ist der Saft von 3–4 Äpfeln enthalten. Wie lange würde man an 3–4 Äpfeln kauen! Man müßte eigentlich ebenso langsam

Schluck für Schluck das Glas Apfelsaft trinken und dabei gründlich einspeicheln. Um den Durst zu löschen, verdünnt man deshalb den Obstsaft mit Quell- oder Mineralwasser, mit dünnem Tee z.B. von Fenchel, Pfefferminz, Kamille, oder den etwas säuerlichen Apfelschalen, Hagebutten, Malven (die rote, etwas koffeinhaltige Malve wirkt anregend!) – selbstverständlich braucht man nicht noch zu süßen. Wir möchten als aufbauendes, erfrischendes Getränk besonders auch den „Demeter-Kinderfruchtsaft" empfehlen. Ohne jegliches Süßungsmittel hergestellt, mit vollausgewogenem, köstlichem Aroma, enthält er lediglich die natürliche Süße einer Wurzel – der Möhre – und der sechs Früchte Erdbeere, Heidelbeere, Traube, Hagebutte, Apfel und Birne. Sie wurden ausgewählt u.a. als Vertreter der drei Regionen des Pflanzenwachstums: aus dem Wurzelgrund, der Erdnähe und dem oberen Bereich, in dem die Pflanze sich den Himmelskräften entgegenhebt. Der Arbeitskreis entwickelte zusammen mit dem Hersteller in Langzeitversuchen diesen Kinderfruchtsaft, der sich ebenso bei Erwachsenen bis ins hohe Alter bewährt hat, besonders auch in der Rekonvaleszenz und bei Schwächezuständen.

Solange uns frische Beerenfrüchte in Demeter-Qualität oder aus biologischem Anbau zur Verfügung stehen, sollten wir sie nicht auspressen, sondern den Kindern ab 3 Jahren etwa als volle Frucht mit Fruchtfleisch und Kernen geben – ausgenommen bei besonderer Magen-Darm-Empfindlichkeit.

Erfrischende Getränke für den Sommer sind auch

*Buttermilch*, reich an Mineralstoffen

*Buttermilch mit einem Dicksaft*
verquirlt wie „Sanddorn mit Honig", „Hagebuttenmark mit Honig" oder anderen Fruchtsäften bzw. Fruchtmark oder Elixieren.

*Rezepte für Getreidegetränke*

Aus jeder Getreideart läßt sich ein mineralstoffreiches Getreidewasser herstellen, das mit Fruchtsaft oder -elixier gemischt ein erfrischendes Getränk ergibt. Es wird auch bei fieberhaften Erkrankungen meist gut vertragen, wirkt entgiftend und aufbauend zugleich.

Es ist günstig – aber hierfür nicht unbedingt erforderlich – das Getreide vor dem Kochen einige Stunden einzuweichen. Bei Hirse, Reis, Hafer erübrigt es sich, da sie sich leicht aufschließen und ihre Schleimstoffe an das Wasser abgeben. Man setzt das gewählte Getreide mit der 5- bis 10fachen Menge kaltem Wasser auf – je nachdem wie man die Konsistenz wünscht – läßt es sachte kochen bis das Getreide fast gar ist, gießt nun das Wasser ab und würzt es mit 1 Prise Salz. Nach dem Abkühlen aromatisiert man es evtl. mit Fruchtsaft, süßt mit Honig und säuert mit Zitronensaft.

Als Heißgetränk eignet sich besonders eine Mischung von Getreidewasser (z.B. Roggen) mit Holunderbeersaft – gewürzt mit Anis, Ingwer, Zimt, Zitrone, Nelke – oder auch Schlehensaft.

Zu Reiswasser paßt gut konzentrierter natürlicher Aprikosensaft, zu Hirsewasser beispielsweise Apfel-Möhren-Saft.

Hirsewasser kann man nach 10–20 Minuten Kochzeit gewinnen, Reis- und Haferwasser nach 1–1½ Stunden; die anderen Getreide läßt man ca. 1½–2 Stunden köcheln. Läßt man das Getreide völlig ausquellen, so nimmt es selbst zu viel von dem Wasser auf, deshalb ist es ratsam, es vorher abzugießen, dafür aber das Getreide erneut mit etwas heißem Wasser aufzusetzen und gut ausquellen zu lassen, um es dann anderweitig verwenden zu können, etwa für Bratlinge, Aufläufe, Püree. Weitere Rezepte für Getreide-Getränke sind S. 210 und im Kochbuch zu finden – „Gerstenwasser", „Hafertrunk", „Hafer-Nährtrunk", „Weizen-Nährtrunk", „Herzhafter Grünkerntrunk".

Bei Durchfall kann man Reis- oder Gerste-Getreidewasser mit Heidelbeermuttersaft geben oder statt eines Getränkes eine Heidelbeersuppe (Rezept S. 214).

*Schlehensaft* (selbst herzustellen)
Schlehen sammelt man am besten nach dem ersten Frost. In besonders sonnenreichen Herbsttagen können sie auch schon vor dem Frost ihr volles Aroma entfalten. Als Charakteristikum der Schlehe möchte man nennen: „geballte Lebenskraft". In Zeiten besonders starker Beanspruchung ist der Saft sehr hilfreich.

Man gibt die gewaschenen Schlehen in ein einwandfreies Emaille-, Steingut- oder Porzellangefäß oder einen Silitstahltopf und überbrüht sie mit so viel kochendem Wasser, daß es die Schlehen reichlich handbreit bedeckt. Nach 24 Stunden gießt man dies Wasser ab, kocht es auf und überbrüht nochmals die Schlehen damit. Nach weiteren 24 Stunden überbrüht man zum 3. Mal mit demselben Wasser. Abgeseiht erhitzt man den Saft auf 75 Grad, löst 10–20% schwarzen Stangenkandis darin oder verzichtet auf Zucker, um erst beim Verzehr mit Honig zu süßen. Den erhitzten Saft füllt man strichvoll in gut gereinigte vorgewärmte Flaschen, die dann mit heiß gewaschenen Gummikappen verschlossen werden.

Durch das Brühen bleibt der herbe Geschmack in den Beeren zurück. Man kann sie nach der Saftgewinnung noch einmal überbrühen, um eine *Obstsuppe* mit Apfelstückchen darin herzustellen. Jedes Kind kann sich Bröckchen Vollkornzwieback draufstreuen.

*Brot*

Wir bemühen uns, möglichst oft selbst Brot zu backen. Welche gesunde Freude ist es für das Kind, zu erleben, wie das tägliche Brot entsteht, wie es mollig warm geht, backt, duftet und schmeckt, wenn die Mutter oder sogar der Vater es selber herstellen, und wenn das Kind auch selbst einmal mittun darf! Vielleicht darf es sogar ein kleines Brot für seine Puppe backen in einem feuerfesten irdenen, gut bedeckten Topf, oder die Größeren backen ein kräftiges Roggenbrot für ihre „Bude"! Die Herstellung von *Vollkornbrot und Vollkorngebäck* wurde geschildert in den Rundbriefen Nr. 9–14. Es ist besonders gut bekömmlich und schmackhaft durch das neu entwickelte Backferment.

Weitere ausgearbeitete Brot- und Brötchenrezepte: Honig-Salz-Brot, Honig-Salz-Brot mit Molke, Früchtebrot mit Backferment, Früchte-Schnitz-Brot, Hafer-Fruchthäufchen, herzustellen auch aus gekochtem Roggen, Flachbrot, ein herzhaftes keksartiges Gebäck.

Und nun noch ein einfaches Rezept mit Sprudel als Treibmittel:

*Schnellbrötchen* zum Frischessen
250 g Weizen-Feinschrot (evtl. $\frac{1}{3}$ Roggen)
250–300 ccm Sprudel
3 Eßlöffel Öl
1 gehäufter Teelöffel gemahlenen Kümmel
1 gestrichener Teelöffel gemahlenen Fenchel
1 gestrichener Teelöffel gemahlenen Koriander
$\frac{1}{2}$ Teelöffel Salz
Weizenschrot und Sprudel 1–2 Stunden zusammen einweichen – falls

grobes Schrot bevorzugt wird, über Nacht. Die anderen Zutaten darunter mischen, kräftig abschmecken. Auf ein gefettetes Blech mit einem Eßlöffel Häufchen setzen, diese mit ganzen Kümmelkörnern oder mit Sesam bestreuen und bei 220–200 Grad in 20–30 Minuten backen. Eines zur Probe aufbrechen, um die Gare festzustellen! Will man anderntags die restlichen Brötchen aufbacken, legt man sie kurz in kaltes Wasser, abgetropft dann aufs Blech und backt im vorgeheizten Backofen bei 200 Grad ca. 10–20 Minuten.

## Brotbelag

*Kräuterbutter* fürs Schulbrot
Weiche Butter mit der Gabel mit frisch gehackten Kräutern verkneten oder getrocknete Kräuter fein verrieben mit etwas Salz unterkneten. Mit getrockneten Kräutern hält sich die Kräuterbutter länger als mit frischen.

*Kräutermischungen:*
Liebstöckel, Sellerieblatt, Petersilie, Lauch oder Schnittlauch
Liebstöckel, Basilikum,
Basilikum, Majoran, evtl. etwas Bohnenkraut,
Löffelkraut, evtl. dazu Borretsch,
Dill, Borretsch, Estragon, etwas Ysop,
Thymian, Fenchel,
Meerrettich mit etwas Zitronensaft abgeschmeckt.

*Quark mit Kräutern* als Brotbelag zum Frühstück oder Abendbrot.
250 g Magerquark mit
1 Eßlöffel kaltgeschlagenem Öl cremig rühren,
evtl. etwas Wasser
(auch Dickmilch, Bioghurt, saure oder geschlagene süße Sahne statt Öl; keine Frischmilch, da sie leicht Gärung im Magen verursacht.)
Kräutersalz oder Salz,
frische gehackte oder getrocknete, fein verriebene Kräuter. Abwechseln in der Wahl der Kräuter, nicht zu viele durcheinander verwenden, um den Geschmackssinn auszubilden, und zurückhaltend mit Schnittlauch und Zwiebel verfahren.

*Brotaufstrich*

Im Reformhaus sind erhältlich:
Tahin: Sesamsaat als Mus, streichfähig;
Haselnußmus, Kashewnußmus, Mandelmus, das man mit Honig oder Gersten-Malz-Extrakt zusammen aufs Brot streichen kann – ohne Butter.

*Sesam-Paste, leicht süß*
200 g ungeschälten Sesam waschen, abtropfen lassen, auf einem Tuch trocknen. Fast trocken auf einem Backblech dünn ausgebreitet bei 80–100 Grad 1–½ Stunden darren, zwischendurch umrühren bis er duftet und kroß ist. Dann durch eine Leinsamen-Quetsche geben, mit
1 Prise Salz und
2 gestrichenen Eßlöffeln Honig streichfähig mischen,
evtl. etwas Wasser oder Zitronensaft zufügen,
1 Prise Anis,
1–2 Eßlöffel Öl, Butter oder Nußmus. Die Paste zu einer Rolle formen und möglichst einige Stunden nachquellen lassen.

*Sesam-Salz* (aufs Butterbrot zu streuen)
Sesam-Salz ist ein anregender Brotbelag, salzig-weckend. Unter dem Namen „Goma Sio" kann man es kaufen. Aber es besteht auch die Möglichkeit es selbst herzustellen:
Ungeschälte ganze Sesamkörner in starkem Salzwasser waschen, über einem Sieb abtropfen und auf einem Tuch trocknen lassen. Auf einem Backblech dünn ausgebreitet bei 80 Grad ca. 45–60 Minuten leicht rösten, bis ein würziger Geruch aufsteigt und die Körner kroß sind. Erst kurz vor dem Verbrauch – um die Duft- und Armoastoffe möglichst zu erhalten – durch eine Mohnmühle quetschen: 8 Teile Sesam mit 1 Teil grobem Meersalz gemischt (bei Kochsalz 15:1). Notfalls in einer Kaffeemühle grob mahlen.

*Aprikosen-Feigen-Paste*
1 Teil getrocknete, ungeschwefelte Aprikosen,
2 Teile Feigen ohne Stiele in
lauwarmem Wasser knapp bedeckt 24 Stunden einweichen, beides durch

den Wolf drehen, so viel Einweichwasser bzw.
etwas Zitronensaft oder Apfelsaft darunter kneten, daß es eine Paste
ergibt,
1 Prise Salz,
evtl. etwas Honig. Eine Rolle formen und in
gemahlenen Nüssen wälzen.

*Süßer Brotaufstrich*
ohne Zucker, zu Vesper und Abendbrot beliebt: Zwetschgenmus, Süß-Kürbis-Creme.

*Käse als Brotbelag*
Leichte Rahmkäse, frische Demeter-Handkäse, Demeter-Camembert, Demeter-Steinbuscher-Schnittkäse; unter den Schnittkäsen dürfte der Trappisten-Käse der leichteste und geruchloseste sein, auch Emmentaler, dessen Herstellung nur auf einer noch verhältnismäßig gesunden Futter- und Milchgrundlage der Kühe gelingt. Schmelzkäse dagegen hat qualitativ nicht die Voraussetzungen, die wir an einen gesunden Brotbelag stellen müssen. Für das Schulbrot ist Schnittkäse vielleicht im Winter mal geeignet, auch bei Fahrschülern, die spät zum Mittagessen kommen, jedoch ist er nicht so erfrischend wie z.B. Früchte und Nüsse. Man kann ihn unter Umständen etwas leichter verdaulich machen, indem man nach Belieben Dillspitzen, gemahlenen Kümmel oder guten Meerrettichsenf ohne Konservierungsmittel zufügt.

# Der Jugendliche

Der heranwachsende Jugendliche bedarf einer krätigen Nahrung. Denn im dritten Jahrsiebent verankert sich die Individualität im Stoffwechsel und legt endgültig die Grundlage für die Willensentfaltung.

Jetzt gilt es, die Funktion der großen Verdauungsdrüsen, insbesondere der Leber und Bauchspeicheldrüse anzuregen, beispielsweise durch wärmende sowie leicht bittere Gewürze aus der Familie der Lippen-, Dolden-, Kreuz- und Korbblütler und auch – aber in zurückhaltender Weise – der Zwiebelgewächse.

Hier bieten sich an:
Salbei, Ysop, Majoran, Basilikum, Bohnenkraut, Thymian
Dill, Kümmel, Koriander
Löffelkraut, Senf, Meerrettich
Marienblatt, Eberraute, Estragon
Lauch und – in kleinsten Mengen – Knoblauch
Ingwer und Muskatblüte.
Die Individualität muß im Stoffwechsel Wärme erzeugen, denn sie will sich hier verankern. Oft sind darum die Kinder um das vierzehnte Lebensjahr herum gar nicht satt zu kriegen. Aber wir dürfen des Guten nicht zu viel tun! Besonders mit stark eiweißhaltigen Speisen wie Fleisch, Eiern und Hülsenfrüchten sollten wir zurückhaltend sein, denn zu reichlicher Eiweißgenuß erschwert die Beherrschung der jetzt stärker werdenden Emotionen. Das Seelenwesen des Kindes käme in Gefahr, vom Stoffwechsel in dumpfmachender Weise überwältigt zu werden.

*Obst* regt in günstiger Weise die Eiweißprozesse an; Obstsäure, insbesondere Oxalsäure, aber auch Milchsäure, sind hilfreich – besonders als Ergänzung zu Eiweißgerichten – um die seelischen Kräfte des Jugendlichen harmonisch in die Stoffwechselorganisation einzugliedern.

Das massive Eiweißangebot einer *Linsensuppe* z.B. wird leichter verarbeitet, wenn wir einige saure Äpfel oder Backpflaumen mitkochen; Linsen als *Gemüse* werden besser vertragen durch eine zuvor gereichte Suppe aus Sauerampfer (Oxalsäure) oder eine Buttermilch- oder Sauerkrautsuppe (Milchsäure), ebenso durch eine Vorspeise von Sauerkrautrohkost. Zu Linsen- oder Bohnen-*Plinsen* reichen wir eine Vorspeise von Sauerkraut-Apfel-Salat oder auch leicht bitteren Löwenzahn-, Chicorée- oder Endiviensalat. Man kann auch in einen etwas schweren Backlings- oder Plinsenteig gleich eine milchsaure Gurke hineinreiben als verdauungsförderndes Gewürz.

Dasselbe gilt für die Füllung von *Kohlrouladen*.

Als *Nachtisch* nach eiweißreichen Gerichten eignet sich Preisel- oder Heidelbeerkompott.

Natürlich sind auch für diese Altersstufe die *Blattgemüse* geeignet sowie die erfrischenden Gerichte aus Gurken, Kürbis und rotem, ausgereiftem Paprika.

Doch es herrscht nicht immer nur Eßlust; die Stimmung schwankt. Manche Mutter wird bei ihren Jugendlichen bisweilen die Eßlust vermissen, vielleicht auch durch zu einseitige nervliche Überforderung. Da sind kleine, leichte, aber nahrhafte und pikante Gerichte am Platz: Gemüsebrühe, Kräuterbrühe klar oder mit Klößchen, oder nur eine Tasse Tee von Marienblatt, Thymian-Fenchel-Salbei, Kümmel, oder ein ganz dünner Aufguß von Eberraute. Diese wirkt auch in Salaten appetitanregend.

Wichtig ist hier die farbige frische *Rohkost,* sowohl Blatt- als auch Rübenrohkost:

Rettich-Apfel (im Verhältnis 1 : 1 oder 2 : 1)
Rote Bete-Apfel (1 : 1 oder 1 : 2)
Sellerie-Apfel (2 : 1)
Möhre mit oder ohne Apfel.

Einige gemahlene Nüsse bereichern jeden Salat, so auch folgende Zusammenstellungen:

Pastinake-Möhre-Apfel
Topinambur (sofort reiben, damit sie hell bleiben) mit etwas Apfel, Zitronensaft, ein wenig Thymian in Rahmsauce,
Schwarzwurzel in Zitronen-Nuß-Rahmsauce,
Kohlrabi mit Apfel in Sahnesauce.

Weißkraut-, Sauerkraut-, Fenchelsalat, auch gemischt mit Möhren oder Chicorée sind neben allen anderen Blattsalaten sowie Gurken und Tomaten wichtig als anregende Vorspeise. In den Wintermonaten helfen uns die milchsauren Gemüse sehr.

Für appetitlose Kinder und Jugendliche ist auch bei den Getreidegerichten die Form des Anrichtens wichtig. Leichte Getreidegrützen aus Thermo-Gerste, -Roggen, -Weizen, mittags mit Gemüse oder abends mit Obst zusammengekocht oder ergänzt durch Kompott, kann man in eine gefettete ausgestreute Napfkuchenform drücken und stürzen, mit Grün und Möhrenscheibchen umlegen oder als „Schöpfklöße" mit Kelle oder Löffel – in Butter getaucht – herausstechen. Mühsamer, aber besonders fein, sind Pasteten aus „Hörnchenteig" mit Gemüsefüllung, dazu Dillsauce; oder auch „Käsehörnchen" mit Salat und Gemüse, „Gemüsetaschen" aus Quarkblätterteig. Für kräftige Esser eignen sich zu Gemüse oder Obst alle Arten von Klößen: Roggen-, Hirse-, Grünkern, Thermo-Grütze-, Buchweizen-, Quarkklöße, Weizenschrot-Apfel-Quarkklöße, Grießklöse.

Auch Aufläufe mit Gemüse sind sehr angebracht, ebenso Flockenschnitten, Backlinge, Pizza mit den verschiedenen Gemüsebeilagen und Käse, dann Obstaufläufe mit Getreide, Apfel-Charlotte, Apfelstrudel, Kirschenmichel und schließlich alle die pikanten Getreidesalate.

Beim Nachtisch – wenn wir ihn überhaupt geben – denken wir daran, daß er leicht ist, nicht zu fest, säuerlich-süß oder etwas herb wie Preiselbeeren, Quitten, Heidelbeeren, Johannisbeeren, Stachelbeeren, Buttermilchgetränk oder Getreide-Obstsaft-Getränk.

*Einige Frühstücks- bzw. Abendgerichte für Jugendliche:*

*Rohes Schrot-Müsli* nach Kollath
Pro Person
2–3 Eßlöffel Schrot aus Gerste, Weizen, Hirse im Wechsel in
3–4 Eßlöffel Wasser 12 Stunden einweichen
1–2 grob geriebene Äpfel oder anderes Obst
½–1 Eßlöffel kleingeschnittene Datteln, in Wasser eingeweichte Feigen oder Aprikosen
1 gestrichener Eßlöffel frisch geschroteten Leinsamen oder
1–2 Teelöffel gemahlene Nüsse
etwas Frischmilch
1 Eßlöffel süße Sahne oder
50–100 g Quark mit
1–2 Teelöffel Öl und
etwas warmem Wasser cremig gerührt
1 Prise Salz
evtl. etwas Anis, Fenchel, Honig oder ein Elixier wie Sanddorn oder ähnliches.

*Quark-Speise* für eine Person
2 Eßlöffel gedarrtes Getreide feinschroten – oder gleich 2 Eßlöffel Thermomehl nehmen
100 g Quark mit
warmem Wasser und
etwas Öl oder Bioghurt sahnig rühren, mit dem Getreide vermischen
1 Prise Salz
frisches Obst oder Obstelixier, Hagebuttenmark oder Birnenmus, Zwetschgenmus, Heidelbeerkompott oder ähnliches hinzufügen. Das gedarrte Schrot mindestens ½ Stunde quellen lassen, besser noch über Nacht einweichen in 2–4 Eßlöffel Wasser.
Ungedarrtes Schrot sollte auf jeden Fall 12 Stunden im Wasser einge-

weicht und nur kurmäßig also nicht über einen längeren Zeitraum gegessen werden, da wir ungekochte Stärke nicht voll auswerten können.

*Getreide-Obstsalat* für den Abend (für 4 Personen) auch mit Gerstengrütze oder Hafer zu bereiten.
200 ccm Hirse in
1 Liter kochendes Wasser schütten
10–15 Minuten kochen, abgießen, kalt abschrecken
(Wasser für Suppen verwenden)
gut abtropfen lassen
4–6 grob geraffelte Äpfel mit Zitronensaft beträufeln
3 kleingeschnittene Orangen
20 grob geraffelte Haselnüsse
evtl. etwas Apfelsaft oder Honig
alles mischen.
100 ccm Sahne schlagen und darunter ziehen.

*Quarkspeise* zum Frühstück oder Abendessen
100 g Quark
2 Eßlöffel Leinöl
1 Prise Salz, evtl. etwas Anis, Fenchel
3 Eßlöffel lauwarmes Wasser
2 Eßlöffel Leinsamen frisch gemahlen
1 großen Apfel direkt hineinreiben,
mit Sanddorn- oder Preiselbeer-Cassiselixier abschmecken.
Alles mischen, nach Belieben mit Knusperflocken überstreuen, frisch essen.

*Müsli aus Buchweizen*
250 g Buchweizen brühen (um das Fangopyrin auszuspülen, auf das manche Menschen mit Hautausschlag reagieren), abschrecken, auf einem Sieb gut abtropfen lassen und zum Trocknen über Nacht auf einem Tuch ausbreiten.
Darren bei 80 Grad im Backofen, dünn ausgebreitet auf einem Backblech etwa 45–60 Minuten, bis er kroß ist. So kann man einen Vorrat bereithalten, den man dann geschrotet zu Müsli verwendet mit Obst, der Jahreszeit entsprechend.
Pro Person 40–50 g gedarrten Buchweizen feinschroten,

mit Wasser bedeckt mindestens
½ Stunde einweichen,
das zerkleinerte Obst mit
Honig süßen oder mit eingeweichten kleingeschnittenen Datteln oder Feigen vermischen, mit
Anis, Fenchel oder auch Vanille und Zimt,
evtl. mit Zitronensaft abschmecken.
Gehackte Nüsse darunter mischen. Zuletzt
Frischmilch oder süße Sahne dazugeben. Möglichst ½–1 Stunde durchziehen und quellen lassen.
Eine Prise Salz sollte man an keiner Süßspeise vergessen! Statt Sahne kann man pro Person 50–100 g Quark mit 1 Teelöffel Öl und etwas warmem Wasser cremig gerührt unterziehen.

## Verzeichnis der Tabellen:

| | |
|---|---|
| Unterschiede im Ernährungsvorgang | 55 |
| Milchzusammensetzung | 55 |
| Aufbaustoffe in der Milch und Wachstumsgeschwindigkeit | 55 |
| Schema der künstlichen Ernährung eines gesunden Säuglings in den ersten Lebenswochen | 60 |
| Vitamingehalt einiger Obstfrüchte | 158 |
| Übersichtstafel über einige wichtige Küchenkräuter und Gewürze | 168 |
| Zubereitung von Getreide | 180 |

# Anmerkungen und Literatur

1 Vergleiche dazu Koepf, Petterson, Schaumann, „Biologische Landwirtschaft", Stuttgart 1974.
Zeitschrift „Lebendige Erde", herausgegeben vom Forschungsring für biologisch-dynamische Wirtschaftsweise, Baumschulenweg 19, 6100 Darmstadt-Land.
2 Rudolf Steiner, „Wie erlangt man Erkenntnisse der höheren Welten" (GA 9) und „Theosophie" (GA 10). Die beiden genannten wie auch die folgenden Werke Steiners sind erschienen in der Rudolf-Steiner-Gesamtausgabe [GA], im Rudolf Steiner Verlag, Dornach/Schweiz.
3 Rudolf Steiner, „Die Erziehung des Kindes vom Gesichtspunkt der Geisteswissenschaft" (In: GA 34).
4 Rudolf Steiner, „Pädagogik und Kunst, Pädagogik und Moral" (In: GA 36).
5 Theodor Schwenk, „Das sensible Chaos", Stuttgart, 6. Auflage 1984.
6 A. Fleisch, „Ernährungsproblem in Mangelzeiten". Basel 1947.
7 Dr. Ernst Konfranyi, „Einführung in die Ernährungslehre", Frankfurt/M., 9. Auflage 1977.
8 Zitiert nach Ralph Bircher, „Zur Eiweißfrage", in „Diaita", Beilage der Zeitschrift „Erfahrungsheilkunde", Wiesbaden 1972/11.
9 Rudolf Steiner, Ita Wegmann, „Grundlegendes für eine Erweiterung der Heilkunst nach geisteswissenschaftlichen Erkenntnissen" (GA 27).
10 Rudolf Steiner im Vortrag vom 2. 8. 24, Dornach (Arbeiter-Vortrag, in: GA 354).
11 Rudolf Steiner im Vortrag vom 22. 9. 23, Dornach (Arbeiter-Vortrag, in: GA 350).
12 „Beiträge zur Erweiterung der Heilkunst", Stuttgart 26. Jahrg., Heft 3/73, Peter Engel: „Das Auge als Bewegungsorgan. Versuch einer geisteswissenschaftlichen Annäherung an die am automotorischen System neu entdeckten Phänomene".
13 Nach Prof. Hottinger, Basel, in „Lehrbuch der Pädiatrie" von Franconi/Wallgren, Basel/Stuttgart 1958.
14 Nach neuen Untersuchungen werden Werte von 2,01 g % angegeben.
15 Siehe die ausführlichere Darstellung in Kap. I.
16 Barbara Goletz, „Der tägliche Speiseplan im Zusammenhang mit kosmischen Rhythmen", Ernährungsrundbrief Nr. 15, Bad Liebenzell 1975.
17 Rudolf Steiner, „Die geistig-seelischen Grundkräfte der Erziehungskunst", Kurs vor Lehrern, gehalten in Oxford im August 1922 (GA 305).
Im 6. Vortrag spricht Rudolf Steiner allgemein vom Schulkind und ordnet dabei die Anlage zum melancholischen Temperament dem physischen Leib und beim phlegmatischen Kind dem Aetherleib zu. Er sagt: „Wir kommen dem Kinde, das melancholische Anlagen hat, erst nahe, wenn wir sehen, wie gerade beim melancholischen Kind die rein physische Körperlichkeit den

allerstärksten Einfluß ausübt, wenn wir wissen, daß die Melancholie darauf beruht, daß starke Salzablagerungen im Organismus stattfinden, so daß das Kind, das melancholische Anlagen hat, sich schwer fühlt in seinem ganzen physischen Organismus ... Wenn das Kind ein mehr phlegmatisches Temperament hat, das lebt weniger in seinem physischen Leib, mehr in dem, was ich in diesen Tagen den Aetherleib genannt habe, den Leib, der flüchtiger ist. Er lebt im Aetherischen."

In dem Kurs für Lehrer in Dornach vom 23. Dezember 1921 bis 7. Januar 1922 (GA 303) sagt Rudolf Steiner zu dem gleichen Problem (12. Vortrag): „Das melancholische Kind ist seinem physischen Leib hingegeben, der Phlegmatiker lebt in seinem Aether- oder Bildekräfteleib, das sanguinische Kind lebt in dem, was wir den astralischen Leib nennen, und das cholerische Kind ist dasjenige, das ganz mit seinem Wesen in seinem Ich oder in seiner Egoität sitzt."

Über die Ernährung des melancholischen und sanguinischen Kindes spricht Rudolf Steiner ausführlich im 13. Vortrag dieses Kurses. Auf seine Darstellungen gründen sich die Ausführungen in diesem Kapitel.

18a M. O. Bruker, „Krank durch Zucker", Bad Homburg v.d.H. 1966.
18b T. L. Cleave, G. D. Campbell, „Die Saccharidose", Bad Homburg v.d.H. 1966.
19 Rudolf Steiner, „Geisteswissenschaft und Medizin" (GA 312), 20 Vorträge, Dornach 1920.
20 Demeter-Brottrunk, Bäckerei Wilhelm, Im Geistwinkel 40, 4670 Lünen.
21 Rudolf Steiner, „Die Welt der Sinne und die Welt des Geistes" (GA 134), 6 Vorträge, Hannover 1911/12.
22 Max Edwin Bircher, „Säuglingsernährung mit Fruchtmilch", Zürich 1950.
23 Alfred Welsch, „Krankenernährung", Stuttgart 1969.
24a Albert von Haller, „Gefährdete Menschheit: Ursache und Verhütung der Degeneration", Hippokrates-Verlag, Stuttgart.
24b Waugh, L. M. and Waugh, D. B., in J. Dent. Res. 18, 262 ff. (1939), zitiert nach Th. Lammers/H. Hafer, „Biologie und Zahnkaries", Heidelberg 1956, S. 6.
25 W. Schuphan, „Mensch und Nahrungspflanze", Bad Soden/Taunus 1976.
26 Der Name „Sprießkorn" ist eine Bezeichnung der Donath-Mühle und will zum Ausdruck bringen, daß es sich um ein besonders kräftiges Korn handelt. Sprießkorngerste und -hafer sind eine Züchtung von spelzenfreiem Getreide, das man nicht zu schälen braucht.
27 Thermo-Getreide wird von der Bauck KG, Klein-Süstedt b. Uelzen, hergestellt. Die Körner sind durch einen Dämpfungs- und Wärmeprozeß aufgeschlossen und stabilisiert, was für die Aufbewahrung und Weiterbearbeitung von Bedeutung ist. Thermo-Getreide ist aromatisch und besonders leicht verdaulich.

28 Zitiert nach Remer in „Beiträge zu einer geisteswissenschaftlichen Ernährungslehre" Nr. 17, Dornach 1965.
29 Wer sich informieren möchte über Demeter-Gemüse- und -Obstverkaufsstellen in seinem Wohngebiet, wende sich an die Geschäftsstelle des Demeterbundes, Wellingstr. 24, 7000 Stuttgart 75, Tel. 07 11 / 47 84 27.
30 Wilhelm Pelikan, „Heilpflanzenkunde", 3 Bände, Dornach 1958–1978.
31 Elisabeth Klein, „Die saftige Frucht und der Nektar", in „Das Goetheanum" 1971, Nr. 23, Dornach/Schweiz.
32 Ernährungsrundbrief Nr. 19, Bad Liebenzell 1976.
33 Vergleichende Untersuchungen werden im Arbeitskreis für Ernährungsforschung durchgeführt.
34 Bezugsquellen-Nachweise in verschiedenen Ernährungsrundbriefen, vor allem Nr. 23 und 24.
35 Demeter-Kindersaft aus Trauben 35 %, Apfel 20 %, Möhren 15 %, Birnen 12,5 %, Heidelbeeren 7,5 %, Erdbeeren 5 %, Hagebutten 5 %. Beutelsbacher Fruchtsaftkelterei GmbH, 7056 Weinstadt-Beutelsbach.
36 Soziale Hygiene. Merkblatt Nr. 20, „Vom Wert der Gewürze" (Gerhard Schmidt und Udo Renzenbrink), herausgegeben vom Verein für ein erweitertes Heilwesen, 7263 Bad Liebenzell-Unterlengenhardt.
37 H. Glatzel, „Die Gewürze", Herford 1968.
38 Otto Wolff, „Die süße Sucht – Zucker und Zuckergenuß". Sonderdruck aus „Die Drei", April 1983.
39 „Ernährungs-Umschau", 23, Heft 9, Frankfurt/M.
40 Über Ahorn-Sirup wird berichtet im Ernährungsrundbrief Nr. 21, Frühjahr 1977.
41 Siehe „Weitere Literatur" S. 203, besonders U. Renzenbrink, „Zeitgemäße Getreideernährung" und B. Hübner, „Die Zubereitung von Getreidegerichten". Dort finden sich auch die hier nur mit ihrem jeweiligen Namen erwähnten Rezepte.
42 Beratung über Getreide-Schrotmühlen für Haushalte und Großküchen ist durch den Arbeitskreis für Ernährungsforschung möglich.
43 Zu beziehen durch Backtechnik GmbH, Postfach 80, 6364 Florstadt 1.

# Weitere Literatur

„Bezugsquellen: Ernährung, Kleidung, Reformhäuser etc.", Herausgegeben vom Verein für ein erweitertes Heilwesen, Bad Liebenzell.
S. und L. Bommer, *Die Gabe der Demeter*, München 1961.
Anni Gomerith, *Lebendiges Ganzkorn*, Bad Goisen, Verlag Neues Leben.
Maria Geuter, *Kräuter in der Ernährung*, Schaffhausen 1976.

Elisabeth Hälsig, *„Vollwertkost für die moderne und insbesondere berufstätige Hausfrau"*, 6200 Wiesbaden, Schönbergstr. 20, Heft 1 u. 2.

Ernst Hagemann, *„Irdische und kosmische Ernährung"*, Freiburg/Br. 1978 (umfassende Zitat-Sammlung aus dem Werk Rudolf Steiners mit verbindendem Text).

Barbara Hübner, *„Die Zubereitung von Getreide"*, Bad Liebenzell, 3. Auflage 1982. *„Aus Barbara Hübners feiner Würzküche – Gerichte mit Getreide"*, Stuttgart 1983.

Freya Jaffke, *„Getreidegerichte – einfach und schmackhaft"*, Arbeitsmaterial aus den Waldorfkindergärten, Heft 2, Stuttgart, 9. Auflage 1983.

Wilhelm zur Linden, *„Geburt und Kindheit"*, Frankfurt/M., 11. Auflage 1982.

Ada Pokorny, *„Die Zubereitung des Getreides zu Brot und Gebäck"*, Bad Liebenzell-Unterlengenhardt 1979.

Udo Renzenbrink, *„Ernährungskunde aus anthroposophischer Erkenntnis"*, Dornach 1979.

Udo Renzenbrink, *„Zeitgemäße Getreideernährung"* (Rezepte), Dornach 1975.

Udo Renzenbrink, *„Die sieben Getreide. Nahrung für den Menschen"*. Dornach, 2. Auflage 1983.

Gerhard Schmidt, *„Dynamische Ernährungslehre"*, St. Gallen 1975.

Gerhard Schmidt und Udo Renzenbrink, *„Getreide als menschengemäße Nahrung"*, Band I (Die Gerste), Dornach 1967.

Werner Chr. Simonis, *„Korn und Brot"*, Stuttgart, 2. Auflage 1978.

Rudolf Steiner, Thementaschenbücher, Band 6, *„Naturgrundlagen der Ernährung"*, Stuttgart 1981, Band 7, *„Ernährung und Bewußtsein"*, Stuttgart 1981.

Der Arbeitskreis für Ernährungsforschung wurde 1970 als gemeinnütziger Verein durch Dr. med. U. Renzenbrink gegründet. Zahlreiche Freunde und Interessenten halfen mit, das „Haus der Ernährung" zu errichten, das seit 1977 den Rahmen abgibt für die ständig wachsende Aufgaben des Mitarbeiterkreises; eine gesunde, von geistiger Erkenntnis getragene Ernährungsweise zu erarbeiten – und in der Praxis zu erproben – auf der Grundlage des Welt- und Menschenbildes, das die Anthroposophie Rudolf Steiners vermittelt.

Jedes Jahr werden über einen Zeitraum von 8 bis 10 Wochen in unserer Versuchsküche Mahlzeiten zubereitet (vegetarisch, auf Getreidebasis), als Mittagessen für 20 bis 30 Menschen.

Der Verein bietet auch Berufsausbildungen an, sowie Fortbildungskurse für Hausfrauen und Köche.

Ferner entwickelte sich eine rege Vortragstätigkeit mit Kochkursen in Schulen, Kindergärten, Volksgesundheitsbewegungen, Demeter-Verbrauchervereinigungen usw.

Die Erfahrungen des Arbeitskreises werden in einem reichhaltigen Schrifttum der Öffentlichkeit vermittelt (Auswahl s. nächste Seite).

Eine ärztlich geleitete Auskunftsstelle berät (nach telefonischer Anmeldung) in diätetischen Fragen.

# ARBEITSKREIS FÜR ERNÄHRUNGSFORSCHUNG

## ERNÄHRUNGSRUNDBRIEF

In der viermal im Jahr erscheinenden Zeitschrift werden die unterschiedlichsten Themen einer zeitgemäßen Ernährungskunde behandelt, ausgehend von den Erkenntnissen der Geisteswissenschaft Rudolf Steiners. Die Darstellungen führen in die praktische Handhabung hinein, bis zur Vermittlung von Rezepten. Fragen aus dem Leserkreis werden beantwortet, Anregungen und Erfahrungen weitergeben.

Aus dem Inhalt eines Jahrgangs:
Zukunftsaspekte der Ernährung aus anthroposophischer Sicht (Dr. med. Udo Renzenbrink) – Zur Methodenfrage in der Ernährungsforschung (Dr. med. Gerhard Schmidt) – Die Ernährung des Säuglings (Dr. Petra Kühne) – Topinambur (Dipl. Landw. Almar von Wistinghausen) – Das Brot und seine Kräfte (Dr. Petra Kühne) – Nierendiät (Dr. med. Udo Renzenbrink) – Stillgruppen

## DIE ZUBEREITUNG VON GETREIDE
– Rezeptheft –

Hervorgegangen aus den Erfahrungen unserer Versuchsküche. Das beliebte Rezeptheft, nach dem jeder kochen kann.

3. überarbeitete Auflage 1983, abwaschbarer Umschlag,
ISBN 3-922290-12-4, 54 Seiten, Rezeptverzeichnis

## DIE SOJABOHNE – NAHRUNG AUCH FÜR UNS ?
von Dr. med. Udo Renzenbrink

Grundlegendes – Inhaltsstoffe – Erzeugnisse aus Soja – Wert der Sojabohne als Nahrungsmittel – psychische Einwirkungen – Soja und Getreide.

2. Auflage 1983, kartoniert, 46 Seiten, ISBN 3-922290-21-3

## DIÄT BEI KREBS – WAS TUN ZUR VORSORGE ?
von Dr. med. Udo Renzenbrink
kartoniert, 86 Seiten, ISBN 3-922290-30-2

– die Frage nach der Diät bei Krebs und einer zweckmäßigen Kostform zur Vorsorge
– neue Denkansätze aus dem Menschenbild der Anthroposophie
– wird aufgezeigt, wie das Karzinom in den verschiedenen Funktionsbereichen des menschlichen Organismus entsteht
– Fremdstoffe und entartete Bildekräfte des Lebendigen in der Nahrung
– schlägt eine Brücke von der rein naturwissenschaftlichen zur geisteswissenschaftlichen Sicht
– neue Gesichtspunkte für die Zubereitung

Erhältlich in allen guten Buchhandlungen oder direkt beim
Arbeitskreis für Ernährungsforschung e. V., Zwerweg 19, D-7263 Bad Liebenzell

Udo Renzenbrink

## DIE SIEBEN GETREIDE

Nahrung für den Menschen

Aus dem Inhalt: I. Das Getreide, Nahrung des Menschen – Der kultische Ursprung – Die Gabe der Demeter – Vom Wesen des Getreides – Wirksamkeit des Getreides im Menschen – II. Die sieben Getreide in Normalkost und Diät: Weizen – Reis – Gerste – Hirse – Roggen – Hafer – Mais – III. Die Siebenfalt der Getreide – Planeten und Wochentage – IV. Gliederungen der Vierheit – V. Das Brot.

2. Auflage, 176 Seiten mit Abbildungen, kartoniert


Udo Renzenbrink

## ERNÄHRUNGSKUNDE AUS ANTHROPOSOPHISCHER ERKENNTNIS

Grundfragen – Auswirkungen – Anwendung

Aus dem Inhalt: Warum brauchen wir eine anthroposophische Ernährungskunde? – Die Wissenschaft vom Lebendigen – Der biologisch-dynamische Landbau – Menschenkundliche Einführung – Der Abbau der Nahrung und der Aufbau menschengemäßer individueller Substanz – Von verschiedenen Substanzprozessen – Die dreigliedrige Pflanze und der dreigliedrige Mensch – Die Wirkung des Getreides auf den Menschen – Ernährung und Erziehung – Ernährung des alten Menschen – Ernährung und geistig-seelische Entwicklung – Brot und Wein.

2. Auflage, 104 Seiten, kartoniert


Udo Renzenbrink

## ZEITGEMÄSSE GETREIDE-ERNÄHRUNG

Rezepte für alle Getreidearten

Inhalt: Geleitwort (W. Schaumann) – Einleitung – Allgemeine Hinweise – Getreide in Verbindung mit anderen Nahrungsmitteln – Gerste – Hafer – Roggen – Weizen – Grünkern – Hirse – Reis – Mais – Buchweizen – Weitere Rezepte für: Suppen, Soßen, Zukost, Salate, Müsli, Gebäck, Konfekt, Brot – Register – Literatur.

5. Auflage, 148 Seiten, mit Abbildungen, kartoniert

**Rudolf Geering-Verlag, Goetheanum, CH-4143 Dornach**

# Arbeitsmaterial aus den Waldorfkindergärten

**1 Spielzeug – von Eltern selbstgemacht**
Von **Freya Jaffke**
13. Auflage, 58 Seiten mit zahlreichen Zeichnungen

**2 Getreidegerichte – einfach und schmackhaft**
Von **Freya Jaffke**, 8. Auflage, 52 Seiten

**3 Färben mit Pflanzen**
Textilien selbst gefärbt. Historisches und Rezepte für heute, dargestellt und illustriert von **Renate Jörke**
5. Auflage, 72 Seiten, kartoniert

**4 Singspiele und Reigen**
für altersgemischte Gruppen. Aus dem Waldorfkindergarten Hamburg zusammengestellt von **Suse König**. 4. Auflage, 56 Seiten

**5 Kleine Märchen und Geschichten**
zum Erzählen und für Puppenspiele. 4. Auflage, 55 Seiten

**6 Rhythmen und Reime**
Gesammelt bei der Vereinigung der Waldorfkindergärten Stuttgart.
4. Auflage, 64 Seiten

**7 Puppenspiel**
Von **Freya Jaffke**. Mit Zeichnungen von Christiane Lesch.
75 Seiten mit zahlreichen farbigen und schwarz-weißen Abbildungen

**8 Hänschen Apfelkern**
Kleine Märchen und Geschichten zum Erzählen und Spielen
von **Bronja Zahlingen**. 50 Seiten mit farbigen Abbildungen

**9 Zwerge**
Wie man sie sieht, wie man sie macht, wie man mit ihnen umgeht.
Zusammengestellt von **Johanna-Veronika Picht**.
Mit Zeichnungen von Christiane Lesch und Farbfotos, 54 Seiten

**Plan und Praxis des Waldorfkindergartens**
Herausgegeben von **Helmut von Kügelgen**.
8. Auflage, 96 Seiten

## VERLAG FREIES GEISTESLEBEN STUTTGART

# SOZIALHYGIENISCHE SCHRIFTENREIHE

Herausgegeben vom Verein für ein erweitertes Heilwesen, Bad Liebenzell

1. Walter Bühler
   **Der Leib als Instrument der Seele**
   in Gesundheit und Krankheit.
   8. Auflage, 87 Seiten, kartoniert

3. Werner Christian Simonis
   **Korn und Brot**
   3. Auflage, 159 Seiten, kartoniert

4. Werner Christian Simonis
   **Genuß aus dem Gift?**
   Herkunft und Wirkung von Kaffee, Tee, Kakao, Tabak, Alkohol und Haschisch.
   4. Auflage, 136 Seiten mit Abbildungen, kartoniert

5. Werner Christian Simonis
   **Wolle und Seide**
   Der Mensch als Wärmewesen
   Bekleidungshygienische Betrachtungen
   5. Auflage, 80 Seiten, 8 Fototafeln, kartoniert

6. **Soziale Hygiene**
   Seelisch-geistige Selbsthilfe im Zeitalter der Lebenskränkung.
   3. Auflage, 240 Seiten, kartoniert

7. Udo Renzenbrink
   **Ernährung unserer Kinder**
   Gesundes Wachstum – Konzentration – Soziales Verhalten – Willensbildung
   6. Auflage, 203 Seiten, kartoniert

8. **Mit Kindern leben**
   Zur Praxis der körperlichen und seelischen Gesundheitspflege.
   2. Auflage, 277 Seiten, kartoniert

9. Udo Renzenbrink
   **Ernährung in der zweiten Lebenshälfte**
   2. Auflage, 240 Seiten, kartoniert

10. **Krankenpflege zu Hause**
    Auf der Grundlage der anthroposophisch orientierten Medizin.
    2. Auflage, 164 Seiten mit 42 Abbildungen, kartoniert

11. Georg Kühlewind
    **Vom Normalen zum Gesunden**
    Wege zur Befreiung des erkrankten Bewußtseins.
    2. Auflage, 248 Seiten, kartoniert

12. Olaf Koob
    **Erkennen und Heilen**
    Anthroposophische Gesichtspunkte zur seelischen Hygiene.
    168 Seiten, kartoniert

# VERLAG FREIES GEISTESLEBEN